Neugeborenen-, Hunger- und Intoxikationsacidosis

in ihren Beziehungen zueinander

Studien über Acidosis
bei Säuglingen, insbesondere im Lichte des
Wasserstoffionen-„Stoffwechsels"

Von

Arvo Ylppö

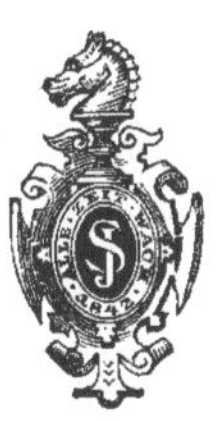

Springer-Verlag Berlin Heidelberg GmbH

Aus dem Kaiserin Auguste Victoria Hause zur Bekämpfung der Säuglingssterblichkeit im Deutschen Reiche, Charlottenburg.

ISBN 978-3-642-51220-9   ISBN 978-3-642-51339-8 (eBook)
DOI 10.1007/978-3-642-51339-8

Sonderabdruck aus der „Zeitschrift für Kinderheilkunde", 14. Band 1916.

Inhaltsverzeichnis.

I. Einleitung.

Schon seit langem spielt die sogenannte Säurevergiftung als Ursache der verschiedensten Störungen im Kindesalter eine große Rolle. Aber erst durch die großen Fortschritte der physiologisch-chemischen Forschung am Ende des 19. Jahrhunderts bekam diese alte Lehre eine feste Grundlage. Nachdem Czerny und Keller, auf diesen neueren Anschauungen aufbauend, ihre Säureintoxikationshypothese der chronisch magendarmkranken Säuglinge aufgestellt haben, wurde die Frage in der Pädiatrie aktuell und gab Anlaß zu einer großen Reihe von Untersuchungen, die mehr oder minder direkt die Säurevergiftungs- oder, wie sie nunmehr heißt, Acidosefrage berührten. Es wurde lebhaft für und wider diese neue Hypothese gestritten. In den ersten Jahren dieses Säculums war der Kampf besonders lebhaft, bis er dann allmählich nachließ, noch ehe eine volle Einigkeit erzielt worden war.

Die Acidosefrage selbst hat seither durch neue biologische Methoden fortwährend eine durchgreifende Vertiefung erfahren. Aus diesem Umstand leitete ich die Berechtigung her, die Acidosefrage im Säuglingsalter nochmals aufzurollen.

Die leitenden Gedanken bei der nachfolgenden Arbeit will ich hier vorweg kurz skizzieren:

I. Zunächst stellte ich mir zur Aufgabe, nach acidotischen Merkmalen im Organismus des gesunden, jungen Säuglings (neugeborenen oder frühgeborenen) zu fahnden. Dies mit Rücksicht auf die bekannte Tatsache, daß die Intoxikation am häufigsten bei jungen Säuglingen auftritt. Und die Intoxikation gilt doch ihrer Ähnlichkeit wegen mit dem Coma diabeticum, mit einem sicher acidotischen Zustande, als ein Paradigma der Acidose im Säuglingsalter.

II. Wollte ich bei jungen Säuglingen während des Hungers nach den gleichen Prinzipien nach acidotischen Merkmalen forschen. Die neueren Untersuchungen haben ja festgestellt, daß der Hungerzustand ein gewissermaßen acidotischer Zustand ist.

III. Wollte ich die Paradigma-Fälle, d. h. die Intoxikationen selbst, von dem gleichen Standpunkte aus untersuchen.

Zur Feststellung eines acidotischen Zustandes habe ich folgende Wege benutzt:

Ich habe in den drei erwähnten Gruppen

1. den ganzen Wasserstoffionen-,,Stoffwechsel" verfolgt, d. h. ich habe unter Berücksichtigung der jeweiligen Nahrung die wahre Reaktion des Blutes, des Urins und Stuhls in kürzeren oder längeren Perioden systematisch festgestellt;

2. die Kohlensäure-Regulationsbreite des Blutes bestimmt, die ja nach den folgenden Ausführungen ein empfindlicher Indikator für die acidotischen Zustände ist;

3. die Sauerstoff-Bindungsverhältnisse des Blutes mit Hilfe der Oxyhämoglobin-Dissoziationskurve bei den in Betracht kommenden Kindern systematisch bestimmt;

4. die wahre Reaktion der verschiedensten Gewebe (Muskulatur, Gehirn, Leber, Milz usw.) sowohl bei Intoxikationen als auch bei an anderen Krankheiten verstorbenen Kindern (darunter Frühgeborene, Neugeborene und ältere Säuglinge) untersucht.

Auf diese Weise hoffte ich einen Einblick, nicht nur in die bei den erwähnten Zuständen möglicherweise eintretenden Verschiebungen im Basen- und Säurengleichgewicht, sondern auch in die Veränderungen bezüglich der oxydativen und respiratorischen Funktionen des Organismus zu bekommen.

II. Geschichtliche Entwicklung der Acidosefrage.

Bevor ich auf die Untersuchungen näher eingehe, lasse ich eine Übersicht über die geschichtliche Entwicklung der Acidosefrage vorangehen.

Fleisch[1]) hat meines Wissens als erster im Jahre 1803 die Atrophie der Säuglinge auf eine chronische Säurevergiftung zurückgeführt. In

---

[1]) Fleisch, Handbuch über die Krankheiten der Kinder. Leipzig 1803 (F. G. Jacobäer), 1. Bd.

dem Kapitel „Darrsucht oder Auszehrung der Kinder", S. 529 seines
„Handbuches über die Krankheiten der Kinder", gibt er zunächst an, daß
„allzuwässrige und vegetabilische Nahrungsmittel" säureerzeugend wirken
und daß diese Säuren „in den ersten Wegen" eine sehr wichtige Ursache
der Atrophie sind. Weiterhin sagt er wörtlich: „Der Speisebrey wird
hierdurch verdorben und wahrhaft sauer, so wie auch die beste Galle
die Verdauung nicht bewirken kann, denn sie wird durch die Säure
praezipidirt. — Die nicht durch die Galle bezwungene Säure aber wird
der Ausscheidung des Milchsafts nachtheilig werden, das minder genährte
Kind wird immer mehr geschwächt, es wird also nach und nach sich
die Krankheit einschleichen und langsam aber täglich zunehmen."
Interessant ist ferner, wie er in der Alkalitherapie das wirksamste
Mittel gegen Atrophie sah. S. 539 schreibt er: „Zur Tilgung der Säure
dienen erdige, laugenhafte und bittere Mittel als: Magnesia alba, Kalch-
wasser" usw., zum Schluß noch Seife und eingedickte Ochsengalle.
Fleisch kannte auch schon gut den Zustand, den wir jetzt Intoxikation
der Säuglinge nennen, wie es aus seiner diesbezüglichen Beschreibung
S. 512 hervorgeht: Als Beweis dafür mögen seine folgenden Sätze
sprechen: „Die Augen sind matt und eingefallen und die Kinder schließen
solche im Schlafe gemeiniglich nur halb zu. Zuweilen ist bey dieser
Krankheit bey einigen Patienten eine so große Unempfindlichkeit vorhanden, daß sich die Fliegen in das offene Auge setzen, ohne daß die
Kinder mit den Augenliedern die geringste Bewegung machen, solche
fortzujagen." Er hat aber keine Ursache für diese Krankheit angeben
können, hat sie auch in keinen Zusammenhang mit der Säurevergiftung
gebracht. Dies hat zum ersten Male Jaeger[1]) 1813 getan. Er beschreibt
unter dem Namen „akute Magenerweichung" ein Krankheitsbild, das
identisch ist mit dem heutigen Bilde der Intoxikation. Zu der eigentümlichen Bezeichnung führten ihn seine Beobachtungen am Sektions-
tisch (Erweichung der Magenwände, die durch spätere Forschungen
als postmortale Erscheinung nachgewiesen worden sind) und die da-
maligen Anschauungen, die den Verdauungstraktus (Magen und Darm)
als ein einheitliches Ganzes betrachteten. Seine „akute Magenerweichung",
die, wie er anführt, oft mit Gehirnaffektionen kompliziert ist, betrachtet
er als Folge von Vermehrung der Essigsäure, die zerstörend auf die
Magenwand wirke.

---

[1]) Jaeger, zit. nach Barthez et Rilliet, Handb. d. Kinderkrankheiten.
Deutsche Ausgabe von Dr. Hagen. Leipzig 1855, Teil I, 701.

Aus diesen vagen Vermutungen kam man erst gegen Ende des 19. Jahrhunderts dank der neubelebten experimentellen Forschung hinaus. Den ersten Anstoß gaben die Untersuchungen von Walter[1]). Er fand 1877 bei Tieren nach Zufuhr von anorganischen Säuren (Salz- und Phosphorsäure) im Urin größere Mengen von Ammoniak und erklärte die Vermehrung des Ammoniaks als Abwehrmittel des Organismus gegen Säurevergiftung. Hallervorden[2]) fand dann 1880 bei Diabetikern im Urin ebenfalls einen vermehrten Gehalt an Ammoniak und glaubte sich berechtigt, in Analogie zu den Walterschen Versuchen, diesen auf abnorme im Körper zirkulierende Säuren zurückzuführen. Er hatte außerdem im Diabetikerurin eine vermehrte P_2O_5-Ausscheidung gefunden und glaubte aus diesem Grunde, daß die supponierten Säuren anorganischer Natur seien, hielt aber daneben auch das Vorhandensein von organischen Säuren wie Milchsäure u. dgl. für möglich. 1883 erschien eine Arbeit von Stadelmann[3]), worin er die Entdeckung einer neuen Säure im Diabetikerurin anzeigte, die er mit β-Crotonsäure identifizieren wollte. Im folgenden Jahre zeigten dann aber kurz nacheinander Külz[4]) und Minkowski[5]), daß es sich in der Tat nicht um β-Crotonsäure, sondern um β-Oxybuttersäure handelte. Diese kommt in großer Menge im Diabetikerurin vor. Es kam noch dazu, daß die große Atmung beim Coma diabeticum, wie sie Kußmaul[6]) 1874 so klassisch beschrieben hatte, eine auffallende Ähnlichkeit mit der Atmung bei mit Säure vergifteten Tieren zeigte.

Auf Grund des Obigen hielt man für festgelegt, daß es sich beim Coma diabeticum um einen Zustand der Säurevergiftung handelte,

---

[1]) Walter, Fr., Untersuchungen über die Wirkung der Säuren auf den thierischen Organismus. Archiv f. experim. Pathol. u. Pharmakol. 7, 148. 1877.

[2]) Hallervorden, Über Ausscheidung von Ammoniak im Urin bei pathologischen Zuständen. Archiv f. experim. Pathol. u. Pharmakol. 12, 237. 1880.

[3]) Stadelmann, Über die Ursachen der pathologischen Ammoniakausscheidung beim Diabetes mellitus und des Coma diabeticum. Archiv f. experim. Pathol. u. Pharmakol. 17, 419. 1883.

[4]) Külz, Über eine neue linksdrehende Säure (Pseudooxybuttersäure). Ein Beitrag zur Kenntnis der Zuckerruhr. Zeitschr. f. Biol. 20, 165. 1884.

[5]) Minkowski, Über das Vorkommen von Oxybuttersäure im Harn bei Diabetes mellitus. Ein Beitrag zur Lehre von Coma diabeticum. Archiv f. experim. Pathol. u. Pharmakol. 18, 35. 1884.

[6]) Kußmaul, Zur Lehre vom Diabetes mellitus. Deutsches Archiv f. klin. Med. 14, 1. 1874.

einen Zustand, den zuerst Naunyn[1]) mit dem Namen „Acidosis"
bezeichnete. Genauer gesagt meinte Naunyn mit Acidosis einen
Zustand, bei dem Salze unverbrennender organischer Säuren in un-
gewöhnlicher Menge im Blute kreisen. Auf diese Definition möchte
ich wegen der oft falschen Auffassung über den ursprünglichen Begriff der Acidosis schon hier besonders aufmerksam machen.

1897 wurde dieser Acidosisbegriff zum ersten Male in die Paediatrie
übernommen. Den Stein ins Rollen brachte Keller[2]) mit seiner Arbeit
über Ammoniakausscheidung. Er zeigte darin, daß bei chronisch
magendarmkranken Säuglingen die Menge des ausgeschiedenen Ammoniaks sowohl absolut als auch im Verhältnis zum Gesamtstickstoff
bedeutend vermehrt war. Als Erklärung könnte nach ihm entweder
eine Vermehrung der im Blute zirkulierenden Säuren oder eine Störung
in der Harnstoffsynthese oder die Kombination beider Faktoren in
Frage kommen. Bei der näheren Analyse dieser Faktoren konnte
Keller zeigen, daß die chronisch magendarmkranken Säuglinge sowohl
verschiedene Aminosäuren (Glykokoll, Leucin, Asparagin)[3]) wie Am-
moniaksalze[4]) normalerweise in ihrem Körper in Harnstoff überführen
konnten. Damit mußte man nach Keller die Störung in der Harnstoffsynthese als ursächlicher Faktor bei der vermehrten Ammoniakausscheidung außer Betracht lassen. Bei Erwachsenen und im Tierexperi-
ment hatte man beobachtet, daß bei Alkalizufuhr die Ammoniakmenge
des Harns zurückgeht. In der zurückgehenden Menge, die man als Neutralisator der überschüssigen Säuren betrachtete, sah Münzer[5]) ein
Kriterium für die Acidosis. An der Hand dieses sog. Schröder-Münzer-
schen Kriteriums glaubte dann van den Bergh[6]) einen schlagenden
Beweis dafür bringen zu können, daß die vermehrte Ammoniakausschei-

---

[1]) Naunyn, Der Diabetes mellitus. 2. Auflage. Wien 1906 (Hölder).

[2]) Keller, Zur Kenntnis der Gastroenteritis im Säuglingsalter. Mitt. II:
Ammoniakausscheidung. Jahresber. f. Kinderheilk. **44**, 25. 1897.

[3]) Keller, Das Schicksal der Amidosäuren im Organismus des magendarm
kranken Säuglings. Centralbl. f. allg. Pathol. u. pathol. Anat. **9**, 739. 1898.

[4]) Keller, Einfluß der Zufuhr von Ammoniaksalzen auf die Harnstoffausscheidung. Jahrb. f. Kinderheilk. **47**, 187. 1898.

[5]) Münzer, Die harnstoffbildende Funktion der Leber. Archiv f. experim.
Pathol. u. Pharmakol. **33**, 164. 1894. (Daselbst S. 193.)

[6]) van den Bergh, Zur Kenntniss der Gastroenteritis im Säuglingsalter.
III. Mitt.: Einfluß von Alkalizufuhr auf die NH_3-Ausscheidung. Jahrb. f. Kinderheilk. **45**, 265. 1897.

dung im Urin chronisch magendarmkranker Säuglinge tatsächlich auf vermehrte Säurebildung (Acidosis) bei denselben Kindern zurückzuführen sei. Er sah nämlich bei Kindern, die 2—5 g Natrium bicarbonicum täglich bekamen, die Ammoniakmenge des Urins stark zurückgehen, in einzelnen Fällen sogar ganz verschwinden. Dazu kam noch, daß Czerny[1]) eine auffallende Ähnlichkeit in der Respirationskurve und im ganzen Respirationstypus bei schwerkranken, im Sterben liegenden magendarmkranken Säuglingen und bei säurevergifteten Tieren fand. Auf Grund der obigen Befunde hielten nun Czerny und Keller[2]) sich berechtigt, in der Säurevergiftung chronisch magendarmkranker Säuglinge die Ursache der Atrophie zu suchen, und hiermit war die Czerny - Kellersche Säureintoxikations-Hypothese entstanden.

Diese Hypothese bildete den Ausgangspunkt einer großen Anzahl von Arbeiten der folgenden Jahre und hat dadurch ungemein befruchtend auf unsere Kenntnisse, nicht nur über chronische Verdauungsstörungen, sondern auch über andere Fragen aus dem Gebiete der Pathologie des Stoffwechsels im Säuglingsalter gewirkt.

Beim Versuch, die Hypothese zu stützen, stieß man auf Widersprüche. Zunächst konnte Keller[3]) nicht nachweisen, daß im Urin bei chronisch magendarmkranken Säuglingen tatsächlich größere Mengen von organischen Säuren ausgeschieden werden, wie die ursprüngliche Hypothese voraussetzte. In früheren Arbeiten hatten Schrack[4]) und Baginsky[5]) keine Vermehrung der Acetonkörper im Urin chronisch magendarmkranker Säuglinge gefunden. Auch fand Keller durch die Freund - Liebleinsche Methode (die die Acidität durch das prozentuelle Verhältnis von zweifach saurer Phosphorsäure zur Gesamtphosphorsäure angibt) keine besondere Steigerung der Harnacidität bei magendarmkranken Kindern. Weiterhin haben

[1]) Czerny, Zur Kenntnis der Gastroenteritis im Säuglingsalter. IV. Mitt.: Respirationsstörungen. Jahrb. f. Kinderheilk. **45**, 271. 1897.

[2]) Siehe 1 u. flg., außerdem: Des Kindes Ernährung, Ernährungsstörungen und Ernährungstherapie. II. Bd., S. 135—189. Leipzig (Deuticke).

[3]) Diese Versuche von Keller sind nicht veröffentlicht worden, sie werden aber von der Breslauer Schule in obigem Sinne durch Freund und Steinitz zitiert. (Steinitz, Monatsschr. f. Kinderheilk. **1**, 227. 1902. — Freund, ibidem S. 231.)

[4]) Schrack, Über Acetonurie und Diaceturie bei Kindern. Jahrb. f. Kinderheilk. **29**, 411. 1889.

[5]) Baginsky, Über Acetonurie bei Kindern. Archiv f. Kinderheilk. **9**, 1. 1888.

Czerny und Keller[1]) nachgewiesen, daß die Vermehrung des Ammoniakgehaltes in außerordentlich hohem Grade vom Fettgehalt der Nahrung abhängig ist, und durch diesen Befund wurde der Wert der Ammoniakvermehrung als Ausdruck von im Körper im Überschuß gebildeten Säuren stark beeinträchtigt.

Es meldeten sich auch allmählich die Stimmen, die die Vermehrung der Ammoniakausscheidung im Urin entweder ganz und gar oder teilweise auf Störung der normalen Oxydation von Ammoniak zu Harnstoff bei chronisch magendarmkranken Kindern zurückführen wollten. Freund[2]) glaubte als erster zeigenzu können, daß bei atrophischen Kindern eine gewisse Schwäche der oxydativen Funktionen vorhanden sei, indem er bei Atrophie verminderte Oxydation von Benzol in Phenol fand.

In noch bestimmterer Form trat Pfaundler[3]) für diese Meinung ein. In einer besonders wertvollen und sorgfältigen Arbeit aus dem Jahre 1901 unterzieht er alle oben angeführten Argumente für die Czerny - Kellersche Intoxikationshypothese einer eingehenden Kritik. Er zeigt zunächst, daß die Versuche von van den Bergh und das ganze Schröder - Münzersche Kriterium keineswegs imstande sind zu beweisen, daß der Ammoniakteil, der bei Alkalizufuhr aus dem Urin verschwindet, einfach als Neutralisator der Säuren angesehen werden darf. Erstens geht, wie schon aus den Stadelmannschen[4]) und auch aus van den Berghs eigenen Versuchen hervorgeht, auch die Gesamtstickstoffausscheidung bei Alkalizufuhr stark zurück, was damit zusammenhängt, daß künstlich zugeführte Alkalimengen bisher noch ganz unbekannte Umwälzungen im Stickstoffwechsel verursachen. Zweitens weist er nach, daß in einzelnen Versuchen von van den Bergh der Urin alkalisch war, wobei einfach aus physikalisch-chemischen Gründen die Ausscheidung von Ammoniak unmöglich ist. Weiterhin zeigt Pfaundler, daß chronisch magendarmkranke Kinder nicht größere Mengen Ammoniak als gesunde Kinder bei der gleichen Ernährung ausscheiden. Nach ihm ist die renale Ammoniakausscheidung im Säuglingsalter erhöht, einesteils bei vermehrtem Fettgehalt der

---

[1]) Czerny u. Keller, Zur Kenntnis der Gastroenteritis im Säuglingsalter. V. Mitt.: Säurebildung. Jahrb. f. Kinderheilk. **45,** 274. 1897.

[2]) Freund, Zur Kenntnis der Oxydationsvorgänge bei gesunden und kranken Säuglingen. Verhandl. d. Gesellsch. f. Kinderheilk., Hamburg 1901, S. 187.

[3]) Pfaundler, Über Stoffwechselstörungen bei magendarmkranken Säuglingen. Jahrb. f. Kinderheilk. **54,** 247. 1901.

[4]) Stadelmann, Über den Einfluß der Alkalien auf den menschlichen Stoffwechsel. Stuttgart 1890.

Nahrung, andernteils wenn eine Erkrankung des Leberparenchyms, z. B. höhergradige fettige Entartung, vorliegt. Und drittens, wenn aus irgendwelchen Gründen ein schwerster Allgemeinzustand begleitet von Zirkulations- und Respirationsstörungen vorliegt, bleibt es in gleicher Weise einerlei, ob das Kind an einer Ernährungsstörung gelitten hat oder nicht. Daß bei Erkrankungen des Leberparenchyms eine Oxydationsstörung der Leber vorhanden ist, versuchte er dadurch nachzuweisen, daß er Leberbrei auf Salicylaldehyd eine bestimmte Zeit wirken ließ und die Menge der durch die Oxydation entstandenen Salicylsäure feststellte. Er fand die größten Salicylsäuremengen bei Säuglingen, die makroskopische Leberveränderungen bei der Sektion zeigten und die im Leben den höchsten NH_3-Koeffizienten hatten. Thiemich[1] hatte schon vorher gezeigt, daß die meisten an Magendarmkrankheiten verstorbenen Säuglinge geringere oder größere Degenerationserscheinungen der Leber hatten. Es lag demnach der Gedanke nahe, daß die vermehrte Ammoniakausscheidung bei magendarmkranken Kindern auf die verminderte Oxydationsfähigkeit der geschädigten Leber bei den betreffenden Kindern zurückzuführen sei, ohne daß irgend welche Säurevergiftung zu bestehen brauchte. Die Angaben über die Oxydationsstörung in der Leber von Pfaundler wurden dann weiterhin an der Hand derselben Methode von Brüning[2] bestätigt.

Dadurch schien die Czerny-Kellersche Säurevergiftungs-Hypothese schwer erschüttert zu sein. Als Retter trat Steinitz[3][4] auf. Keller hatte schon in seiner „Malzsuppe"[5] den Gedanken ausgesprochen, daß vielleicht die Acidose und die darauf folgende gesteigerte Ammoniakausscheidung auch dadurch hervorgerufen sein könnte, daß zu wenig Alkali in den Organismus eingeführt resp. aus dem Darm resorbiert würde. Und er hat sich auch in einer speziellen Arbeit[6]

---

[1] Thiemich, Über Leberdegeneration bei Gastroenteritis. Zieglers Beiträge z. pathol. Anat. u. z. allg. Path. **20**, 179. 1896.

[2] Brüning, Über die Beziehungen zwischen Lebererkrankungen und postmortaler Oxydationskraft des Lebergewebes. Monatsschr. f. Kinderheilk. **2**, 129. 1903.

[3] Steinitz, Zur Kenntnis der chronischen Ernährungsstörungen der Säuglinge. I. Mitt.: Alkalistoffwechsel. Monatsschr. f. Kinderheilk. **1**, 225. 1902.

[4] Steinitz, Zur Kenntnis der chronischen Ernährungsstörungen der Säuglinge. Jahrb. f. Kinderheilk. **57**, 689. 1903.

[5] Keller, Malzsuppe, eine Nahrung für magendarmkranke Säuglinge. Jena 1898 (Gustav Fischer).

[6] Keller, Zur Kenntnis der chronischen Ernährungsstörungen der Säuglinge. III. Fettumsatz und Acidose. Monatsschr. f. Kinderheilk. **1**, 234. 1902.

näher mit dieser Frage beschäftigt. Keller ging von dem Gedanken aus, daß das Fett der Nahrung im Magen- und Darmkanal durch Verseifung Alkali, Kalk und Magnesia bindet und durch Nichtresorption dem Organismus Basen entzieht, die sonst in den Kreislauf gelangen und hier saure Stoffwechselprodukte neutralisieren würden. Auf diese Weise könnte ein Alkalidefizit, eine relative Säuerung des Organismus, und infolgedessen eine gesteigerte Ammoniakausscheidung zustande kommen. Seine diesbezüglichen Versuche hatten aber ein negatives Ergebnis. Bei Fettanreicherung der Nahrung wurde der Gehalt der Faecestrockensubstanz an Ätherextrakt nicht wesentlich verändert. Das Verhältnis von Neutralfett plus freien Fettsäuren zu den Seifen änderte sich auch keineswegs konstant so, daß man auf diesem Wege keine vermehrte Alkaliausscheidung feststellen konnte. Dieses ist erst Steinitz gelungen in seinen ähnlich angestellten Versuchen, in welchen er bei 4 Kindern bei fettreicher Nahrung (bis 6% Fett) den gesamten Alkalistoffwechsel verfolgte und dabei eine starke Vermehrung der durch den Darm ausgeschiedenen Alkalien und gleichzeitige Vermehrung des Ammoniaks im Urin feststellte. Auf Grund dieser Versuche wurde die Säurevergiftungs-Hypothese dahin formuliert, daß es sich bei chronisch magendarmkranken Kindern nicht um eine echte Acidose handelt, mit vermehrter Produktion von Säuren, sondern um eine „relative Acidose" mit dem Hauptmerkmal einer gewissen Alkaliarmut des Organismus und infolgedessen einer Hyperproduktion von Ammoniak zur Neutralisation der in normalen Grenzen gebildeten Säuren.

Alle bisherigen Arbeiten versuchten lediglich durch Urin- und Stuhluntersuchungen Schlüsse auf die Acidose zu ziehen. Pfaundler[1][2] hat zuerst 1904 versucht, die Verhältnisse im Blute selbst klarzulegen. Er bestimmte bei einer Anzahl von Kindern, in der Mehrzahl der Fälle im Leichenblute, bei wenigen im Leben, die OH-Ionenkonzentration, konnte aber dabei im Blute von atrophischen und chronisch magendarmkranken Kindern keine konstanten Werte festlegen, die die Czerny-Kellersche Säurevergiftungslehre hätten stützen können. Nur bei Frühgeburten konnte er im Herzblute konstant erhöhte Acidität feststellen.

[1] Pfaundler, Physikalisch-chemische Untersuchungen an Kinderblut. Verhandl. d. Gesellsch. f. Kinderheilk., Breslau 1904, S. 24, und Jahrb. f. Kinderheilk. **60**, 719. 1904.

[2] Pfaundler, Über die aktuelle Reaktion des kindlichen Blutes. Archiv f. Kinderheilk. **41**, 161. 1905.

Der „chronisch magendarmkranke Säugling“ war bisher ziemlich ausschließlich das Objekt der Untersuchungen. Erst 1906 haben Meyer und Langstein[1]) akut schwererkrankte Säuglinge für ihre Acidoseuntersuchungen gewählt. Diese Kinder waren teils völlig bewußtlos, teils leicht benommen und hatten dünne, spritzende Stühle, so daß ich ihre Fälle von „Enterokatarrh“ wohl ohne weiteres zu den heute mit „Intoxikation“ bezeichneten rechnen darf. Diese Autoren hatten vorher bei gesunden, älteren Kindern[2]) und Säuglingen eine starke Vermehrung der Acetonkörperausscheidung während der Kohlehydratkarenz resp. während des Hungers festgestellt; auch hatten sie beim Säugling eine starke Erhöhung des Ammoniakkoeffizienten während des Hungers nachgewiesen und haben dadurch zum ersten Male bewiesen, daß der Hunger beim Säugling zu einer intermediären Acidose führt. In allen ihren Fällen von „Enterokatarrh“ fanden sie ebenfalls einen auffallend hohen Ammoniakkoeffizienten (10—49). Dieser und ein vermehrter Gehalt von flüchtigen Fettsäuren (die viel Alkali binden und diese dadurch dem Körper entziehen) im Stuhl ihrer Kinder, neben der Zuckerausscheidung im Urin, sind nach der Meinung der Autoren beweisend dafür, daß es sich in der Tat bei akut magendarmkranken Kindern um eine Acidose handelt. Ob es sich um eine echte (Naunynsche Acidosis) oder eine relative Acidose (Steinitz) handelt, ist nicht erwähnt, und weil die Bestimmung der Acetonkörper unterblieben ist, läßt sich die Frage auch nicht entscheiden. Besonders hervorzuheben aber ist, daß Langstein und Meyer in der Acidose nur ein Symptom der Intoxikationserscheinungen, nicht aber die Krankheitsursache selbst erblickten. Zu dieser Ansicht führte sie die Beobachtung, daß therapeutisch „durch den Hunger, der stets die Acidose vermehren muß, jegliche Intoxikationserscheinung verschwindet“.

Durch Langstein und Meyer war der Weg für die weitere Forschung der Acidosefrage im Sinne der Säurevergiftung gewiesen, und man hätte erwarten können, daß sich hier ergebnisreiche Untersuchungen anschließen würden. Es kam aber anders. Die nächstfolgende, durch Finkelstein[3]) gewiesene Forschung der Intoxikation nahm eine

---

[1]) Meyer u. Langstein, Die Acidose im Kindesalter. II. Mitt.: Die Acidose des Säuglings. Jahrb. f. Kinderheilk. **63**, 30. 1906.

[2]) Langstein u. Meyer, Die Acidose im Kindesalter. I. Mitt.: Die Acidose des älteren Kindes. Jahrb. f. Kinderheilk. **61**, 454. 1905.

[3]) Finkelstein, Über alimentäre Intoxikation. Berlin 1910 (Karger). Sonderabdr. aus Jahrb. f. Kinderheilk. **65—68**.

ganz andere Richtung. Finkelstein, ein scharfsinniger Kliniker, machte in seinen Untersuchungen „Über alimentäre Intoxikation", die nunmehr klassisch geworden sind, die klinischen Beobachtungen zur Grundlage und zum Ausgangspunkte seiner Arbeit. In klinischen Untersuchungen hatte er in der Nahrung, besonders in dem Zucker, die Intoxikation hervorrufenden Eigenschaften nachgewiesen. Er stellt sich den Mechanismus der Intoxikation in der Weise vor, daß der Darm durch die aus dem Zucker entstehenden giftigen Gärungsprodukte geschädigt wird, und daß auf Grund dieser Schädigung die Molkensalze toxisch wirken. Er ist der Meinung, daß normalerweise bei der Verdauung und der Resorption von Molkensalzen Veränderungen vor sich gehen, die im Sinne einer Entgiftung derselben wirken, und daß sich diese Vorgänge in unzulänglicher Weise abspielen, wenn der Darm erkrankt ist. Daß bei Intoxikation auch saure Produkte des Fett- und Zuckerabbaues zu berücksichtigen sind, leugnet Finkelstein nicht, und bezüglich der Acidose sagt er, daß man noch immer mit der Möglichkeit rechnen muß, „daß dieselbe nur eins der Symptome darstellt, in denen sich der Zusammenbruch des Organismus offenbart". Auch ist er der Meinung, daß besonders bei der Dekomposition das Fett in dem oben besprochenen Sinne durch Alkaliverlust befördernd auf die relative Acidose wirken kann. Mit diesen Untersuchungen von Finkelstein wurden der alimentäre Einfluß und die Wirkung der Salze in den Vordergrund der Acidosefrage gerückt, und die verschiedensten Arbeiten, die durch seine Untersuchungen angeregt worden sind, lassen ja die ganze Acidose als Faktor bei Intoxikationen im großen und ganzen unberücksichtigt. Ich erwähne von diesen nur Heim[1]), der die Intoxikationen in erster Linie als den Ausdruck von Gewebsexsiccation schwersten Grades betrachtet; eine Exsiccation, die durch Salzanhäufung im Blute zu Fiebersteigerungen und anderen typischen Intoxikationssymptomen führt. Auch Jundell[2]), dem wir die ersten genaueren Kenntnisse über den N- und Mineralstoffwechsel bei Intoxikationen verdanken, berührt in seiner ausführlichen Arbeit die Acidosefrage gar nicht.

Einen neuen Versuch, die Intoxikation vom Standpunkte der

---

[1]) Heim, Die Rolle der Wärmestauung und Exsiccation bei der Intoxikation der Säuglinge. Archiv f. Kinderheilk. **59**, 91. 1913.

[2]) Jundell, Untersuchungen über den Stoffwechsel bei der Dyspepsie und der alimentären Intoxikation. Zeitschr. f. Kinderheilk. **8**, 235. 1913.

Acidose zu betrachten, unternahm Salge[1][2]). Er fand bei einem moribunden ($1{,}4 \times 10^{-5}$) und bei einem anderen schwerkranken, einige Tage später verstorbenen toxischen Kinde (6×10^{-7}) im Blute eine starke Vermehrung der Wasserstoffionenkonzentration; Werte, die sich den bei künstlich säurevergifteten Tieren gefundenen nähern. Diese Werte stehen vereinzelt da, gegenüber anderen normal gefundenen Werten. Und Salge hat aus ihnen keine weitergehenden Schlüsse bezüglich der Acidosefrage bei Intoxikationen ziehen können. Er betont aber, daß sie als Zeichen von besonderer Labilität bezüglich der regulatorischen Fähigkeiten des Blutes gelten, Labilität, für die noch weiterhin die großen Schwankungen bezüglich der Leitfähigkeit und des osmotischen Druckes im Blute junger Säuglinge bei den verschiedensten Krankheiten mitsprechen, was auch von Hagner[3]) festgestellt und von Bernhard[4]) und Rovere[5]) in manchen Fällen von Intoxikation auch bei älteren Säuglingen bestätigt wurde.

Inzwischen hatte der Begriff Acidosis durch die biologische und die experimentell-physiologisch-chemische Forschung mancherlei Wandelungen erfahren. Man hatte beim Diabetes, einem sicher acidotischen Zustande, keine Vermehrung der Wasserstoffionenkonzentration im Blute gefunden. Und dies gab zunächst den Anstoß, neue Merkmale für die Acidosis zu suchen. Einige dieser Merkmale werde ich noch näher bei der Beschreibung der Methode in den nächsten Kapiteln besprechen. Ich erwähne hier nur die CO_2-Spannung des Blutes. Dieselbe wurde von Porges, Leimdörfer und Markovici[6]) zuerst in die Klinik eingeführt und dann ziemlich allseitig als ein sicheres Maß

---

[1]) Salge, Die Reaktion des Blutserums bei alimentärer Intoxikation des Säuglings. Vorläufige Mitteilung. Zeitschr. f. Kinderheilk. **4**, 92. 1912.

[2]) Salge, Beispiele für die Bedeutung physikalischer und physikalisch-chemischer Forschungen in der Physiologie und Pathologie des Säuglings. Zeitschr. f. Kinderheilk. **7**, 292. 1913.

[3]) Hagner, Schwankungen im Eiweißgehalt und in der Leitfähigkeit beim Säuglingsblute. Zeitschr. f. Kinderheilk. **8**, 50. 1913.

[4]) Bernhard, Osmotischer Druck und Eiweißgehalt des Blutes alimentär intoxizierter Säuglinge. Dissert. Leipzig 1913.

[5]) Rovere, Sulla concentrazione dell'albumina nel siero di sangue nelle gastro-enteriti dei lattanti. Rivista di clinica pediatr. **11**, 347. 1913.

[6]) Porges, Leimdörfer u. Markovici, Über die CO_2-Spannung des Blutes in pathologischen Zuständen. Zeitschr. f. klin. Med. **73**, 389. 1910.

für acidotische Zustände anerkannt [Straub[1]), Friedericia[2]), Lau-ritzen[3])].

Dieses Maß hat jedoch durch die Untersuchungen von Hassel-balch[4])[5]) und seine Mitarbeiter eine Beschränkung erfahren. Sie konnten nachweisen, daß neben der Übersäuerung des Blutes auch der Reizzustand des Atemzentrums einen großen Einfluß auf den Kohlensäuregehalt des Blutes ausübt.

In der Pädiatrie ist dieses Maß von Howland und Mac Marriott[6]) zur Anwendung gekommen. Diese haben 1914 bei toxischen Säuglingen nach der Pleschschen Methode den Kohlensäuregehalt der Alveolarluft bestimmt und dabei gefunden, daß bei Kindern, die Dyspnoe zeigten, der Kohlensäuregehalt tatsächlich vermindert war. Diese Verminderung wurde durch Zufuhr von Natriumbicarbonat aufgehoben. Diese wichtigen Versuche sprechen nach dem Vorangehenden dafür, daß bei Intoxikationen eine Acidosis vorliegen müsse[7]) [8]).

Recht interessant und völlig abweichend von den oben beschriebenen

---

[1]) Straub, Herm., Acidosebestimmungen bei Diabetes mellitus. Klinische Untersuchungen über die Kohlensäurespannung der Alveolarluft. Deutsches Archiv f. klin. Med. **109**, 223. 1913.

[2]) Friedericia, Über die Bestimmung der diabetischen Acidosis durch Untersuchung der Kohlensäurespannung in der Lungenluft. Zeitschr. f. klin. Med. **80**, 1. 1914.

[3]) Lauritzen, Über Acidosebestimmungen und ihre klinische Anwendbarkeit bei Diabetes mellitus. Zeitschr. f. klin. Med. **80**, 13. 1914.

[4]) Hasselbalch, Neutralitätsregulation und Reizbarkeit des Atemzentrums in ihren Wirkungen auf die Kohlensäurespannung des Blutes. Biochem. Zeitschr. **46**, 403. 1912.

[5]) Hasselbalch u. Lundsgaard, Blutreaktion und Lungenventilation. Skand. Archiv f. Physiol. **27**, 13. 1912.

[6]) Howland u. Mac Marriott, Observations upon the so-called food intoxication of infants with especial reference to the alveolar air. Proc. of the Soc. for exper. Biol. and Med. **7**, 51. 1914.

[7]) Dieselben Autoren referierten in New-York Acad. of Med., Sect. on Pediatr. 2. XII. 1915 nach einem Bericht in dem zuletzt zu uns gekommenen Heft Archiv of Ped. **33**, 124, Febr. 1916, daß sie bei Intoxikation auch die O_2-Dissoziationskurve des Blutes u. a. bestimmt und hierbei weitere Anhaltspunkte für die Acidosis gefunden hätten.

[8]) Anmerk. b. d. Korrektur: Die diesbezügliche Arbeit von Howland und Mac Marriott ist inzwischen in American Journal of Diseases of Children, May 1916. Vol. 11. s. 309—325 erschienen und erst während der Drucklegung meiner Arbeit zu uns nach Deutschland gekommen. Besonders erwähnenswert ist hier, daß auch diese Autoren schon den Wert der Reaktion des CO_2-freien Blutes als acidotischen Indikator erkannt haben.

Ansichten über Beziehungen zwischen Acidosis und Intoxikation sind die Meinungen der französischen Schule, die ich der Vollständigkeit halber noch zuletzt hinzufügen möchte. Überall da, wo man diesseits der Säure irgendeine Rolle in der Pathologie der Ernährungsstörungen hat zuschreiben wollen, tritt nach Auffassung der französischen Schule hierfür der Harnstoff auf, der teils als Ursache, teils als Symptom betrachtet wird. Dem Namen Acidosis entspricht hier die Bezeichnung Azotémie. Als ihr prägnantestes Merkmal gilt nach Hutinel[1] u. a. die Vermehrung des Harnstoffes in der Cerebrospinalflüssigkeit. Nobécourt und Marcel Maillet[2] haben bei Atrophie einen vermehrten Harnstoffgehalt (über 0,5 g pro Liter) der Cerebrospinalflüssigkeit gefunden und betrachten den Gehalt der Cerebrospinalflüssigkeit an Harnstoff als ein Maß für die Azotémie. Die „atreptischen" Zustände sind Folgeerscheinungen von chronischer Azotémie, eine noch hochgradigere Steigerung der Azotémie führt zur Somnolenz: somnolente Form der Azotémie, die gleichzeitig mit unserem Intoxikationszustande zu identifizieren wäre.

III. Die Methoden.
A. Die Bestimmung der Acidität oder der wahren Reaktion.

Eingangs wurde schon kurz angedeutet, daß die Acidität überall in dieser Arbeit durch die Bestimmung der Wasserstoffionenkonzentration festgestellt wurde, und zwar auf elektrometrischem Wege durch die Gaskettenmethode in der Anordnung, wie sie Michaelis[3] zuletzt beschrieben hat. Auf diese Weise konnte die wahre Reaktion angegeben werden, die ja in biologischer Hinsicht das einzig Wichtige ist; denn von ihr ist der Verlauf der verschiedensten oxydativen und fermentativen Prozesse in hohem Grade abhängig. Die Gaskettenmethode ist die einzige Methode, die einwandfrei gestattet, in einem so komplizierten Gemisch, wie es die Körperflüssigkeiten und -ausscheidungen sind, die Wasserstoffionenkonzentration = die wahre Reaktion zu bestimmen. Die Indikatoren- und Titrationsmethoden versagen hier vollkommen aus verschiedenen Gründen, wie bei Michaelis genauer

---

[1] Hutinel, Les reactions méningées dans l'azotémie chez les nourrissons. Paris médic. 4, 41. 1913.

[2] Nobécourt et Marcel Maillet, Chlourémie et azotémie chez les nourrissons. Le Nourrisson 1, 75. 1913.

[3] Michaelis, Die Wasserstoffionenkonzentration. Berlin 1914 (Springer).

besprochen worden ist. Ich erwähne dies nur, weil diese Methoden immer noch zur Bestimmung der Acidität hierbei angewandt werden. Die Gaskettenmethode ist schon einige Male bei pädiatrischen Fragestellungen zur Anwendung gekommen. Ich nenne hier die Namen Pfaundler[1], Allaria[2] und Davidsohn[3]). Sie haben in ihren Arbeiten die Methode eingehender besprochen, so daß ich mich auf den Hinweis beschränken kann.

Es wurden überall Doppelbestimmungen, und zwar immer bei Zimmertemperatur, gemacht, die meistens gut miteinander übereinstimmten. In zweifelhaften Fällen wurde noch eine dritte Bestimmung vorgenommen, nur in einzelnen wenigen, wo das Material nicht ausreichte, mußte ich mich leider auf eine Bestimmung beschränken. Die Werte für die Aciditätbestimmungen sind in den am Ende der Arbeit veröffentlichten Protokollen in P_H, d. h. durch negativen Logarithmus der Wasserstoffionenkonzentration ausgerechnet und eingetragen worden. Diese Art, die Wasserstoffionenkonzentration durch negativen Logarithmus auszudrücken, stammt von Sörensen[4], der dafür der Kürze halber den Namen „Wasserstoffexponent" $= P_H$ einführte.

1. Die wahre Reaktion des Urins.

Der Urin wurde in sterilen Kölbchen aufgefangen und gleich frisch für die Bestimmung verwendet. Nur im Falle 62 (Kind Köhler) wurde die Acidität im Sammelurin von 24 Stunden bestimmt. Dieser Urin wurde in einem auf Eis stehenden Gefäß gesammelt und mit etwas Toluol versetzt.

2. Die wahre Reaktion des Stuhles.

Der Stuhl wurde in Guttapercha aufgefangen, gleich frisch mit destilliertem, abgekochtem Wasser zerrieben, filtriert und das Filtrat gleich für die Bestimmung verwendet.

3. Die wahre Reaktion des Blutes.

Die wiederholte Blutgewinnung beim Säugling ist eine ungemein schwierige Prozedur. Früher habe ich das Blut teils durch Inzision aus

---

[1]) Pfaundler, loc. cit. S. 13 dieser Arbeit.

[2]) Allaria, Untersuchungen über Wasserstoffionenkonzentration im Säuglingsmagen. Jahrb. f. Kinderheilk. **67**, 123. 1908. (Erg.-Heft.)

[3]) Davidsohn, Beitrag zum Chemismus des Säuglingsmagens. Zeitschr. f. Kinderheilk. **2**, 420. 1911.

[4]) Sörensen, Enzymstudien II. Biochem. Zeitschr. **21**, 131. 1909.

der Ferse, teils durch Punktion aus der Vena poplitea gewonnen. Diese Wege hatten aber auch ihre Schwierigkeiten, und ich war besonders froh, als ich bei Beginn dieser Arbeit einen Aufsatz von Germain Blechmann[1]) in die Hände bekam, der über Blutgewinnung durch Punktion des Sinus longitudinalis durch die große Fontanelle berichtete. Ich habe diese Methode aufgenommen, und zwar mit besonders gutem Erfolg. Nur dank ihr ist es möglich gewesen, systematisch oft wiederholte Blutentnahmen bei Säuglingen zu machen. Die Methode verlangt allerdings eine gewisse Gewandtheit, wenn man sie aber erreicht hat, so ist es eine spielende Leichtigkeit, mit einer 10 ccm-Spritze, deren Kolben ich mit Paraffin überziehe, durch Punktion in der hinteren Ecke der großen Fontanelle aus dem Sinus longitudinalis Blut zu erhalten. Irgendwelche nachteiligen Folgen habe ich nie beobachtet, habe auch bei zahlreichen Sektionen keine intrakranielle Blutung gefunden. In einer später erschienenen Arbeit hebt auch Tobler[2]) die Vorzüge der Methode hervor. Das so gewonnene Blut wurde aus der Spritze direkt in kleine 1—2 ccm fassende Elektroden, die bis zu einem Drittel physiologische Kochsalzlösung mit ein paar Körnchen Hirudin enthielten, eingelassen und dann nach der Michaelisschen Schaukelmethode zur Bestimmung der (H·) benutzt. Der Rest des Blutes wurde in eine kleine Flasche, die wie oben Kochsalzlösung mit etwas Hirudin, um die Gerinnung zu verhindern, enthielt, ausgespritzt und für weitere Verwendung (Dissoziationskurve resp. Kohlensäureregulationsbreite) bereitgestellt. Bei Leichen wurde das Blut durch Herzpunktion unmittelbar nach dem Tode gewonnen.

4. Die wahre Reaktion der Gewebe einschließlich des Magen- und Darminhalts.

Über die wahre Reaktion der Gewebe des Menschen ist bisher noch nichts bekannt. Auch über die Acidität der Gewebe bei Tieren lagen bis vor kurzem keine Angaben vor. Erst 1914 hat Michaelis[3])[4]) eine Methode zur Bestimmung der (H·) der Gewebssäfte ausgearbeitet. Sie ist sehr einfach und besteht darin, daß man wässrige Extrakte von

---

[1]) Blechmann, Technique des prélèvements de sang et des injections intraveineuses chez les nourrissons. Le Nourrisson **2**, 150. 1914.

[2]) Tobler, Zur Technik der diagnostischen Blutentnahme und der intravenösen Injektion beim Säugling. Monatsschr. f. Kinderheilk. **13**, 384. 1915.

[3]) Michaelis u. Kramsztyk, Die Wasserstoffionenkonzentration der Gewebssäfte. Biochem. Zeitschr. **62**, 180. 1914.

[4]) Michaelis, Die Bedeutung der Wasserstoffionenkonzentration des Blutes und der Gewebe. Deutsche med. Wochenschr. 40. Jahrg., 1170. 1914.

zerriebenen Organen ohne weiteres zur Bestimmung benutzt. Weil man auf diese Weise durch spontane Säuerung etwas zu sauere Werte bekommt, hat Michaelis, um diesen Fehler auszuschalten, daneben auch die (H·) in wässrigen Extrakten von gleich nach der Entnahme gekochten Organen bestimmt. Diese Werte sind wiederum durch Entweichen der Kohlensäure beim Kochen etwas alkalischer, als die Reaktion im Leben zeigen sollte. Das Mittel von beiden Bestimmungen wird nach Michaelis annähernd die Reaktion der Gewebe im Leben anzeigen.

Ich habe mich an die Michaelisschen Vorschriften in der Hauptsache gehalten. Die Leichen wurden sofort nach dem Tode seziert. Ein Teil von allen in Frage kommenden Organen (Muskulatur, Herz, Gehirn, Leber, Milz, Niere) wurde zunächst herausgenommen, zwischen Handtüchern durch Pressen vom Blute befreit und dann in zwei Hälften zerlegt. Die eine wurde sofort in bereitstehendes kochendes Wasser geworfen, die andere Hälfte wurde frisch zerrieben, der Brei mit Wasser versetzt und in dem Filtrat gleich die (H·) bestimmt. Nach 5—10 Minuten wurde mit der ersten Hälfte in gleicher Weise verfahren.

Anschließend an die Gewebe wurde auch die Acidität des Inhalts vom Magendarmkanal untersucht. Schon vor Herausnahme der Därme wurden dieselben in situ an bestimmten Stellen abgebunden: 1. am Pylorus, 2. ca. 60—100 cm unterhalb Pylorus, 3. am Ende des Ileums, 4. am Coecum, 5. am Rectum. Danach wurden Magen und Darm herausgenommen, aus dem Inhalt der einzelnen Abschnitte wässrige Extrakte hergestellt und in diesen die (H·) bestimmt. Nur in einzelnen Fällen wurde der Inhalt mit Wasser verdünnt gekocht und dann erst die (H·) bestimmt, um auf diese Weise einen Einblick zu gewinnen, inwieweit die Acidität des Magen- und Darmkanals auf flüchtigen freien Säuren beruht. Das Genauere ist in den Protokollen zu finden.

B. Die Bestimmung der CO_2-Regulationsbreite.

Schon oben wurde angedeutet, daß Kohlensäure unter gleichbleibendem Reizzustand des Atemzentrums einen Indikator für die Acidosis abgibt. In den diesbezüglichen Untersuchungen hat man versucht, über den Kohlensäuregehalt des Blutes durch Bestimmung des CO_2-Partialdruckes in der Alveolarluft Aufschluß zu bekommen. Diese Bestimmung schien mir aber beim Säugling äußerst schwer durchführbar zu sein[1]), und dies führte mich zu folgenden Gedanken: Die (H·) des Blutes ist

---

[1]) Howland und Marriott ist inzwischen gelungen, durch eine modifizierte Pleschsche Methode auch beim Säugling den CO_2-Gehalt der Alveolarluft zu bestimmen, loc. cit. S. 17 dieser Arbeit.

in hohem Maße abhängig von dem Kohlensäuregehalt des Blutes, wie u. a. Hasselbalch und Lundsgaard[1]) nachgewiesen haben. Wird die Acidität eines und desselben Blutes unter verschiedenen Kohlensäure-Partialdrucken bestimmt, so ist sie, wie zu erwarten, am höchsten beim höchsten CO_2-Gehalt und beim niedrigsten am niedrigsten. Wenn nun ein acidotischer Zustand wie Diabetes vorliegt, so wußte man, daß einerseits die (H˙) des Blutes unverändert aufrechterhalten wird, während andererseits der CO_2-Gehalt in der Alveolarluft zurückgeht. Diese zwei Momente kann man nur dadurch in Einklang bringen, daß die sauren Komponente, die neben CO_2 die gesamte Acidität des Blutes ausmachen, vermehrt sein mußten, wie aus dem Schema ohne weiteres ersichtlich ist.

(H˙) = Konstant = CO_2 + übrige saure Komponente.

Da nun in einem gegebenen Falle, wo die (H˙) des Blutes bei alveolarem CO_2-Druck normal, aber die Acidität desselben Blutes nach dem Austreiben von CO_2 höher als in anderen Fällen war, so kann man ohne weiteres sagen, daß der CO_2-Gehalt im Blute in diesem Falle vermindert sein mußte und an seine Stelle eine Vermehrung der anderen sauren Komponente eingetreten ist. Ich habe nun in mehreren Fällen die wahre Reaktion des Blutes, sowohl die aktuelle als auch die Reaktion des CO_2-freien Blutes, untersucht und festgestellt, daß beim gesunden Menschen ziemlich konstante Werte (siehe Genaueres aus den Protokollen) festzulegen sind, Werte, die in einem ziemlich bestimmten Abstand voneinander liegen. Es wurde gefunden:

für P_H des CO_2-freien Blutes normalerweise, abgerundet $= 8{,}45$
für P_H des frischen, kohlensäurehaltigen Blutes, abgerundet $= 7{,}45$

Differenz durchschnittlich $= 1{,}00$

Diese Differenz nenne ich die CO_2-Regulationsbreite des Blutes. Beim normalen Menschen ist sie abgerundet ca. 1,00, was ich von jetzt ab gleich 100% bezeichne. In der Folge wird analog in jedem Falle aus der Differenz der beiden P_H durch Multiplikation mit 100 die Prozentzahl für die CO_2-Regulationsbreite ermittelt und angegeben.

Ich werde in untenstehendem die verschiedenen Aciditätswerte des Blutes wie folgt bezeichnen: Die aktuelle Reaktion des Blutes, d. h. die Acidität bei alveolarem CO_2-Partialdruck, bezeichne ich nach dem Vorschlage von Hasselbalch[2]) mit dem Namen regulierte

---

[1]) Hasselbalch u. Lundsgaard, loc. cit. S. 17 dieser Arbeit.

[2]) Hasselbalch, Die „reduzierte" und die „regulierte" Wasserstoffzahl des Blutes. Biochem. Zeitschr. 74, 56. 1916.

Wasserstoffzahl und die Reaktion des CO_2-freien Blutes nenne ich „Grundreaktion" resp. „Grund-Wasserstoffzahl". Diese Bezeichnung habe ich gewählt, weil sie am besten darauf hinweist, daß sie Ausdruck für die Grundbestandteile, d. h. für die nicht flüchtigen Bestandteile des Blutes ist. Die Grund-Wasserstoffzahl bildet gewissermaßen ein Gegenstück zur reduzierten Wasserstoffzahl, welchen Namen Hasselbalch vor kurzem für die Reaktion des Blutes bei 40 mm Hg CO_2-Partialdruck eingeführt hat

Die praktische Ausführung zur Bestimmung der CO_2-Regulationsbreite gestaltete sich folgendermaßen: Zuerst wurde die regulierte Wasserstoffzahl wie oben bestimmt. Dann wurde ein Teil (ca. 2—3 ccm) von demselben Blute in einen Barcroftschen[1]) Tonometer gebracht, das ein zylindrisches Gefäß von ca. 300 ccm Inhalt ist. Das Gefäß spitzt sich an dem einen Ende zu und ist mit einem Glashahn versehen, an dem anderen Ende befindet sich ein sog. Flaschenhals, der mit einem Gummistöpsel verschlossen werden kann. Das Gefäß wurde dann mittels Wasserstrahlpumpe, die mit dem spitzen Ende des Gefäßes durch Gummischlauch verbunden war, im Wasserbade bei 38° ca. 5 Minuten lang unter ständigem Umdrehen evakuiert, dann in ein größeres Wasserbad gebracht und bei 38° 25 Minuten lang mittels Motors geschüttelt. Nun wurde das Gefäß geöffnet, das Blut direkt in die Elektrode hineingeleitet und die Grund-Wasserstoffzahl darin bestimmt. Der Abstand zwischen den Werten für die regulierte Wasserstoffzahl und für die Grund-Wasserstoffzahl ist gleichbedeutend mit der CO_2-Regulationsbreite, die nach Multiplikation mit 100 in $\%$ ausgedrückt wird.

1. Kritik der Methode.

Diese meine Methode scheint mir in besonders einfacher Weise einen guten Einblick in die Regulationsfähigkeit des Blutes zu gestatten, ohne daß man mit den umständlichen CO_2-Partialdrucken zu manipulieren hat. Sie gibt nach zweimaliger Bestimmung der P_H bei ein und demselben Blute ohne weiteres Aufschluß über die Kohlensäuremenge des Blutes und über das Verhalten, d. h. Verminderung resp. Vermehrung der anderen sauren Bestandteile in ihm, also gerade über die Fragen, die uns bezüglich der Zusammensetzung des Blutes in acidotischen Zuständen besonders interessieren.

Aber auf zwei Punkte muß man bei der Methode achten, die Länge

---

[1]) Barcroft, The respiratory function of the blood. Cambridge 1914 (Monographie).

der Schüttelung und die damit verbundene Selbstsäuerung. Es ist wichtig, daß man im Wasserbade genügend lange schüttelt. Meistens genügen 15 Minuten, ich habe vorsichtshalber regelmäßig 25 Minuten lang geschüttelt. Längeres Schütteln bringt aber leicht Selbstsäuerung des Blutes mit sich. Die Selbstsäuerung tritt nicht in nennenswertem Maße bei im Leben entnommenem Blute auf, aber oft im Blute, das nach dem Tode entnommen wird. Auch möglichst sauberes Arbeiten ist Vorbedingung. Ich habe vorsichtshalber meine Glassachen, Tonometer usw. meistens erst nach Sterilisation benutzt.

Bei Fällen, in denen eine Acidosis mit saurem Blute, d. h. mit einem (H·) größer als normalerweise vorliegt, kann die CO_2-Regulationsgrenze unter Umständen annähernd normal gefunden werden. Hier sind beide Werte, sowohl die Grund-Wasserstoffzahl wie die regulierte Wasserstoffzahl etwa in gleichem Verhältnis größer geworden. Die CO_2-Regulationsbreite allein könnte hier keinen Aufschluß über die tatsächlich vorhandene Acidität geben. Aber dies ist auch nicht notwendig, denn die vergrößerte regulierte Wasserstoffzahl sagt schon allein, daß da eine Acidosis vorliegt und die CO_2-Regulationsbreite ist ja nur dazu da, um die verschleierten acidotischen Zustände, in denen der Körper noch imstande ist eine normale regulierte Wasserstoffzahl aufrechtzuerhalten, zu erkennen. In diesen letzterwähnten Fällen ist die CO_2-Regulationsbreite ein zuverlässiger Indicator für den acidotischen Zustand.

Als Beispiel für die Leistungsfähigkeit der Methode entnehme ich den Protokollen folgende Versuche:

Blut vom gesunden Erwachsenen (mit Spritze aus der Armvene entnommen).

			Temp.	Mittelwert für P_H
A. Regulierter Wasserstoffexponent				
Blut, frisch, gemessen	685,0 Millivolt		23°	7,47
	684,5 „		23°	
B. Grund-Wasserstoffexponent				
Evakuiert 5 Min. geschüttelt bei 38° 5 Min.	735,5 „		23°	8,32
	734,0 „		23°	
„ „ „ „ „ „ 10 „	740,0 „		23°	8,35
	734,0 „		23°	
„ „ „ „ „ „ 25 „.	741,0 „		23°	8,41
	740,0 „		23°	
„ „ „ „ „ „ 40 „	738,5 „		23°	8,37
	738,0 „		23°	

CO_2-Regulationsbreite von $8,41 - 7,47 = 0,94 = 94\%$.

Blut von einem schwer toxischen Kinde
(einen Tag vor dem Tode durch Sinuspunktion entnommen).

			Temp.	Mittelwert für P_H
A. Regulierter Wasserstoffexponent				
Blut, frisch, gemessen	683,0 Millivolt		18°	7,50
	683,0 „		18°	
B. Grund-Wasserstoffexponent				
Evakuiert 5 Min.	geschüttelt bei 38° 15 Min.	695,0 „	18°	7,72
		697,0 „	18°	
„ „ „	„ „ „ 30 „	696,0 „	18°	7,73
		697,0 „	18°	

CO$_2$-Regulationsbreite von $7,73 - 7,50 = 0,23 = 23\%$.

Herzblut von einem an Intoxikation verstorbenen Kinde.

			Temp.	Mittelwert für P_H
A. Regulierter Wasserstoffexponent				
Blut, frisch, gemessen	642,0 Millivolt		17°	6,79
	641,0 „		17°	
B. Grund-Wasserstoffexponent				
Evakuiert 5 Min.	geschüttelt bei 38° 15 Min.	665,0 „	17°	7,20
		664,0 „	17°	
„ „ „	„ „ „ 25 „	665,0 „	17°	7,22
		667,0 „	17°	
„ „ „	„ „ „ 35 „	653,0 „	17°	7,03
		657,0 „	17°	

CO$_2$-Regulationsbreite von $6,79 - 7,22 = 0,43 = 43\%$.

Die Beispiele zeigen, daß 5 Minuten langes Evakuieren und 25 Minuten langes Schütteln vollkommen genügen, um CO$_2$ so entweichen zu lassen, daß eine konstante Reaktion im Blute hervorgerufen wird[1]). In Fällen, in denen keine Selbstsäuerung eingetreten ist, sind die Fehlerquellen der Methode gleich denen der Gaskettenmethode überhaupt, die ja, wie bekannt, eine der exaktesten biologischen Methoden ist.

---

[1]) Ob das Blut jetzt vollkommen CO$_2$-frei ist, kann ich nicht ohne weiteres sagen. Die Konstanz der (H·) zeigt aber, daß die Dissoziation der CO$_2$ aus dem Natriumbicarbonat und aus anderen lockeren CO$_2$-haltigen Verbindungen zu Ende geführt worden ist.

C. Die Dissoziationskurve des Oxyhämoglobins im Blute.

Barcroft[1]) hat durch jahrelange mühevolle Arbeit mit seinen Mitarbeitern die Gesetze der O_2-Bindung des Hämoglobins geschaffen. Er hat die Früchte seiner Arbeiten zur Nutzanwendung auch auf die menschliche Pathologie und Physiologie übertragen, indem er u. a. die Beziehungen der O_2-Dissoziationskurve $= O_2$-Bindungskurve des menschlichen Blutes zu den verschiedenen pathologischen und physiologischen Zuständen klarlegte. Uns interessiert an dieser Stelle besonders sein Befund, daß die Dissoziationskurve des Blutes bei Urämie und Diabetes einen abnorm niedrigen Verlauf nimmt, etwa wie bei Fällen, in denen man Säure künstlich in das Blut geführt hatte. Er betrachtet demnach eine O_2-Dissoziationskurve, die einen niedrigeren Verlauf hat als in der Norm, als Ausdruck eines acidotischen Zustandes. Unter Acidose versteht er einen Zustand, in welchem abnorme Mengen von nicht flüchtigen Säuren im Körper kreisen, die eine Verdrängung der CO_2 bewirken. Die Dissoziationskurve des Blutes ist demnach ein empfindlicher Indicator etwaiger Acidose des Blutes. Von diesem Gedanken ausgehend, habe ich auch bei Säuglingen Untersuchungen über den Verlauf der Dissoziationskurve bei den verschiedensten Zuständen vorgenommen.

Zuerst muß ich wohl kurz angeben, was man mit der Dissoziationskurve des Blutes meint. Die Dissoziationskurve stellt eine leicht S-förmige Linie dar, welche die prozentuelle Sättigung des Blutes mit Sauerstoff bei Änderung des O_2-Partialdruckes anzeigt. Sie wird dadurch ermittelt, daß man das Blut mit Gasmischungen von bekanntem O_2-Gehalt in Berührung bringt und nach dem Eintreten des Gleichgewichtes bestimmt, zu wieviel Prozent der maximalen Sättigung das Blut bei dem bekannten O_2-Partialdruck der Gasmischung mit O_2 gesättigt ist. Der O_2-Partialdruck wird als Abszisse, die zugehörige prozentuelle Sättigung als Ordinate aufgetragen. Bestimmt man dann die prozentuelle Sättigung bei verschiedenen O_2-Partialdrucken, so bekommt man auf dem Koordinatensystem mehrere Punkte; vereinigt man diese, so hat man eine Linie, die man O_2-Dissoziationskurve des Blutes nennt. Bei der Bestimmung der Dissoziationskurve habe ich mich im großen und ganzen an die Vorschriften von Barcroft gehalten. Alle meine Dissoziationskurven weichen aber in einer Hinsicht prinzipiell von den Barcroftschen ab. Sie gelten alle für

---

1) Barcroft, loc. cit., S. 23 dieser Arbeit.

Blut, das wie oben beschrieben CO_2-frei gemacht wurde, im Gegensatz zu den Barcroftschen Kurven, die bei einem CO_2-Partialdruck von 40 mm Hg bestimmt worden sind. Schon durch Bohr[1]) wußte man, daß die CO_2 erniedrigend auf den Verlauf der Dissoziationskurve wirkt; meine Kurven nehmen daher einen höheren Verlauf, als wenn sie bei 40 mm Hg bestimmt worden wären.

Zur genaueren Orientierung über die Methode verweise ich auf die Monographie von Barcroft[2]), hier muß ich aber folgende Einzelheiten über die Ausführung der Bestimmungen herausgreifen:

Das zur Bestimmung zu benutzende Blut (ca. 2 ccm) wurde frisch in das Barcroftsche Tonometer (siehe oben) gebracht, dann wie oben von CO_2 befreit und nachher mit Gasgemisch gefüllt, das nur aus N und O_2 bestand, in den erforderlichen und vorher bestimmten Verhältnissen. Danach wurde das Tonometer in ein großes Wasserbad gebracht und darin mittels Motors bei 38° 25 Minuten lang geschüttelt; der Überdruck wurde nach ein paar Minuten durch Öffnen des Tonometerhahns ausgeglichen. Dann wurde das Tonometer aus dem Wasserbade herausgenommen und durch das spitze Ende ca. 0,1 ccm Blut, ohne in Berührung mit der Luft zu kommen, unter Ammoniak in die kleine Birne eines Barcroftschen Differenzialmanometers[3]) (für 0,1 ccm Blut) geleitet. Das Differentialmanometer wurde dann in ein Wasserbad, meistens von Zimmertemperatur, gebracht und gewartet, bis das Gleichgewicht der Nelkenölmenisken eingetreten war. Dann wurde vorsichtig geschüttelt, wobei das zu untersuchende ungesättigte Blut O_2 aus der kleinen Birne aufnahm. Dabei stieg der Meniscus in dem gleichseitigen Schenkel des Manometers. Die Abstandsdifferenz der Menisken wurde notiert, dann wurden die Hähne meistens geöffnet. Nach Verschließen der Hähne und nach eingetretenem Gleichgewicht wurde durch Neigen des Manometers ein Tropfen Kaliumferricyanid, der in der Ausstülpung der Birne lag, in das Blut geleitet und das Manometer weitergeschüttelt. Nach eingetretener Konstanz der Meniskenlage wurde deren Abstandsdifferenz notiert. Aus diesen zwei Differenzen habe ich dann die prozentuelle Sättigung in folgender einfacher Weise ohne weitere Korrektionen berechnet.

---

[1]) Bohr, Handbuch der physiologischen Methodik (Tigerstedt), II. Bd., 1. Hälfte, S. 1ff.

[2]) Barcroft, loc. cit. S. 23; daselbst S. 296. Siehe auch Franz Müller, Die Eigenschaften des roten Blutfarbstoffes. Handb. d. Biochem., Erg.-Bd. 1913, S. 118.

[3]) bei Bleckmann & Burger, Berlin N, Auguststr. 3a nach meinen speziellen Angaben hergestellt.

Bezeichnen wir die O_2-Menge, die in dem zu untersuchenden Blute vor dem Schütteln vorhanden war, mit X; die Abstandsdifferenz nach dem ersten Schütteln war z. B. = 1 und nach der Zufuhr von Kaliumferricyanid, das ja bekanntlich O_2 quantitativ aus dem Blute austreibt, = 4, so ist

$$4 = 1 + X \text{ und daher } X = 3,$$

d. h. das Blut war zu $^3/_4$ gesättigt = 75% O_2-Sättigung. Nachdem die O_2-Sättigung bestimmt worden war, wurden aus demselben Tonometer je ca. 25 ccm Gas zur Analyse zweimal entnommen. Die Gasanalysen wurden im Haldaneschen[1] Gasanalysenapparat bestimmt. Hatte man nun den O_2-Gehalt des Gasgemisches aus dem Tonometer ermittelt, so konnte man mit Hilfe des jeweiligen Barometerdruckes den O_2-Partialdruck in mm Hg im Tonometer angeben. Aus diesen zwei Zahlen: prozentuelle Sättigung und O_2-Partialdruck in mm Hg konnte ein Punkt für die Dissoziationskurve des untersuchten Blutes festgestellt werden, wie oben angegeben worden ist.

Ich hatte zwei Differenzialmanometer zur Verfügung und konnte daher denselben Punkt zweifach bestimmen. Die Differenz zwischen beiden Bestimmungen lag meistens $\pm$ 5%, wie aus den Protokollen ersichtlich.

Zur Bestimmung eines weiteren Punktes an anderer Stelle der Dissoziationskurve habe ich immer frisches, bis dahin auf Eis gestandenes Blut in das Tonometer eingeführt, weil die Manipulationen so lange dauerten, daß Gefahr der Selbstsäuerung vorlag, wenn ich dasselbe Blut dem ganzen Verfahren nochmals hätte unterwerfen müssen.

Bisweilen habe ich noch einen dritten Punkt auf der Dissoziationskurve bestimmt, meistens sie aber nach der Hillschen[2] Formel

$$\frac{y}{100} = \frac{K x^n}{1 + K x^n}$$

rechnerisch ermittelt. In dieser Formel bedeutet y = die prozentuelle O_2-Sättigung, x = O_2-Partialdruck in mm Hg, n = Anzahl der aggregierten Hämoglobinmoleküle. Praktisch ist im normalen Blute n = 2,5. Ich habe in pathologischen Fällen n = 1,5 — 2,5 gefunden. Das meist Variable ist K. Beim acidotischen Zustande ist es am kleinsten. Mit Hilfe dieser Formel kann die ganze Dissoziationskurve gebaut werden, wenn man einmal zwei Punkte bestimmt hat. Sie gestattet ebenfalls eine gute Kontrolle der experimentell gefundenen Punkte.

---

[1] ebenfalls bei Bleckmann & Burger erhältlich.
[2] Siehe Barcroft, loc. cit. S. 23.

IV. Untersuchungen an jungen Säuglingen (Frühgeborenen und Neugeborenen).

A. Die wahre Reaktion des Urins und des Stuhls bei steigendem Alter und bei verschiedener Ernährung.

Es heißt bisher, daß nur dank fortdauernder, ununterbrochener Ausscheidung der sauren Stoffwechselprodukte das Blut imstande ist, eine so konstante Reaktion aufrechtzuerhalten, wie man sie gefunden hat. Diese allein herrschende Rolle der Nieren bei der Ausscheidung der sauren Nahrungs- und Körperprodukte ist schon zu einem so feststehenden Lehrsatz geworden, daß niemand an andere Ausscheidungsmöglichkeiten gedacht hat. Von diesem Gedanken ausgehend habe auch ich beim Beginn meiner Untersuchungen über den Wasserstoffionenstoffwechsel im Säuglingsorganismus neben dem Blute nur den Urin berücksichtigt. Später wurde ich eines Besseren belehrt, indem ich auch in dem Darm einen wichtigen Faktor bei der Regulation des Wasserstoffionenstoffwechsels im Säuglingsorganismus erblickte. Es stellte sich bald heraus, daß Darm und Nieren bei Säuglingen in sehr nahen Wechselbeziehungen bezüglich der Ausscheidung der sauren Produkte stehen.

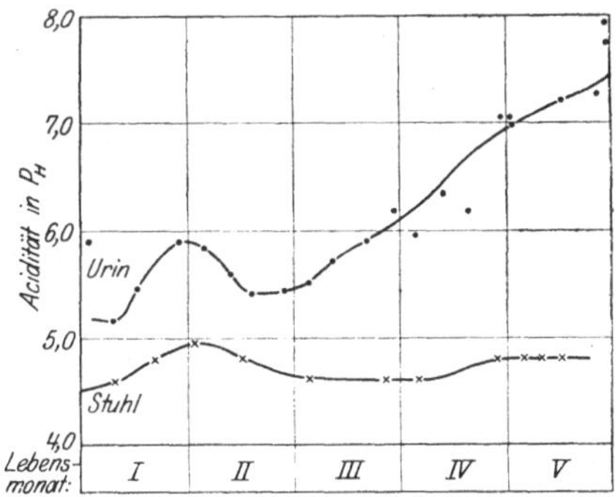

Fig. 1. Die wahre Reaktion des Urins und Stuhles in den ersten Lebensmonaten bei einer Frühgeburt. Fall 62. Geburtsgewicht 960 g.

1. Urin allein (Protokolle Nr. 1—26 und 60—63).

Zunächst untersuchte ich bei einer Reihe von kleinen Frühgeburten von 1000—1500 g Geburtsgewicht in verschiedenem Alter die Reaktion des Urins in Einzelproben und konnte dabei feststellen, daß die älteren und kräftigeren Frühgeburten in der Regel bei Frauenmilchernährung einen weniger sauren Urin als die jüngeren ausschieden. Bei systematischen, teils täglichen, teils wöchentlich einmal wiederholten Untersuchungsreihen konnte ich dann feststellen, daß in der Tat die Urinacidität bei einer und derselben Frühgeburt Neigung hat, allmählich geringer zu werden. Ein gutes Beispiel gibt Fall 1 ab, wo die ersten Werte am Anfang der Untersuchungsreihe im Alter von 24 Tagen um $P_H =$ ca. 5,5 schwanken, und wo die letzten Werte im Alter von $3^1/_4$—$3^3/_4$ Monaten um $P_H =$ ca. 7,2 liegen.

Den schönsten diesbezüglichen Versuch zeigt aber der Fall 62. Bei diesem Kinde, das mit einem Gewicht von 960 g geboren wurde, konnte im Sammelurin von 24 Stunden bei gleichbleibender Nahrung (Frauenmilch) eine ununterbrochene Untersuchungsreihe von 6 Monaten vorgenommen werden. Die folgende Durchschnittstabelle zeigt die Zahlen:

Alter	P_H des Urins
1 Monat	ca. 5,4
2 „	„ 5,5
3 „	„ 5,6
4 „	„ 6,4
5 „	„ 7,1
6 „	„ 7,2

die außerdem auf der Fig. 1 graphisch dargestellt sind. Da sehen wir, wie die Acidität eine ziemlich gleichmäßige Neigung zeigt, mit dem zunehmenden Alter kleiner zu werden, d. h. P_H wird größer.

Im Fall 3 sehen wir in etwas kürzerer Periode dieselbe Steigerung der P_H-Zahlen; im Fall 7 ebenfalls. Bei den anderen Frühgeburten hatte ich keine Gelegenheit, so langdauernde systematische Untersuchungen bei Frauenmilchernährung anzustellen, weil wegen Frauenmilchmangels eine größere Zahl von Frühgeburten längere Zeit nicht ausschließlich mit Frauenmilch ernährt werden konnte. Aber auch in kürzeren Beobachtungen kommt diese Neigung bereits mehr oder minder klar zutage. Eine Ausnahme bildet der Fall 24, wo der Urin schon in den ersten Tagen die Acidität von P_H ca. 7,0 zeigte. Auch Fall 25 hatte ebenfalls in den ersten Tagen P_H ca. 6,70, es handelt sich aber dabei um ein pathologisches Kind mit kongenitalem Herzfehler und Durchfall, so daß ich diesen Fall nicht mit den anderen vergleichen darf. Bezüglich der Frühgeburten muß ich schon an dieser Stelle erwähnen, daß der Urin im allgemeinen in den ersten Zeiten merkbar saurer war als z. B. bei normalen Neugeborenen, bei denen ich ebenfalls Serienuntersuchungen angestellt habe.

Da lagen die Verhältnisse im Prinzip ähnlich wie bei den Frühgeburten. Die Acidität des Urins in den ersten Tagen war meistens auch auffallend hoch. P_H schwankte von ca. 5,4—5,9, aber im Gegensatz zu den Frühgeburten fing sie schon meist in der zweiten Woche an kleiner zu werden, so daß P_H 6,2—7,0 zu finden war. Als typisches Beispiel von diesen Verhältnissen mögen nachstehende Zahlen dienen:

Fall 17. Neugeborenes, gesund (Geb.-Gew. 2700 g).

20. XI.	Jander,	2 Tg.	2500 g	Frauenmilch	210 g	$P_H = 5{,}66$
29. XI.		11 „	2560 g	„	350 g	$P_H = 5{,}94$
30. XI.		12 „	2600 g	„	390 g	$P_H = 7{,}22$
1. XII.		13 „	2640 g	„	380 g	$P_H = 7{,}16$

Die Zahlen für die Urinacidität bei den Neugeborenen schwanken übrigens in viel größeren Grenzen als bei den Frühgeburten, wodurch die Übersicht hier weniger gut zur Geltung kommt. Dies mag wohl teilweise damit zusammenhängen, daß die Frühgeburten fast regelmäßig dreistündlich, auch in der Nacht, ihre Nahrung bekamen, während die Neugeborenen nur am Tage angelegt wurden. Bei Frühgeburten kann also unter keinen Umständen Hungerwirkung als ein die Urinacidität erhöhender Faktor in Frage kommen. Sie nahmen auch sämtlich während der Versuche regelmäßig zu. Bei Neugeborenen könnte man dagegen in den ersten 3—4 Lebenstagen von einem gewissen Hungerzustand sprechen, dann aber fingen sie an zuzunehmen und zeigten trotzdem noch eine Zeitlang auffallend hohe Acidität (Fall 16), eine Acidität, die dann im späteren Alter bei einem mit Frauenmilch ernährten, gesunden Säugling nicht mehr zu treffen war.

Wie sind nun diese hohen Aciditätswerte bei Neugeborenen in den ersten Lebenstagen und bei Frühgeburten in den ersten Lebensmonaten zu erklären? Der erste Gedanke ist natürlich, daß sie als Ausdruck einer Übersäuerung des Organismus aufzufassen sind. Man könnte sich ja vorstellen, daß bei diesen Kindern aus irgendeinem uns vorläufig unbekannten Grunde in dem intermediären Stoffwechsel mehr saure Produkte als im späteren Alter auftreten. So plausibel diese Annahme auch im ersten Augenblick erscheint und so oft man auch den Gedanken trifft, daß die Urinacidität ein Ausdruck von im Überfluß ausgeschiedenen sauren Produkten sei, so ist sie doch nicht ohne weiteres zulässig. Denn in solchem Gemisch, wie der Harn, gibt ja die Acidität gar keinen Aufschluß darüber, wieviel Säure im neutralisierten Zustande, die ja auch dem Blute entrissen worden ist, der Harn enthält. Wenn auch die Acidität keinen Aufschluß über die absolute Menge der ausgeschiedenen sauren Produkte gibt, so gibt sie jedenfalls, was uns wichtig ist, einen sicheren Beweis dafür, daß der Körper die sauren Stoffwechselprodukte, relativ betrachtet, weniger neutralisiert zur Ausscheidung bringt. Eine andere Frage ist dann, ob das mit irgendeinem Mangel an neutralisierendem Alkali, Ammoniak usw. zusammenhängt, oder ob es eine besondere Eigentümlichkeit dieses Organismus ist, die sauren Produkte zu geringerem Teil neutralisiert als normal zur Ausscheidung zu bringen. Um diese wichtige kardinale Frage zu klären, genügten natürlich nicht meine wenigen Urinuntersuchungen. Und andere Urinuntersuchungen bezüglich der wahren Reaktion bei Neugeborenen und Frühgeburten gab es nicht, ebensowenig wie überhaupt bei Säuglingen. Die einzigen bisherigen Versuche, die sich die Ermittlung der Acidität des Urins bei Säuglingen zum Thema gestellt haben, stammen von Keller[1] und Freund[2], beziehen sich auf „magendarmkranke" Säuglinge und sind mit der Titrationsmethode gemacht, die ja, wie schon erwähnt, keinen Aufschluß über die wahre Reaktion des Urins geben kann. Klarheit hierüber könnte nur durch weitere, breiter angelegte Versuche geschaffen werden. Jedenfalls lag kein Grund vor, bei diesen Neugeborenen und besonders bei Frühgeburten einen chronischen Alkalimangel vorauszusetzen. Die Frühgeburten hatten während der Versuchsperioden ganz normale Brustmilchstühle und litten nicht unter Darmkatarrhen, die einen Alkaliverlust hätten verursachen können. Von vornherein war mir demnach mehr wahrscheinlich, daß die erhöhte Acidität des Urins hier in Zusammenhang mit etwaiger besonderer Eigentümlichkeit des Frühgeburten- bzw. Neugeborenenorganismus stand. Ich meinerseits habe mich bemüht, durch weitere Versuche dieser Frage näher zu treten, die ich jetzt folgen lasse:

2. Urin und Stuhl bei Frauenmilch- und bei Kuhmilchernährung.

Bei der Untersuchung der Frühgeburtenurine war es mir schon aufgefallen, daß Veränderungen der Nahrung, z. B. der Übergang von Frauenmilch zur Kuhmilch, einen starken Einfluß auf die Reaktion des Urins ausübten. Um die Verhältnisse klarzulegen, habe ich besondere Untersuchungen vorgenommen, in welchen ich das Verhalten des Urins und des Stuhls bei Veränderung der Nahrung studieren wollte. Es zeigte sich dabei, daß hier bezüglich der Acidität ganz gesetzmäßige Verhältnisse vorliegen. Bezüglich der Acidität des Stuhles möchte ich zuerst erwähnen, daß sich bei Frauenmilchernährung eine auffallend starke Acidität zeigte, die monatelang nur unerwartet geringen Schwankungen unterworfen war. Dies im Gegensatze zu den Aciditätswerten

---

[1] Keller, Über die Bedeutung der Acidität des Harns beim magendarmkranken Säugling. Jahrb. f. Kinderheilk. **47**, 176. 1898.

[2] Freund, Säuren und Basen im Urin kranker Säuglinge. Monatsschr. f. Kinderheilk. **1**, 230. 1902.

des Urins, die großen Schwankungen und außerdem Verschiebungen mit zunehmendem Alter unterworfen waren. So z. B. bewegten sich in dem oben besprochenen Fall 62, wo ich imstande war, bei Frauen-milchernährung, neben dem Urin auch den Stuhl 6 Monate lang systematisch zu untersuchen, die Schwankungen in der Stuhlacidität zwischen P_H ca. 4,60—5,20, da-gegen in der Urinacidität zwischen P_H 5,18—7,15; Verhältnisse, die ich auf Fig. 1 graphisch darge-stellt habe.

Bei demselben Kinde wurde im Alter von 6 Monaten Nahrungs-veränderung vorgenommen: Über-gang von Frauenmilch auf $^1/_2$-Milch (2% Larosan, 5% Rohrzucker). Dabei zeigte sich folgendes: die Reaktion des Stuhles, die bisher konstant stark sauer gewesen war (siehe Protokolle S. 143), schoß gleich vom folgenden Tage an hin-auf, hoch ins alkalische Gebiet (P_H von ca. 5,0 bis ca. 8,0), die bisher leicht alkalische Reaktion des Urins sank dagegen ins saure Ge-biet (P_H ca. 7,60—6,20). Die Ver-hältnisse veranschaulicht Fig. 2, wo das eigentümliche Kreuzen der Urin- und Stuhllinien beson-ders augenfällig zu Tage tritt.

Dieses Verhalten beruhte auf keinem Zufall, es wiederholte sich bei jeder gleichen Untersuchung, so bei Fall 26, wo mitten in der Frauenmilchernährung eine 10-tägige Kuhmilchperiode eingeschoben wurde (siehe Protokoll S. 116)[1]).

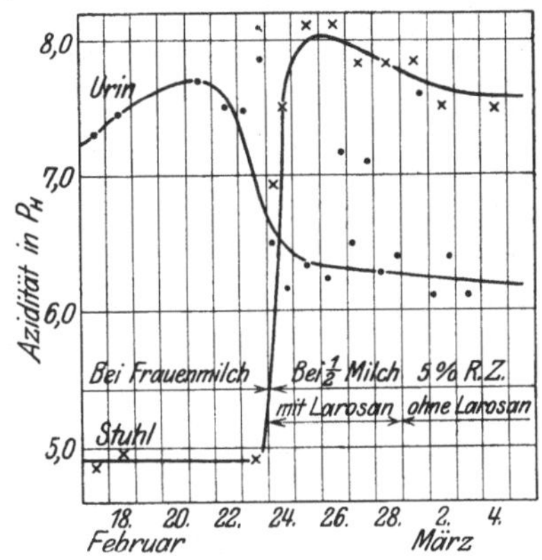

Fig. 2. Die Acidität des Stuhls und Urins bei Übergang von Frauenmilch auf $^1/_2$-Milch. Fall 62: Frühgeburt Köhler, Alter ca. 6 Mon., Gewicht 2650 g.

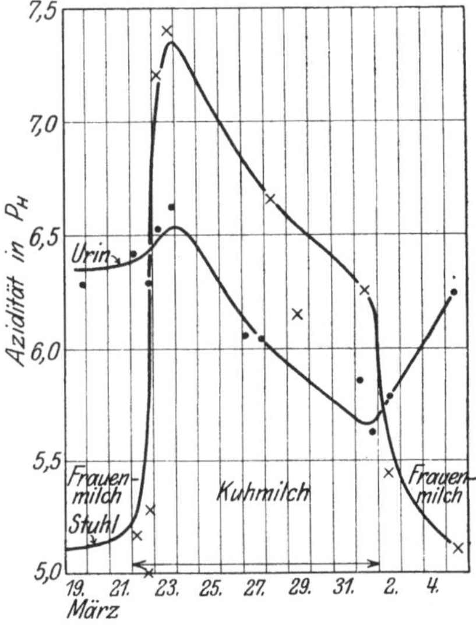

Fig. 3. Die Acidität des Stuhls und Urins bei Frauenmilch- und Kuhmilchernährung. Fall 26: Frühgeburt Griebner, 3$^1/_2$ Mon., Gewicht 3200 g.

---

[1]) Dr. Eitel, der bei uns die wahre Reaktion der Stühle bei verschiedener Ernährung in einer besonderen Arbeit untersucht hat, hat auch ständig dasselbe

Hier stieg die Acidität des Stuhls ebenfalls zunächst von P_H ca. 5,0 bis 7,80 und sank erst nach nochmaligem Übergang zur Frauenmilchernährung zu den alten Werten bei P_H ca. 5,0. Die Urinreaktion sank dagegen etwas langsamer von P_H 6,40—5,70, um später wieder bis P_H ca. 6,30 anzusteigen. Der Versuch ist auf Fig. 4 graphisch dargestellt.

Bezüglich des Urins hatte ich schon dieselbe Neigung, sauer zu werden, bei Übergang von Frauenmilch zu Kuhmilchmischungen konstatiert. Weil aber bei jüngeren Frühgeburten, die mit Frauenmilch ernährt werden, der Urin sowieso verhältnismäßig saurer ist, so kam die Veränderung unregelmäßig und weniger übersichtlich zur Geltung (siehe Fall 3, 7 u. a.).

In Versuchen, in welchen die Versuchsbedingungen umgekehrt lagen als in den vorangegangenen, d. h. wo man von Kuhmilchmischungen zur Frauenmilchernährung überging, waren dieselben augenscheinlichen Umwälzungen bezüglich der Urin- und Stuhlacidität festzustellen.

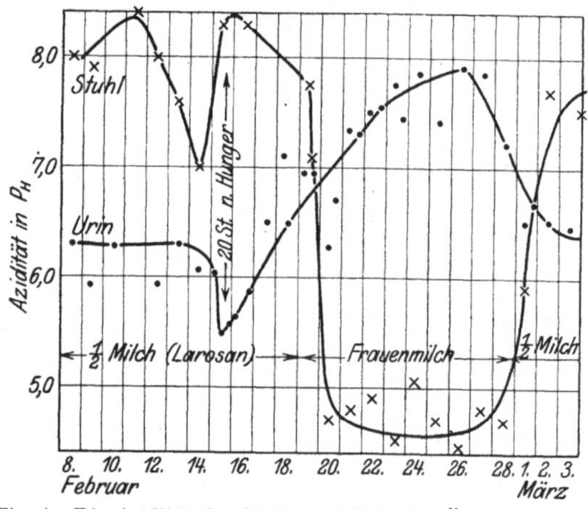

Fig. 4. Die Acidität des Stuhls und Urins bei Übergang von Kuhmilch- zur Frauenmilchernährung. Fall 63: Frühgeburt Förster, 5 Mon., Gewicht 3100 g.

Zeichnet man diese Verhältnisse graphisch, wie ich es auf Fig. 4 gemacht habe, so kreuzen sich die Linien in ähnlicher Weise. Was aber die Lage der darstellenden Linien betrifft, so steht dieselbe hier in direktem Kontrast zu den auf Fig. 2 gezeichneten.

Dieses Verhalten des Stuhls und Urins bei Frauenmilch und Kuhmilchernährung ist bei gesunden Kindern mit normalen Stühlen vollkommen gesetzmäßig: bei Frauenmilch bewegt sich die Urinacidität oberhalb der Linie für die Stuhlacidität; bei Kuhmilchernährung ist das Verhältnis umgekehrt, wie auch aus den Versuchen Fig. 5, 6, 7, 8 und 9 klar hervorgeht. In allen diesen Versuchen war die Urinacidität bei Frauenmilchernährung bei Kindern

---

Verhalten bezüglich des Stuhles festgestellt. Seine Arbeit wird demnächst in dieser Zeitschrift erscheinen.

im Alter von 4—5 Monaten P_H ca. 6,5—7,5, also bedeutend höher als in den eingangs erwähnten Versuchen bei jüngeren Frühgeburten.

Als Resümee dieser Untersuchungen ist folgendes zu sagen: bei gleichbleibender Frauenmilchernährung ist die Acidität des Stuhles bei normalen Stühlen vom ersten Lebenstage an bis auf Monate hinaus ziemlich konstant (P_H 4,6—5,2), während die Acidität des Urins unter gleichen Bedingungen mit zunehmendem Alter eine deutliche Steigerung zeigt. Bei Frühgeburten werden die bei Frauenmilchernährung üblichen Aciditätswerte des Urins von P_H ca. 6,5—7,5 meistens erst nach 2—4 Monaten erreicht, bei Neugeborenen schon in den ersten Wochen. Von dieser Zeit ab wird bei Frauenmilchernährung von einem gesunden Kinde ein Urin ausgeschieden, dessen Acidität meistens oberhalb des neutralen Punktes und Stühle, deren Acidität tief unterhalb desselben Punktes liegt. Bei Kuhmilchernährung liegen die Verhältnisse umgekehrt.

Es herrschen demnach unverkennbare Wechselbeziehungen bezüglich der wahren Reaktion gleichzeitiger Darm- und Nierenausscheidung. Wechselbeziehungen, die in hohem Maße durch Nahrungsveränderungen beeinflußt werden können.

Es fragt sich nun, in welcher Weise die Nahrungsveränderung diese Verschiebungen hervorrufen könnte. Sind es vielleicht irgendwelche sauren Produkte, die aus der Kuhmilch im Darmkanal entstehen, die dann im Körper aufgenommen und nur zum Teil neutralisiert ausgeschieden werden? Es können hierbei sowohl organische wie anorganische Säurebestandteile in Frage kommen. Nun wußte man durch Keller[1]) und Freund[2]), daß Phosphorsäure bei Kuhmilchernährung im Urin vermehrt vorkommt. Bei diesem vermehrten Gehalt an Phosphorsäure hatte Keller durch Titrationsmethode aber keine relative Vermehrung des primären Phosphates gefunden, das nur allein die Acidität erhöhend wirkt. Dagegen sprach eine Angabe von Soldin[3]), dafür, daß organische Säuren hierbei eine Rolle spielen könnten. Er berichtet, daß organische Säuren, d. h. flüchtige Fettsäuren in beträchtlichen Mengen, die außerdem bei verschiedenen Ernährungen größere Schwankungen zeigen, im Säuglingsharn auftreten. Dies veranlaßte mich, festzustellen, inwieweit organische Säuren, die in großen Mengen per os

---

[1]) Keller, loc. cit., S. 32 dieser Arbeit.

[2]) Freund, loc. cit., S. 32 dieser Arbeit.

[3]) Soldin, Zur Kenntnis der Darmfäulnis im Säuglingsalter bei verschiedenartiger Ernährung. Jahrb. f. Kinderheilk. **65**, 292. 1907.

gegeben werden, tatsächlich imstande sind, die Acidität des Urins zu steigern, und deswegen habe ich folgende Untersuchungen vorgenommen:

3. Einfluß der Acidität der Nahrung auf die wahre Reaktion des Urins.

Zunächst habe ich mehreren Kindern n-Essigsäure in Mengen von 1—3 ccm pro 100 ccm Frauenmilch gereicht. Die Acidität der Nahrung schwankte zwischen P_H ca. 4,5—5,4, die der reinen Frauenmilch war P_H ca. 6,8. Diese Nahrung bekamen kleine Frühgeburten im Alter von 2—3 Monaten. Der Urin wurde 2—3 mal täglich untersucht, es zeigte sich aber absolut kein Einfluß auf die Acidität des Urins. Dieselben Versuche wurden mit Milchsäure in gleichen Mengen und in gleicher Anordnung wiederholt. Die Werte der mit Säure versetzten Nahrung schwankten in Grenzen von P_H ca. 4,4—5,5. Auch diese Versuche hatten ein negatives Ergebnis. Der Organismus scheint demnach die zugeführten Milch- resp. Essigsäuremengen glatt zerlegt zu haben. Dann versuchte ich noch größere Mengen von Säure zu reichen. Dies mußte ich aber, um Schädlichkeiten auszuschalten, in verschleierter Form tun. Ich habe deswegen die Essigsäure resp. Milchsäure gleichzeitig mit ihren Na-Salzen gegeben und zwar in folgendem Gemisch:

$$\text{A.} \qquad \frac{\text{n-Essigsäure} \quad 1 \text{ Teil} =}{\text{n-Na-Acetat} \quad 1 \text{ Teil} =} 10,0 \text{ ccm}$$

und Frauenmilch . . . . = 100,0 ccm

P_H dieses Gemisches zeigte, wie physikalisch-chemisch vorauszusehen war, täglich ziemlich konstante Werte von P_H 4,40:

$$\text{B.} \qquad \frac{\text{n-Milchsäure} \quad 1 \text{ Teil} =}{\tfrac{n}{2}\text{-Na-Lactat} \quad 4 \text{ Teile} =} 10,0 \text{ ccm}$$

und Frauenmilch . . . . = 100,0 ccm

P_H dieses Gemisches war ebenfalls wie oben konstant, P_H ca. 4,6 (siehe Näheres über diese Versuche in den Protokollen, Fall 63, 24 und 25).

Die Kinder nahmen diese sauren Mischungen gern, zeigten absolut keine krankhaften Symptome, die Stühle blieben unverändert; bemerkenswert war nur eine auffallende Polyurie, die diese 2—3 tägigen Versuche noch mehrere Tage überdauerte.

Bezüglich der Acidität des Urins bei dieser stark sauren Nahrung stellte sich in allen Versuchen folgendes heraus: die P_H-Werte des Urins stiegen nach 24 Stunden unerwartet hoch, zeigten nach 2 Tagen oft Werte bis P_H 8,50, wie dies am besten aus Fig. 5 zu sehen ist.

Diese Befunde zeigen einwandfrei, daß im gesunden kindlichen Organismus sogar bei Frühgeburten sowohl Essigsäure wie Milchsäure glatt zerlegt werden, auch wenn sie in größeren Mengen eingeführt werden. Das unerwartete Verhalten des Urins: Steigen der Alkalescenz bei saurer Nahrung, ist darauf zurückzuführen, daß die Essigsäure- bzw. Milchsäurekomponente des Gemisches zerlegt wurden und das aus den Na-Salzen übrigbleibende Natrium imstande war, die sauren Stoffwechselprodukte nicht nur normalerweise, sondern weit darüber zu neutralisieren.

Die Versuche zeigen einwandfrei, daß die flüchtigen Säuren, die im Darminhalt von manchen Autoren gefunden worden sind und denen Bahrdt[1]) und Mitarbeiter eine große Rolle bei der Pathogenese der Verdauungsstörungen zuschreiben, in keiner Weise direkt als Säuren auf den intermediären Stoffwechsel Einfluß haben, weil sie eine aciditätsteigernde Wirkung vermissen lassen. Ihre Rolle bei den dyspeptischen Erscheinungen will ich nicht bestreiten, wenn auch meine Versuche dafür keinen Anhaltspunkt geben können. Daß die Zufuhr von Essigsäure keinen Einfluß auf die Acidität ausübt, dafür sprechen auch die Versuche von Aron und Franz[2]), die übrigens die Angaben von Soldin widerlegen. Diese Autoren haben flüchtige Fettsäuren im Säuglingsharn auch bei pathologischen Zuständen vermißt. Über das Vorkommen von Milchsäure bei Säuglingen liegen meines Wissens bisher keine Angaben vor; nach den Untersuchungen,

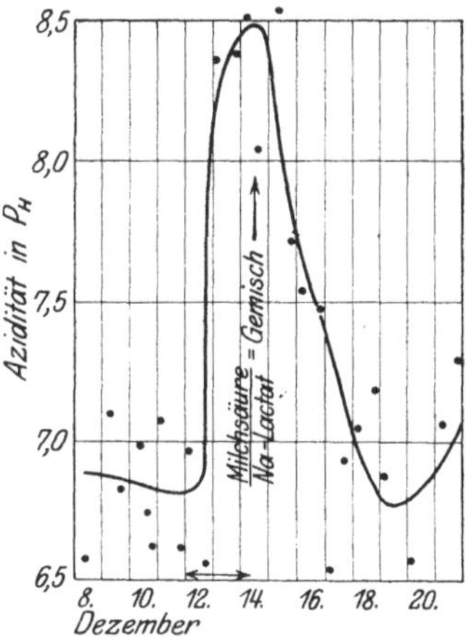

Fig. 5. Einfluß der „sauren Nahrung" (Milchsäure - Na - Lactat - Gemisch + Frauenmilch) auf die Acidität des Urins. Fall 24: Frühgeburt Biging, 8 Tage alt, Gewicht 1900 g.

---

[1]) Bahrdt, Zur Pathogenese der akuten Verdauungsstörung im Säuglingsalter. Verhandl. d. Gesellsch. f. Kinderheilk., Karlsruhe 1911, S. 62, und weitere Mitteilungen, Zeitschr. f. Kinderheilk. 1911—1913.

[2]) Aron u. Franz, Organische Säuren im Säuglingsharn. Monatsschr. f. Kinderheilk. 12. 645. 1914.

die man bei Erwachsenen[1]) angestellt hat, ist es aber wahrscheinlich, daß sie auch im Säuglingsurin normalerweise nicht vorkommt.

Der Vollständigkeit halber hätte ich noch Versuche mit anorganischen Säuren: Salzsäure und Phosphorsäure vornehmen müssen, um auch über die Wirkung des vermehrten Gehalts dieser Säuren in der Nahrung auf die Acidität des Urins Genaueres zu erfahren. Diese sind vorläufig ausgeblieben; es ist aber wahrscheinlich, daß sie eine Steigerung der Harnreaktion hervorrufen könnten, was auch vor kurzem bezüglich der Salzsäure von Hasselbalch[2]) bei Erwachsenen nachgewiesen worden ist. Inwieweit die Phosphorsäure, die ja bei Kuhmilchernährung vermehrt im Urin ausgeschieden wird, dieselbe Steigerung hervorruft, diese Frage ist noch offen; es ist aber anzunehmen, daß die Aciditätssteigerungen, die wir bei Ernährung mit Kuhmilch im Urin festgestellt haben, wenigstens teilweise darauf zurückzuführen sind. Meine Absicht war aber nicht, tiefer in die einzelnen chemischen Faktoren hineinzublicken, die bei der Entstehung des acidotischen Zustandes in Frage kommen könnten, sondern

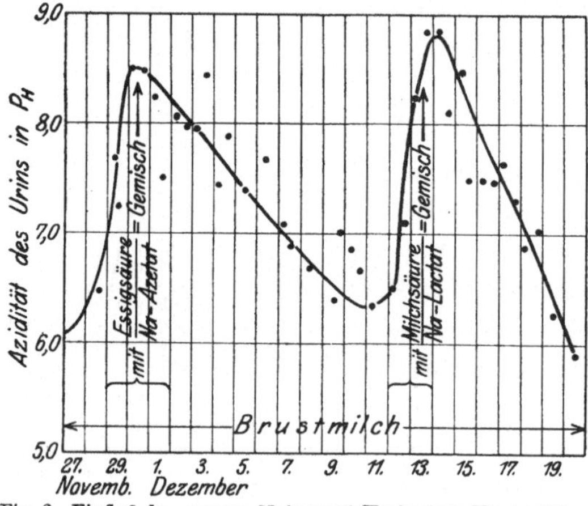

Fig. 6. Einfluß der „sauren Nahrung“ (Essigsäure-Na-Acetat-resp. Milchsäure-Na-Lactat-Gemisch + Frauenmilch). Fall 63; Frühgeburt Förster, ca. 3 Mon., Gewicht 2000 g.

ich hatte mir zur Aufgabe gestellt, nach allgemeingültigen acidotischen Merkmalen zu forschen. Ehe ich auf meine weiteren Versuche eingehe, möchte ich in diesem Zusammenhange noch besonders auf einen in den besprochenen Versuchen gemachten Befund hinweisen, der nicht nur eine pädiatrische, sondern eine allgemein physiologische Bedeutung hat. Michaelis[3]) hat nämlich in seiner „Wasserstoffionenkonzentration“ S. 108 gesagt, daß „die Wasserstoff-

---

[1]) Irisawa, zit. nach Porges, Über die Milchsäure im Blute und im Harne. Wiener klin. Wochenschr. **24**, 1147. 1911.

[2]) Hasselbalch, Ammoniak als physiologischer Neutralitätsregulator. Biochem. Zeitschr. **74**, 18. 1916.

[3]) Michaelis, Die Wasserstoffionenkonzentration. Berlin 1914 (Springer).

zahl des Harns selten viel unter 10^{-7} und selbst nach Zufuhr großer Mengen von Alkalien allerhöchstens auf die (H·) des Blutes sinkt". Ich habe oft bei gesunden Kindern bei Frauenmilchernährung P_H bis 7,92 (siehe Fall 63), nach dem Hunger sogar noch höhere Werte P_H bis 8,56 (Fall 61), gefunden, während P_H des Blutes normalerweise nur P_H 7,4—7,6 zeigt. Auch Hasselbalch hat spontanerweise beim erwachsenen Menschen Werte von Ph 7,6—7,8 konstatiert, wie er in seiner jüngst veröffentlichten Arbeit[1]) berichtet. Bei der Säurenahrung traten oft Werte bis P_H 8,50 auf. Dies alles zeigt, daß die Alkalescenz des Blutes keineswegs die höchste Grenze für die Harnreaktion nach der alkalischen Richtung hin bildet.

B. Die CO_2-Regulationsbreite des Blutes mit zunehmendem Alter.
(Protokolle: 27—48 u. a. Fälle.)

Über die Bedeutung dieses Begriffes weise ich auf den diesbezüglichen Abschnitt bei der Beschreibung der Methode hin und gehe gleich auf die Versuche näher ein. Ich habe die CO_2-Regulationsbreite des Blutes im ganzen bei 12 Neugeborenen und Frühgeburten teils im Nabelschnurblut, bei der Geburt, teils in den ersten Stunden oder Tagen nach der Geburt untersucht. Es zeigte sich hier eine auffallende Abweichung von den bei gesunden Erwachsenen und bei etwas älteren Kindern gefundenen Werten. Während die aktuelle Reaktion, d. h. der regulierte Wasserstoffexponent, bei allen untersuchten Objekten innerhalb der ziemlich engen Grenzen von P_H 7,25—7,52 schwankte, wich der Grund-Wasserstoffexponent bei Neugeborenen, einerlei, ob ausgetragene oder frühgeborene, deutlich von dem bei Erwachsenen und beim älteren Kinde gefundenen ab. Die durchschnittlichen Werte für den Grund-Wasserstoffexponenten bei Neugeborenen waren P_H ca. 8,0 (die Grenzwerte: 7,86 und 8,21; dieser letzte und höchste Wert wurde im Nabelschnurblut gefunden), dieselben in den anderen Gruppen P_H ca. 8,35. Rechnet man aus den Zahlen die durchschnittlichen Prozentwerte für die CO_2-Regulationsbreite, so bekommt man ca. 60% (Grenzwerte 46—77%) bei Neugeborenen. Berücksichtigt man nicht die im Nabelschnurblute, sondern nur die im Blute von einigen Stunden bis zu einigen Tagen alten Neugeborenen gefundenen Werte, so wird die Prozentzahl für die CO_2-Regulationsbreite hier noch etwas niedriger

---

[1]) Hasselbalch, Ammoniak als physiologischer Neutralitätsregulator. Biochem. Zeitschr. **74**, 27. 1916.

(ca. 55%). Dies im Gegensatz zu den Erwachsenen, wo der entsprechende Durchschnittswert bei ca. 90% und die Grenzwerte zwischen 84—100% lagen. Diese Verhältnisse werden am besten aus der Fig. 7 ersichtlich.

Diese niedrigen Werte müssen als ein besonderes Charakteristicum des Neugeborenenblutes bezeichnet werden und sprechen eine deutliche Sprache dafür, daß im Neugeborenenblute die regulatorischen Fähigkeiten viel kleiner sind als im Blute im späteren Lebensalter. Die Zahlen zeigen ja deutlich, daß die nicht flüchtigen, sauren Komponenten des Neugeborenenblutes auf Kosten der CO_2 vermehrt sind. Diese Vermehrung kann nicht auf irgendeinen Hungerzustand (der ja auch in demselben Sinne, wie später gezeigt wird, wirkt) zurückgeführt werden, denn sie war schon bei der Geburt und auch schon nur einige Stunden nach der Geburt deutlich und ausgesprochen nachweisbar. Man kann demnach ohne weiteres sagen, daß das Neugeborenenblut im Vergleich zum Blute in späteren Lebens-Abschnitten als sicher acidotisch zu bezeichnen ist. Wie schnell dann das Blut, ob in Tagen oder in Wochen nach der Geburt, allmählich dieselben regulatorischen Fähigkeiten erreicht, die man im späteren Säuglingsalter und nachher trifft, kann ich nicht sagen. Z. B. bei einer Frühgeburt im Alter von 18 Tagen war die CO_2-Regulationsbreite 72%, bei anderen Frühgeburten im Alter von 1—2 Monaten schwankte sie von 72—92%, in einem Falle, bei einer 2 Monate alten Frühgeburt, war sie sogar 118% (siehe Fall 39, 44). Man könnte demnach vielleicht sagen, daß im Alter von 1—3 Monaten sich die CO_2-Regulationsgrenze bei Frühgeburten ca. um 80% herum bewegt, d. h. in den unteren Grenzen der bei den Erwachsenen gefundenen Werte.

Nebenbei möchte ich auch hier erwähnen, daß ich für die CO_2-Regulationsbreite in der Gravidität, während der Novak, Leim-

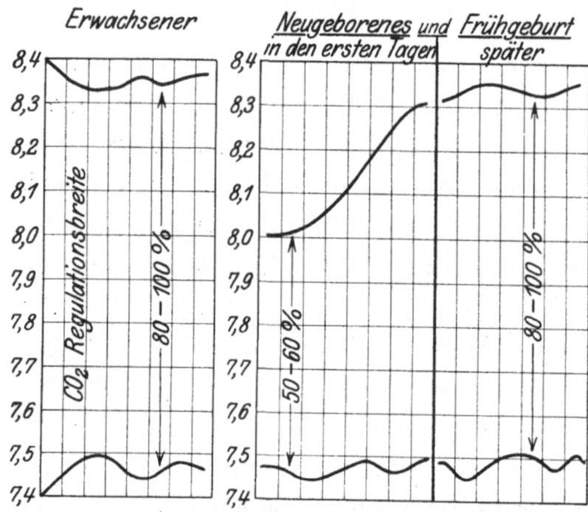

Fig. 7. CO_2-Regulationsbreite bei Neugeborenen und älteren Säuglingen und beim Erwachsenen. Obere Linie = Grund-Wasserstoffexponent P_H. Untere Linie = Regulierter Wasserstoffexponent P_H.

dörfer, Porges[1]) Hasselbalch und Gammeltoft[2]) einen herabgesetzten CO_2-Alveolardruck festgestellt haben, die sie aus diesen und anderen Gründen als einen acidotischen Zustand betrachten, in 3 Fällen Werte von 84—85% gefunden haben. Bei einem derselben 9 Stunden nach der Entbindung sogar nur einen Wert von 71%; also auch insgesamt Werte, die an der unteren Grenze der CO_2-Regulationsbreite beim normalen Menschen liegen. Diese ist gewissermaßen eine Kontrollprobe, die, soweit diese wenigen Fälle überhaupt einen Schlußsatz zulassen, dafür spräche, daß wir in der CO_2-Regulationsbreite einen Indicator für den acidotischen Zustand sehen können.

C. Die O_2-Dissoziationskurve des Blutes mit zunehmendem Alter.
(Protokolle Fall 49—52 u. a.)

Es war nun erforderlich und angezeigt, weitere Beweise dafür zu erbringen, daß das Blut von einem neugeborenen Kinde, einerlei ob frühgeboren oder ausgetragen, tatsächlich acidotisch ist, wie die obigen Versuche es wahrscheinlich machten. Nach meiner Meinung konnte hierüber am besten die O_2-Dissoziationskurve des Neugeborenenblutes Aufschluß geben. Wie bei der Besprechung der Methode schon erwähnt, weicht die O_2-Dissoziationskurve bei Urämie und Diabetes beträchtlich von der Kurve des gesunden Erwachsenen ab. Barcroft spricht ja die Meinung aus, daß dies Verhalten durch Anhäufung von sauren Produkten, die bei Urämie und Diabetes, welche er beide für acidotische Zustände hält, im Blute kreisen, verursacht wird. Weiterhin wußte man schon durch Bohr[3]), daß der CO_2-Partialdruck des Blutes einen gewaltigen Einfluß auf den Verlauf der Dissoziationskurve des

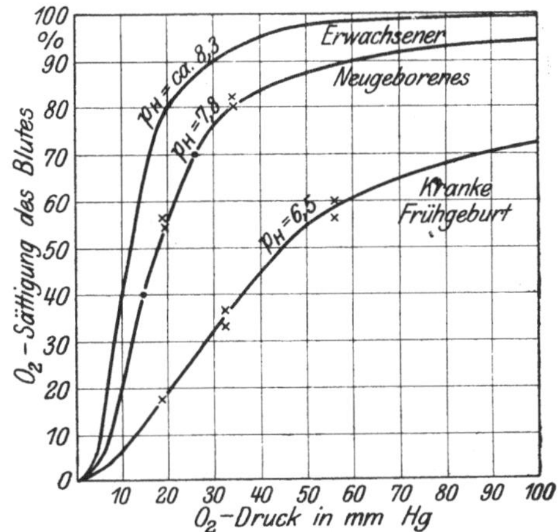

Fig. 8. O_2-Dissoziationskurve des O_2-freien Blutes beim gesunden Erwachsenen, beim Neugeborenen und bei einer kranken Frühgeburt.

sauren Produkten, die bei Urämie und Diabetes, welche er beide für acidotische Zustände hält, im Blute kreisen, verursacht wird. Weiterhin wußte man schon durch Bohr[3]), daß der CO_2-Partialdruck des Blutes einen gewaltigen Einfluß auf den Verlauf der Dissoziationskurve des

---

[1]) Novak, Leimdörfer u. Porges, Über die CO_2-Spannung des Blutes in der Gravidität. Zeitschr. f. klin. Med. **75**, 301. 1912.

[2]) Hasselbalch u. Gammeltoft, Die Neutralitätsregulation des graviden Organismus. Biochem. Zeitschr. **68**, 206. 1915.

[3]) Bohr, loc. cit., S. 27 dieser Arbeit.

Blutes hatte. Barcroft[1]) und sein Schüler Mathison[2]) zeigten dann, daß andere Säuren dasselbe tun und sprachen die Vermutung aus, daß CO_2 und andere Säuren ihren erniedrigenden Einfluß auf den Ver-

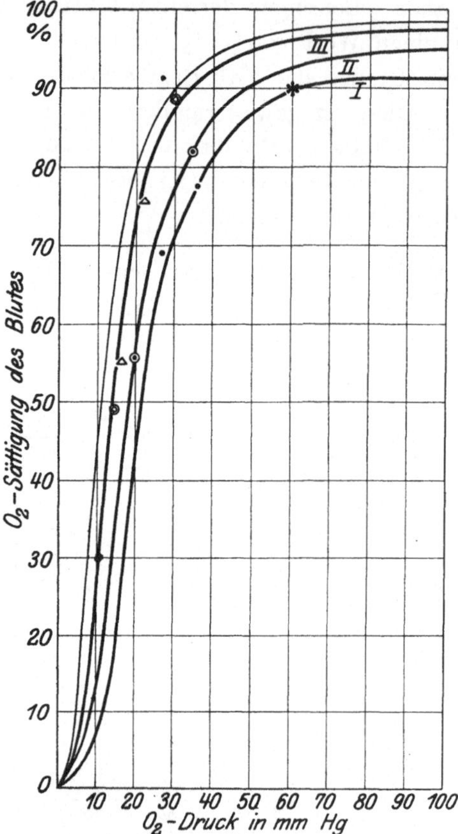

Fig. 9. O_2-Bindungskurve des CO_2-freien Blutes bei zunehmendem Alter bei 38°. Fall 49 (Kind Jacoby), Brustkind. I = Nabelschnurblut, II = Blut im Alter von 5 Tagen, III = Blut im Alter von 2 Monaten. Dünne Linie = Normalkurve des Erwachsenen, * = ein aus der Formel $\dfrac{Y}{100} = \dfrac{K \cdot x^n}{1 + K \cdot x^n}$ berechneter Punkt. △ = aus dem Blute der Mutter J. eine Woche vor der Entbindung bestimmte Punkte.

lauf der Dissoziationskurve je nach dem Gehalt an freien H-Ionen ausüben. Rona und mir[3]) ist dann gelungen, den Beweis dafür zu bringen, daß die Dissoziationskurve des Blutes tatsächlich in ganz prägnanter Weise von der Größe der Wasserstoffzahl desselben abhängig ist. Nun hatte ich in den obigen Versuchen gefunden, daß die Grund-Wasserstoffzahl des Blutes bei Neugeborenen größer ist als im Blute beim späteren Alter (P_H ca. 8,0 gegenüber 8,4). Es war demnach schon von vornherein sehr wahrscheinlich, daß die Dissoziationskurve des CO_2-freien Neugeborenenblutes einen niedrigeren Verlauf annehmen müßte als im späteren Alter. Und dies bestätigte sich dann bei den Versuchen.

In Fig. 8 sind diese Verhältnisse graphisch dargestellt.

Wir sehen auf der Kurve, daß die O_2-Sättigung beim Neugeborenen bis 20% kleiner ist als dieselbe beim Erwachsenen unter entsprechenden O_2-Partialdrucken. Die Normalkurve des Erwachsenen, bei CO_2-Partial-

---

[1]) Barcroft, loc. cit., S. 23 dieser Arbeit.

[2]) Mathison, Journ. of Physiol. **43**, 347. 1911.

[3]) Rona u. Ylppö, Über den Einfluß der Wasserstoffionenkonzentration auf die O_2-Dissoziationskurve des Hämoglobins. Biochem. Zeitschr. **76**, 187. 1916.

druck = 0, habe ich aus der Barcroftschen Monographie entnommen. Als Grundlage zu der Kurve des Neugeborenen liegen eigene Bestimmungen bei 3 Kindern vor (Fall 49, 50 und 51). Die Kurve der kranken Frühgeburt (Fall 56) habe ich auf die Fig. 8 nur eingetragen, um die Differenzen noch anschaulicher zu machen.

Bei einem Kinde war ich imstande, die O_2-Dissoziationskurve 1. gleich nach der Geburt im Nabelschnurblut, 2. im Alter von 5 Tagen und 3. im Alter von 2 Monaten zu bestimmen (Fall 49). Die betreffenden Dissoziationskurven sind auf Fig. 9 gezeichnet. Wie ersichtlich, ist die Kurve des Nabelschnurblutes am tiefsten, dann folgt die Kurve des Blutes am 5. Lebenstage, sie weicht auch noch immerhin, bis 15%, von der Normalkurve ab; die Kurve des Blutes im Alter von 2 Monaten dagegen fällt aber schon annähernd zusammen mit der dünnen Linie, die die Dissoziationskurve des Erwachsenen angibt. Demnach ist das Blut bei der Geburt am stärksten acidotisch, am 5. Tage auch noch deutlich acidotisch und im Alter von 2 Monaten wohl als normal zu betrachten. Was die Kurve vom 5. Lebenstage betrifft, so könnte der Einwand gemacht werden, daß zu dem niedrigen Verlauf der Dissoziationskurve außer etwaiger acidotischer Beschaffenheit des Neugeborenenblutes auch noch eine gewisse Hungerwirkung beiträgt. Um den Einwand zu entkräften, bringe ich folgende klinische Daten: Das Kind wog bei der Geburt 2700 g, war ein ausgetragenes debiles Kind. Physiologische Abnahme bis zum dritten Lebenstage 150 g, von da an langsame Zunahme, so daß das Gewicht bei der Untersuchung am 5. Lebenstage wieder 2620 g erreicht hatte. Die Nahrungsmengen betrugen am ersten Tage 0, am 2. Tage 90 g, am 3. Tage 170 g, am 4. Tage 230 g, am 5. Tage, dem Untersuchungstage, 260 g = 70 Kalorien pro kg Körpergewicht. Hieraus geht hervor, daß es sich höchstens um etwas knappe Ernährung, aber nicht um einen Hungerzustand am Tage der Blutentnahme handelte.

Dies alles genügt schon, um mit Sicherheit behaupten zu können, daß bei der Geburt und in den ersten Lebenstagen ein gewisser acidotischer Zustand existiert. Ich halte mich schon nach allem obigen berechtigt, hier von einer gewissen „acidotischen Konstitution" des Neugeborenen- (Frühgeborenen-) Organismus zu sprechen. Diese Eigentümlichkeit des Neugeborenen-Organismus kommt noch durch die folgenden Untersuchungen besonders stark zur Geltung.

D. Reaktion der Gewebe und des Herzblutes einschl. der Bestimmung der CO_2-Regulationsbreite und der Dissoziationskurven bei Frühgeburten und jungen Säuglingen (Protokolle 53—59 u. a.).

Später wird gezeigt, daß die Acidität des Blutes im toxischen Zustande oft etwas zunimmt und daß die Zunahme im agonalen Stadium besonders rapid vorwärts geht. Gleichzeitig mit dem Größerwerden der regulierten Wasserstoffzahl vergrößert sich auch die Grund-Wasserstoffzahl. Meistens nimmt die Grund-Wasserstoffzahl schneller zu als die regulierte Wasserstoffzahl, und daraus folgt, daß die CO_2-Regulationsbreite immer kleiner wird, bis sie bisweilen nur ca. 10% beim Eintreten des Exitus ausmacht. Dieses starke Annähern der Grund-Wasserstoffzahl an die regulierte Wasserstoffzahl habe ich in erster Linie bei Frühgeburten beobachtet. Diese Erscheinung kann nur als Ausdruck von besonders starker Vermehrung der nicht flüchtigen, sauren Stoffwechselprodukte erklärt werden, die imstande gewesen sind, beinahe die ganze CO_2 aus dem Blute zu verdrängen. So z. B. fand ich im Fall 54 einer 18 Tage alten Frühgeburt von 1150 g im Blute, das unmittelbar vor dem Exitus durch Sinuspunktion gewonnen wurde, Grund-Wasserstoffzahl = 6,58 und regulierte Wasserstoffzahl = 6,45, woraus sich eine CO_2-Regulationsbreite von 13% ergibt. Hierbei ist noch besonders zu betonen, daß das Blut im wahren Sinne des Wortes schon im Leben stark sauer war, etwa hundertfach saurer als normalerweise.

Es ist klar, daß in einem solchen Zustande das Leben nicht länger bestehen kann. Die lebenswichtigen oxydativen und fermentativen Funktionen können in so saurem Medium wie das Blut hier ihre Wirksamkeit nicht mehr normalerweise ausüben, und außerdem ist ja die Aufnahme der CO_2 aus den Geweben ins Blut praktisch nicht mehr möglich.

Die Werte, die man im Herzblute eben verstorbener Frühgeburten findet, zeigen, daß die Säuerung des Blutes bei ihnen beim Eintreten des Todes sehr hochgradig ist. Mit einer einzigen Ausnahme (Fall 55, Kind Maud), wo der regulierte Wasserstoffexponent P_H 7,01 war, sind die Werte für ihn besonders sauer und schwanken von P_H ca. 6,2—6,7, ebenfalls die entsprechenden Werte für den Grund-Wasserstoffexponenten, die sich in den Grenzen von P_H ca. 6,5—7,3 bewegten. Diese Werte, die bedeutend größer sind als im entsprechenden Blute beim älteren Kinde, mit Ausnahme einiger toxischer Fälle, die später besprochen werden, beweisen, daß das Frühgeburtenblut, das schon im gesunden Zustande acidotische Merkmale zeigte, beim

Herannahen des Todes auch in besonderer Weise zur Übersäuerung neigt. Auch Pfaundler war, wie oben (S. 13) erwähnt, schon aufgefallen, daß das Herzblut von Frühgeburten auffallend sauer ist.

Besonders interessante Verhältnisse zeigte das Herzblut von Frühgeburten bezüglich der Dissoziationskurve. In allen Fällen nahm sie einen auffallend niedrigen Verlauf, so daß die prozentuelle O_2-Sättigung manchmal kaum 50 % von der bei Erwachsenen unter entsprechenden O_2-Partialdrucken gefundenen betrug (s. Fall 53, 56, 57, 59 u. a.). Die Verhältnisse gehen am besten aus der Fig. 8 hervor, wo die unterste Linie den Verlauf der Dissoziationskurve vom Fall 56 darstellt. Es handelt sich hier, wie aus dem Protokolle näher ersichtlich, um eine ca. 1 Monat alte Frühgeburt, die mit 2650 g ohne irgendwelche akutentzündliche Erscheinungen an Lues zugrunde gegangen ist. Es ist ja ganz klar, daß das Blut, dessen O_2-Bindung so stark von dem normalen abweicht, nicht mehr imstande ist, dem Organismus die nötige Menge O_2 abzugeben und daß der Tod als Folge von langsamer Erstickung betrachtet werden kann (s. die Dissoziationskurve vom Fall 59 auf Fig. 18).

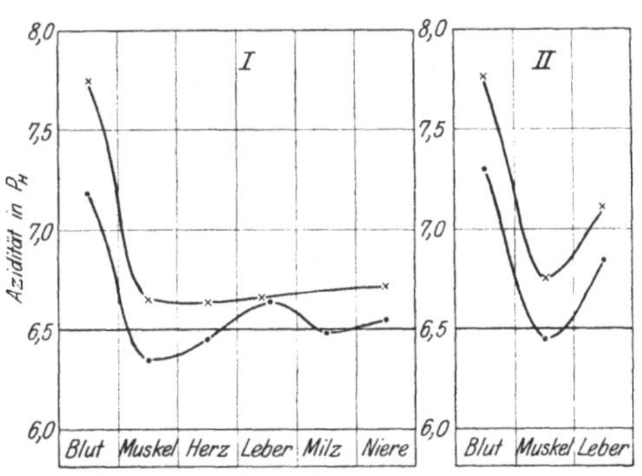

Fig. 10. Die Reaktion des Blutes und der Gewebe bei gesunden Meerschweinchen.

Was dann die Reaktion der verschiedensten Gewebe bei den Frühgeburten betrifft, so sind da ebenfalls auffallend starke Säuerungen zu konstatieren. Ich habe leider zum Vergleich keine Werte vom gesunden Säugling, der plötzlich ohne vorhergehende Erkrankung durch Unglücksfall usw. gestorben wäre, und mußte deshalb die Vergleichswerte für normale Verhältnisse aus Tierversuchen heranziehen.

Ich habe zunächst bei zwei gesunden Meerschweinchen unter besonderen Vorsichtsmaßregeln, um Selbstsäuerung zu vermeiden, die Acidität der Organe bestimmt (s. Genaueres Protokoll Fall 67—68). Die gefundenen Werte, die innerhalb der Grenzen fallen, die auch von Michaelis und Kramsztyk[1]) bei gesunden Meerschweinchen gefunden worden sind, zeigt am anschaulichsten die graphische Darstellung auf Fig. 10.

---

[1]) Michaelis u. Kramsztyk, loc. cit., S. 20 dieser Arbeit (Methoden).

Wir sehen, daß hier alle Werte, mit Ausnahme der für die Muskulatur, oberhalb des Wertes P_H 6,5 liegen. Diesen Grenzwert von 6,5 habe ich dann auf allen folgenden Figuren, die die Acidität der Gewebe darstellen, eingetragen, um einen bestimmten Vergleichspunkt bei der Beurteilung der pathologischen Werte zu haben.

Bei Frühgeburten, die ich unmittelbar nach dem Exitus sezieren konnte, stellte sich nun heraus, daß die Aciditätswerte für die Gewebe, sogar die für das Blut, meistens unterhalb dieser Vergleichslinie lagen. Besonders hochgradige Verschiebungen nach der sauren Richtung hin wurden im Falle 54 beobachtet. Hier handelt es sich um eine kleine Frühgeburt mit einem Geburtsgewicht von 1150 g, die am 2. Lebenstage in die Klinik gebracht wurde. Das Kind neigte trotz Wärmewanne stark zur Untertemperatur, zeigte auch sonst allerlei Zeichen von Lebensschwäche, bekam am neunten Tage dünne Stühle, die trotz Frauenmilch-

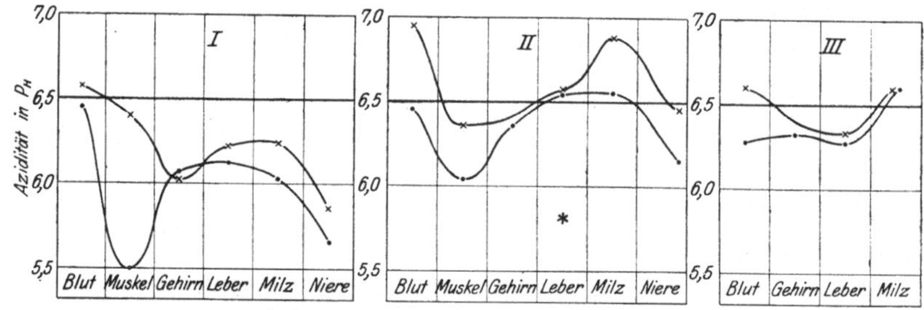

Fig. 11. Die Reaktion des Herzblutes und der Gewebe bei drei Frühgeburten. Untere Linie: Reaktion der frischen Organe; obere Linie: Reaktion der gekochten Organe. I Fall 54, II Fall 53, * Reaktion der Galle, III Fall 56.

ernährung nicht besser wurden, und starb toxisch nach langandauernder Agonie mit einem Gewicht von 960 g im Alter von 18 Tagen (s. Fig. 11, I). Die Werte für die Muskulatur liegen auffallend tief; der für den frischen Muskel bei ca. P_H 5,5, der für den gekochten Muskel bei ca. P_H 6,40. Die Werte für Gehirn, Leber, Milz liegen in dem Gebiete ca. P_H 6,0 bis 6,2, die für die Niere bei ca. P_H 5,6—5,8.

Diese Werte sind die sauersten, die ich gefunden habe. Es nähern sich ihnen nur die Befunde von Fall 70 (Fig. 28 II) und 71 (Fig. 26), wo es sich um ein $2^1/_2$ und ein 8 Monate altes Kind handelt, die an schwerer Intoxikation zugrunde gegangen sind.

In einem anderen Falle 53 handelt es sich um ein 2 Wochen altes Kind, das im ca. 8. Schwangerschaftsmonate geboren und bis 2 Tage vor dem Tode ganz gesund war. Am 12. Lebenstage bekam das Kind ein phlegmonöses Erysipel am Halse und starb am 14. Tage plötzlich an Glottisödem. Hier war die Säuerung des Gewebes nicht so hochgradig wie in dem ersten Falle. Im dritten Falle dieser Fig. 11 sind die Organwerte von einer Frühgeburt, die im Alter von ca. 1 Monat an Lues zugrunde ging (s. Genaueres Fall 56), dargestellt. Diese Werte liegen mit Ausnahme des für die Milz ebenfalls unterhalb der Vergleichslinie und was besonders interessant: das Blut, sowohl CO_2-haltiges wie CO_2-freies, ist beinahe ebenso sauer wie die Organe. Hier bestand also gar kein Säuregefäll vom Gewebe nach dem Blute hin, was die Ausscheidung von sauren Produkten aus den Körpergeweben ins Blut hätte ermöglichen können.

Bei den anderen Frühgeburten ist dieses Säuregefäll (Differenz in den Aciditätswerten zwischen Blut und Geweben) gewiß noch vorhanden, es ist aber überall auffallend gering im Vergleich zu den Befunden bei allen anderen Kindern, die im späteren Lebensalter verstorben sind.

Auch bei einer Totgeburt, bei der ich die Organe untersuchen zu können in der Lage war, war der augenfälligste Befund ein fehlendes Säuregefäll (s. Fig. 12, Protokoll 73).

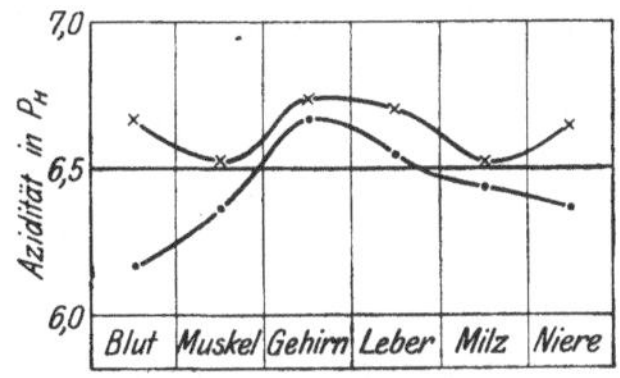

Fig. 12. Die Reaktion des Herzblutes und der Gewebe bei einer Totgeburt.

Hier handelt es sich keineswegs um CO_2-Anhäufung im Blute, sondern um eine Vermehrung von anderen sauren Stoffwechselprodukten, wie das die starksauren Werte für den regulierten Wasserstoffexponenten P_H 6,17 und für den Grundwasserstoffexponenten P_H 6,68 belegen. Wenn auch die Werte für Gehirn- und Leberacidität dicht oberhalb der Vergleichslinie liegen, so bildet dies doch in Anbetracht der stark sauren Werte des Blutes keinen Gegenbeweis, daß es sich auch hier um abnorme Anhäufung von sauren Stoffwechselprodukten handelt. Und im Zusammenhang mit den anderen Befunden, die deutlich für die acidotische Konstitution des Neugeborenen-Organismus sprechen, kann wohl diese vorläufig einzig dastehende Untersuchung über die Acidität der Organe bei Totgeburten auch als Beitrag gelten.

Gegenüber diesen 7 Fällen, bei denen die Reaktion des Blutes und der Gewebe in gleichem Sinne für eine besondere acidotische Neigung des Organismus spricht, steht als einzige Ausnahme der Fall 58. Da waren bei einer Frühgeburt von 1100 g, die im Alter von 2 Tagen an Lebensschwäche starb, im Gegensatz zu den vorigen die Werte für die Reaktion der Gewebe und des Blutes bedeutend weniger sauer. Blut P_H 6,52 resp. P_H 7,35, ungekochter Muskel P_H 6,67, gekochter

Muskel P_H 7,19. Die Werte für andere Organe schwankten zwischen ca. P_H 7,0—7,3. Diese sind überhaupt die höchsten P_H-Werte, die ich für die Organe bei Säuglingen gefunden habe. Eine Erklärung für diesen Ausnahmebefund kann ich nicht abgeben und muß mich damit begnügen, ihn hiermit zu konstatieren.

Was sonst die Bestimmung der Reaktion im Gewebe eines verstorbenen Kindes betrifft, so bin ich mir wohl bewußt, daß dabei postmortale Säuerungprozesse in Frage kommen. Deswegen können die gefundenen Werte keinen sicheren Maßstab für die Werte im lebenden Organismus abgeben. Sie sind aber bei allen Kindern, die auch späterhin untersucht wurden, unter gleichen zeitlichen usw. Bedingungen ausgeführt, und die Abweichungen voneinander sind natürlich miteinander vergleichbar. Übrigens ist es bemerkenswert, daß man oft im Gewebe eines verstorbenen Kindes, wie wir später sehen werden, Werte findet, die mit denen bei den gesunden Tieren, bei denen die Bestimmungen gleich nach der Tötung unter besonderen Vorsichtsmaßregeln vorgenommen wurden, zusammenfallen. Dies spricht ja dafür, daß die spontane Säuerung in kurzer Zeit nur bis zu einem gewissen Grade rasch vor sich geht und dann beim längeren Stehen nur ganz langsam weiter geht. Dies habe ich auch bei meinen Versuchen oftmals beobachtet. Das Gesagte berechtigt mich, die gewonnenen Werte als Vergleichswerte anzuführen und Schlußsätze bezüglich der betreffenden untersuchten Objekte hieraus zu ziehen.

V. Untersuchungen im Hunger.

A. Die Einwirkung des Hungers auf den Säuglingsorganismus im Sinne der „Acidose" (Untersuchungen wie A—D, Kap. IV).

Die Acidität des Urins und Stuhls im Hunger beim künstlich und natürlich ernährten Säugling.

Durch verschiedene Untersuchungen an Tieren [zuletzt Elias und Kolb[1] u. a.] und bei Erwachsenen [Barcroft[2], Hasselbalch[3] u. a.] ist nachgewiesen, daß der Hungerzustand in gewisser Hinsicht ein acido-

---

[1] Elias u. Kolb, Über die Rolle der Säure im Kohlenhydratstoffwechsel. II. Mitt.: Über Hungerdiabetes. Biochem. Zeitschr. **52**, 331. 1913.

[2] Barcroft, loc. cit., S. 23 dieser Arbeit.

[3] Hasselbalch, Neutralitätsregulation und Reizbarkeit des Atemzentrums in ihren Wirkungen auf die CO_2-Spannung des Blutes. Biochem. Zeitschr. **46**, 403. 1912.

tischer Zustand ist. Langstein und Meyer[1]) hatten bei Säuglingen konstatiert, daß im Hunger die Menge der Acetonkörper und der Ammoniakkoeffizient im Urin beträchtlich steigen und auf Grund dieser Befunde den Schlußsatz gezogen, daß der Hunger beim Säugling acidoseerzeugend wirkt. Ich habe im folgenden versucht, an der Hand der oben besprochenen, für einen acidotischen Zustand charakteristischen Merkmale, bei hungernden Säuglingen diesbezügliche Untersuchungen anzustellen.

Für die ersten Hungerversuche wählte ich zwei etwas debile, sonst aber ganz gesunde und gut gedeihende Kinder. Das erste Kind, Fall 60 (Kind Jacoby), war am Anfang des ersten Versuches ca. 4 Monate alt

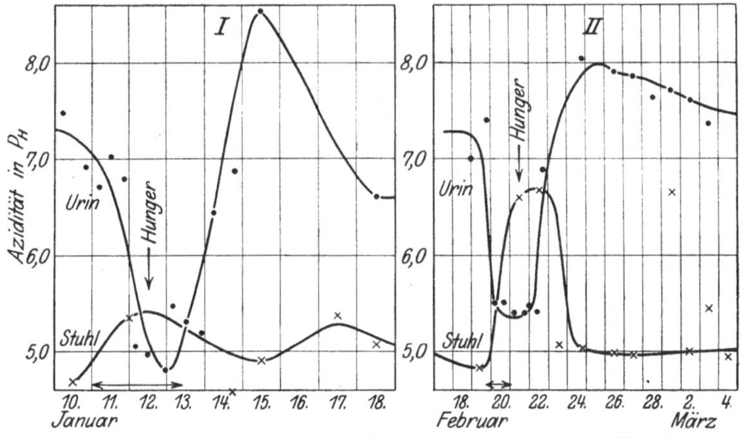

Fig. 13. Einwirkung des Hungers auf die Acidität des Stuhls und Urins beim „Brustmilchkinde" Fall 61 (Kind Lux).

und wog 4740 g. Es hatte in den letzten $1^1/_2$ Monaten künstliche Ernährung ($^1/_2$ Milch) bekommen und wird hier im Gegensatz zu dem zweiten Versuchskinde als „Flaschenkind" bezeichnet. Das letztere, Fall 61 (Kind Lux), war eine Frühgeburt von ca. 1500 g Geburtsgewicht, die bisher nur Frauenmilch bekommen hatte und damit recht gut gediehen war, so daß es am Anfang des Versuches, im Alter von ca. 4 Monaten, 3000 g wog.

In dem ersten Hungerversuche, der bei beiden Kindern 2 Tage und 7 Stunden dauerte, bekamen die Kinder $^1/_2$ Ringerlösung + $^1/_2$ Tee in gleichen Mengen wie sie vorher Nahrung getrunken hatten, sonst aber nichts. Über das klinische Verhalten s. Genaueres in den Protokollen Fall 60 und 61. Die Acidität des Stuhls und Urins wurde einige

---

[1]) Langstein u. Meyer, loc. cit., S. 14 dieser Arbeit.

Tage vor dem Hungerversuch, während des Hungers und nach demselben untersucht, ebenfalls die aktuelle Reaktion des Blutes am Anfang und am Ende des Versuchs festgestellt.

Bezüglich des Blutes stellte sich bei beiden Kindern die interessante Tatsache heraus, daß die aktuelle Reaktion trotz des verhältnismäßig langdauernden Hungers sich absolut in keiner nennenswerten Weise verändert hatte. Im Falle 60, „Flaschenkind", war der regulierte Wasserstoffexponent vor dem Hunger P_H 7,53, am Ende desselben P_H 7,51. Im Falle 61, „Brustmilchkind", zeigte er vor dem Hunger P_H 7,48, am Ende P_H 7,53. Um so deutlicher war aber der Einfluß des Hungers auf die Acidität des Urins, wiederum weniger deutlich auf die des Stuhls, wie dies aus Fig. 13 I und 14 I hervorgeht.

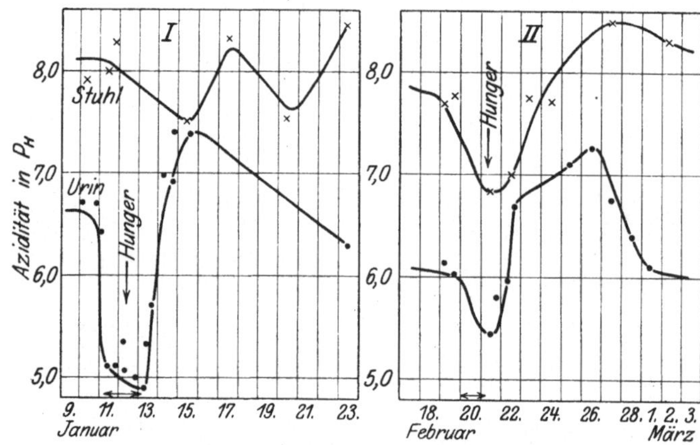

Fig. 14. Einwirkung des Hungers auf die Acidität des Stuhls und Urins beim „Flaschenkind" Fall 60 (Kind Jacoby).

Wir sehen aus den beiden Figuren, daß der Urin in beiden Fällen gegen Ende des ersten Hungertages eine stark vermehrte Acidität zeigte; die P_H-Werte waren so tief oder so klein, wie wir sie kaum bei den Frühgeburten normalerweise in den oben angeführten Versuchen gefunden haben. Die Acidität hielt sich während des Hungers unverändert ziemlich hoch (P_H klein!), um nach der Nahrungszufuhr am folgenden Tage wieder zu fallen. Die P_H-Werte des Urins sind in beiden Fällen und, wie aus den folgenden Versuchen hervorgeht, regelmäßig immer einige Tage nach dem Hunger höher als vor demselben, was möglicherweise als irgendwelche Überkompensationserscheinungen des Organismus beim Versuch, saure Hungerprodukte auszuscheiden, aufzufassen ist. Bei den gleichen Kindern wurden ca. 1 Monat später neue

Hungerversuche vorgenommen. Diesmal dauerte die Hungerperiode 40 Stunden, während der die Kinder überhaupt nichts zu trinken bekamen. Sie waren also im absoluten Hunger. Bezüglich des klinischen Verhaltens dieser Kinder während des Versuches verweise ich auf die Protokolle Fall 60 und 61, erwähne hier nur, daß beim Fall 61 (Kind Lux) schon nach 24stündigem Hunger eine Temperatursteigerung bis 37,9° auftrat. Diese erhöhte Temperatur hielt sich etwa unverändert bis das Kind Nahrung bekam, dann fiel sie wieder bis zur Norm auf 37° zurück. Das Kind zeigte sonst immer vor und nach dem Hungerversuche eine auffallende Monothermie, so daß ich diese Fiebersteigerung als Durstfieber auffassen will. Dies ist um so wahrscheinlicher, als Müller[1]

auch von Fiebersteigerungen bei gelegentlichem Durst bei jungen Säuglingen berichtet.

Bezüglich der Urin- und Stuhlacidität zeigte sich genau das gleiche Verhalten wie in den ersten Hungerversuchen, wo die Kinder $\frac{1}{2}$-Ringerlösung zum Trinken bekamen (s. Fig. 13 II, 14 II).

Ebenfalls waren in diesen Versuchen keine

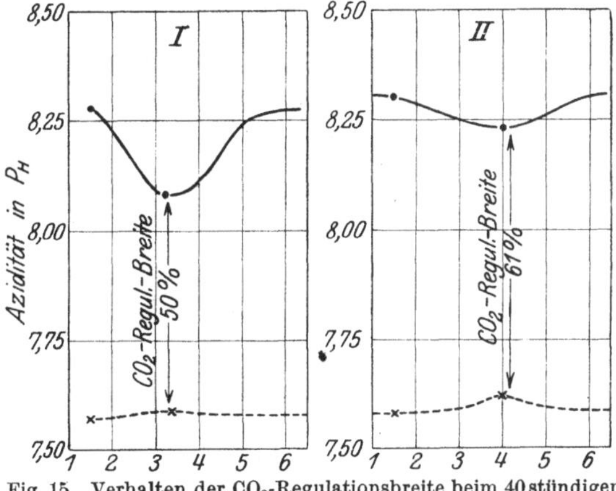

Fig. 15. Verhalten der CO_2-Regulationsbreite beim 40stündigen absoluten Hunger. I „Flaschenkind", II „Brustmilchkind" (Fall 60 und 61).

Veränderungen in der aktuellen Reaktion des Blutes festzustellen. Ich habe aber diesmal auch die CO_2-Regulationsbreite bestimmt und da eine große Verschiebung konstatiert. Beim Flaschenkinde war die Regulationsbreite vor dem Hunger = 70%, am Ende des Hungers nur 50%. Bei dem Brustkinde 72% vor dem Hunger, nachher 61%. Diese Schwankungen bezüglich der CO_2-Regulationsbreite sind auf Fig. 15 I, „Flaschenkind", und 15 II, „Brustmilchkind", graphisch dargestellt. Bei beiden Kindern ist demnach eine sichere und deutliche Verschmälerung der CO_2-Regulationsbreite infolge des Hungers nachzuweisen.

Um die großen Verschiebungen bezüglich des Grund-Wasserstoff-

---

[1] Müller, E., Durstfieber bei Säuglingen. Berl. klin. Wochenschr. **47**, 673. 1910.

exponenten noch besser zu veranschaulichen, habe ich Fig. 16 gezeichnet. Diese zeigt, daß beim „Brustmilchkind" die Verschiebung bedeutend kleiner ist als beim „Flaschenkinde", was ja dafür spricht, daß bei dem „Flaschenkinde" die Vermehrung der sauren, nicht flüchtigen Stoffwechselkomponente, während des 40stündigen Hungers eine bedeutend größere gewesen ist als bei dem „Brustmilchkinde". Schon diese Versuche zeigen, daß neben der Steigerung der Urinacidität beim Hunger auch im Blute Veränderungen vor sich gehen, die bezeichnend für einen acidotischen Zustand sind.

In weiteren Hungerversuchen, die ich bei zwei kleineren Frühgeburten unternommen habe, zeigten sich im Prinzip die gleichen Erscheinungen, nur waren hier die Ausschläge besonders im Blute bedeutend größer. Die eine Frühgeburt, Fall 63 (Kind Förster), war mit 1500 g geboren, hatte von Anfang an bis zum Alter von ca. 2 Monaten Kuhmilchmischungen bekommen, dann ca. 1 Monat lang Frauenmilch und in den letzten $1^1/_2$ Monaten vor dem Versuch wieder nur $^1/_2$ Milch (Larosan) mit 4% Soxhletzucker. Ich betrachte dieses Kind dem folgenden gegenüber demnach als „Flaschenkind". Das Kind war gut gediehen, · hatte regelmäßig zugenommen und machte einen verhältnismäßig kräftigen Eindruck. Der erste Versuch wurde im Alter von $4^1/_2$ Monaten vorgenommen. Das Kind wog damals 2740 g.

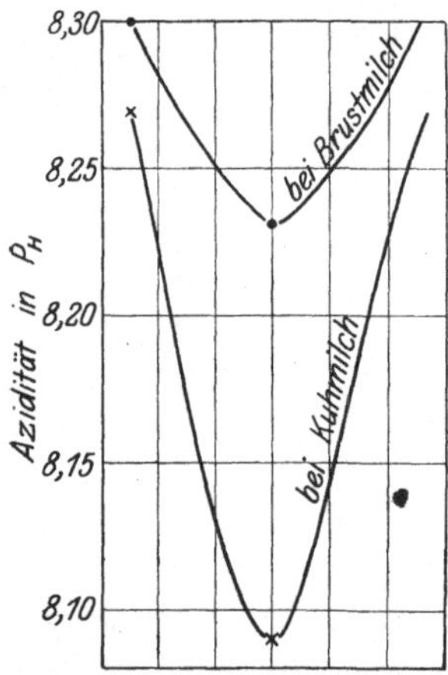

Fig. 16. Verhalten des Grund-Wasserstoffexponenten bei 40stündigem Hunger bei einem „Flaschenkinde" und bei einem „Brustmilchkinde", Fall 60 und 61.

Der Hunger dauerte $2^1/_2$ Tage, währenddessen bekam es nur $^1/_2$ Ringerlösung und $^1/_2$ Tee. Derselbe Versuch wurde 10 Tage später wiederholt. Im Alter von $5^1/_2$ Monaten wurde bei demselben Kinde ein dritter Hungerversuch vorgenommen, bei dem es sich aber im Gegensatz zu den vorangegangenen um absoluten Hunger handelte, der 20 Stunden dauerte.

Genau dieselben drei Versuche wurden bei einer gleichaltrigen, aber viel kleineren Frühgeburt, Fall 62 (Frühgeburt Köhler), vorgenommen. Das Geburtsgewicht dieses Kindes betrug nur 960 g, die Gewichtszunahme war regelmäßig gut, das Kind machte aber im Gegensatz zu dem vorigen einen wenig lebenskräftigen und sehr schlaffen Eindruck. Es bekam über die Versuche hinaus Frauenmilch und wird aus diesem

Grunde als „Brustmilchkind" bezeichnet. Beim Beginn des ersten Versuches, im Alter von etwas über 4 Monaten, betrug das Gewicht nur 2300 g. Die Veränderungen in der Acidität des Stuhls und Urins in diesen Versuchen gehen aus den Fig. 17, 18, 19 (s. auch Fig. 4) hervor.

Hier wie in den obigen Versuchen wird der Urin schon innerhalb der ersten 24 Stunden auffallend sauer, in beiden Fällen P_H = ca. 5,4—5,6, und hält sich dann unverändert bis zum Ende des Hungers. Nach der Nahrungszufuhr fängt die Urinreaktion nach ca. 24 Stunden an, sich rasch wieder nach der alkalischen Richtung zu verschieben. Am zweiten und den folgenden Tagen fand ich nach der Nahrungszufuhr die Urinreaktion bedeutend alkalischer als sie je vor dem Hunger war. Beim Brustmilchkinde fand ich da Werte P_H = ca. 8,2, während vor dem Hunger die Urinacidität um P_H ca. 7,0 herum sich bewegte. Beim Flaschenkinde war ebenfalls nach der Nahrungszufuhr eine starke Steigerung der Werte für P_H der Urinreaktion zu

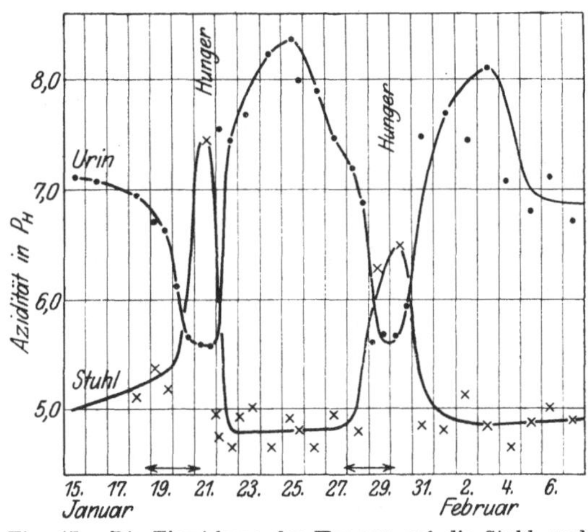

Fig. 17. Die Einwirkung des Hungers auf die Stuhl- und Harnacidität bei einem „Brustmilchkinde", Fall 62 (Frühgeburt Köhler). Dauer des Hungers 2½ Tage, nur ½ Ringerlösung + ½ Tee.

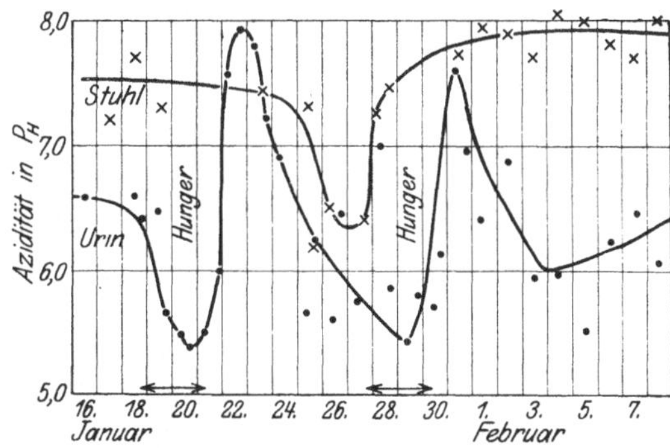

Fig. 18. Die Einwirkung des Hungers auf die Stuhl- und Harnacidität bei einem „Flaschenkinde", Fall 63 (Kind Förster). Dauer des Hungers 2½ Tage, nur ½ Ringerlösung + ½ Tee.

konstatieren; am höchsten bis ca. P_H 8,0, während die Acidität des Urins bei demselben Kinde ca. um P_H = 6,5 vor und nach dem Hunger schwankte. Diese Werte für die Urinacidität bei meinem Brustmilchkinde während des Hungers entsprechen denen bei demselben Kinde (Frühgeburt!) im ersten Monat (siehe Tabelle S. 31 dieser Arbeit). Die

Werte für Stuhlacidität zeigten keine nennenswerte Veränderung bei dem Flaschenkinde, wohl weil der Stuhl schon vor dem Hunger alkalisch war, P_H = ca. 8,0. Beim Brustmilchkinde war dagegen bezüglich der Stuhlreaktion eine deutliche Verschiebung nach der alkalischen Richtung hin konstatierbar.

Interessant waren die Veränderungen des Blutes infolge des Hungers. Bei meinem Brustmilchkinde zeigte sich im Gegensatz zu dem Flaschenkinde und zu den Befunden bei den beiden oben erwähnten Kindern, daß das Blut eine deutlich merkbare, wenn auch kleine Steigerung der aktuellen Reaktion in allen Hungerversuchen angenommen hatte. Im ersten Versuch war der regulierte Wasserstoffexponent

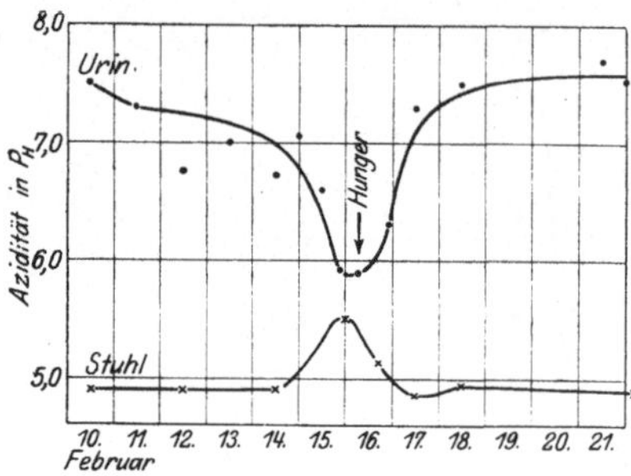

Fig. 19. Die Einwirkung des 20 stündigen absoluten Hungers bei einem „Brustmilchkinde", Fall 62 (Frühgeburt Köhler).

vor dem Hunger P_H 7,57, am Ende des Hungers P_H 7,33; im zweiten vor dem Hunger P_H 7,50, am Ende des Hungers P_H 7,41, drei Tage nach dem Versuche wieder P_H 7,50. Im dritten Versuche vor dem Hunger P_H 7,55, am Ende des Hungers P_H 7,41. Dies ist wohl das erste Mal, daß man beim Menschen eine Blutacidose mit Steigerung der (H˙), infolge von Hunger festgestellt hat. Ich muß besonders betonen, daß es sich hier, wie oben und in dem Protokoll 62 erwähnt, um eine sehr kleine Frühgeburt handelte, die nur dank besonders sorgfältiger Pflege am Leben erhalten werden konnte. Das Kind war schon in der Zeit der Versuche sehr blaß und

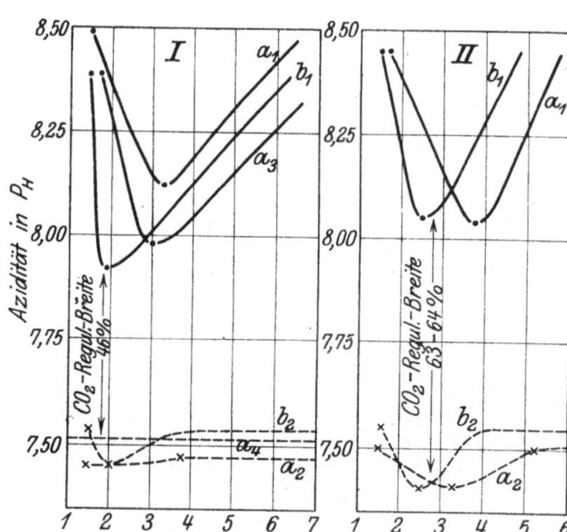

Fig. 20. Einfluß des Hungers auf die CO_2-Regulationsbreite des Blutes bei zwei Frühgeburten. I = Fall 63, Frühgeburt Förster, ca. 2800 g, „Flaschenkind", 4½ bis 5 Monate alt. Obere Linie: Grund-Wasserstoffexponent; untere Linie: regulierter Wasserstoffexponent a_1 bis a_4 bei zwei 2½ tägigen Hungerversuchen, b_1 und b_2 bei 20 stündigem, absolutem Hunger. II = Fall 62, Frühgeburt Köhler, Gewicht ca. 2300 g, „Brustmilchkind". Linien und Zeichen wie bei I.

schlaff, zeigte aber sonst keine krankhaften Erscheinungen. Was die CO_2-Regulationsbreite bei dem Kinde betrifft, so zeigte sie auch in den beiden letzten Hungerversuchen, in denen sie bestimmt wurde, eine starke Verschmälerung von 95—63%, resp. 90—64%; Verhältnisse, die ich auf Fig. 20 II graphisch dargestellt habe.

Bei dem „Flaschenkinde" war wiederum keine Veränderung in der aktuellen Reaktion bezüglich des Hungers festzustellen. Dagegen war eine große Verschmälerung der CO_2-Regulationsbreite in allen drei Hungerversuchen nachweisbar. Im ersten Versuch war die CO_2-Regulationsbreite am Ende des Hungers 45%, gegen 87% vor dem Hunger; im zweiten Versuche 66% gegen 104%; im dritten Versuche 46% gegen 85%. Die Verengung der CO_2-Regulationsbreite ist, wie aus diesen Zahlen und aus Fig. 20 I ersichtlich, bei diesem Flaschenkinde wiederum größer als die des obigen „Brustmilchkindes", Fall 62. Dies ist insofern ein unerwarteter Befund, weil bei dem „Brustmilchkinde" der Hunger sogar die aktuelle Reaktion, die der Körper sonst mit besonderer Hartnäckigkeit konstant aufrechterhält, nach der sauren Richtung hin verschieben konnte. Wenn man aber daran denkt, daß bei dem ersten „Flaschenkinde", Fall 60, gegenüber dem ersten „Brustmilchkinde", Fall 61, auch eine größere Verengung der CO_2-Regulationsbreite in den Hungerversuchen auftrat, so fragt man sich unwillkürlich, ob da nicht eine spezielle Wirkung der vorange gangenen Kuhmilchnahrung in Frage kommen könnte.

Schlossmann und Murschhauser[1][2]) haben nun in ihren Stoffwechseluntersuchungen bei hungernden Säuglingen nachgewiesen, daß die unnatürlich ernährten Kinder im Gegensatze zu den natürlich ernährten Kindern im Hunger vielmehr Aceton und β-Oxybuttersäure ausscheiden. Nach ihnen scheidet z. B. das Brustkind am dritten Hungertage nur $^1/_3$ soviel von Aceton und β-Oxybuttersäure aus wie das unnatürlich ernährte Kind. Diese Untersuchungen sprechen ja deutlich dafür, daß das unnatürlich ernährte Kind im Hungerzustande bedeutend mehr saure Stoffwechselprodukte, die für Acidosis besonders charakteristisch gehalten werden, bildet und ausscheidet. Wenn auch der Zustand des Kindes, wie es am besten mein Fall 62 zeigt, eine große Rolle beim Auftreten der acidotischen Merkmale

---

[1]) Schlossmann u. Murschhauser, Einfluß der vorangegangenen Ernährung auf den Hungerstoffwechsel. Biochem. Zeitschr. **53**, 273. 1913.

[2]) Schlossmann u. Murschhauser, Stoffwechsel des Säuglings im Hunger. Biochem. Zeitschr. **58**, 493. 1913/14.

während des Hungers spielt, so spielt auch nach allem Obigen die vorangehende Nahrung eine besonders eminente Rolle hierbei.

Diese meine Hungerversuche zeigen demnach, daß der Hunger bei jedem Säugling zu einer Acidodis führt, und zwar ist der Grad der Acidosis gemessen an der Hand der CO_2-Regulationsbreite des Blutes bei künstlich ernährtem Kinde größer als beim Brustmilchkinde, ebenfalls bei einem jungen Kinde größer als bei einem älteren Kinde. Unter Acidosis verstehe ich hier und wie auch sonst eine Vermehrung der organischen, möglicherweise auch anorganischen Säuren und deren Salze im Organismus, speziell im Blute. Acidosis kann eine sog. „echte" Acidosis sein mit vermehrter (H˙) des Blutes oder eine verschleierte, bei der die aktuelle Reaktion des Blutes normal gefunden wird, die CO_2-Regulationsbreite aber infolge der Anhäufung von abnormen sauren Produkten verschmälert ist.

B. Die Einwirkung des Hungers auf den Tierorganismus.
(Protokolle 64—66.)

Um noch einen genaueren Einblick in die Wirkung des Hungers, bezüglich acidotischer Veränderungen zu bekommen, habe ich zwei Hungerversuche bei gesunden Kaninchen vorgenommen. Zuerst ließ ich ein kräftiges, ausgewachsenes Kaninchen von 2880 g Gewicht 7 Tage lang (Fall 64) hungern. Bei Beginn des Hungers bestimmte ich die CO_2-Regulationsbreite, sie war 63%, nach eintägigem Hunger sogar etwas erhöht 69%, am 5. Tage 59%, dann erst trat eine schnellere Verschmälerung der CO_2-Regulationsbreite ein, und am 7. Tage war sie nur 36%. Das Tier wurde dann getötet und die Organe mit möglichster Vorsicht und Schnelligkeit, um die Selbstsäuerung zu verhindern, zur Bestimmung der Gewebsreaktion benutzt. Es stellte sich dabei heraus, daß trotz der im Blute nachgewiesenen sicheren Vermehrung der (H˙) (vor dem Hunger war nämlich die regulierte Wasserstoffzahl $P_H = 7{,}53$, nach dem Hunger aber nur $P_H = 7{,}28$) doch keine besondere Vermehrung der Wasserstoffionen in den Organextrakten nachzuweisen war.

Alle Werte für die Organacidität, sowohl für die gekochten wie für die ungekochten Organe, sind größer als der oben besprochene Grenzwert P_H 6,5.

Ich hoffte dann, daß ich beim jungen Kaninchen möglicherweise durch Hunger eine nachweisbare Säuerung der Organe hervorrufen könnte und ließ ein jüngeres Kaninchen von 2080 g Gewicht 10 Tage lang hungern.

Auch hier war wiederum eine sichere Blutacidosis mit vermehrter (H˙)
schon vom 4. Hungertage an zu konstatieren. Gleichzeitig wurde auch
die CO_2-Regulationsbreite immer schmäler und betrug am Ende des
Versuches nur 43%, gegenüber 80% beim Beginn des Versuches. Die
aktuelle Reaktion des Blutes hatte sich von P_H 7,38 am Anfang des
Versuches bis P_H 7,07 verschoben, also deutlich nach der sauren Richtung hin. Aber die Organe zeigten trotzdem keine saurere Reaktion als
die Organe von einem erwachsenen gesunden Kaninchen, bei dem ich
in gleicher Weise unter Berücksichtigung der obigen Vorsichtsmaßregel
(wie aus den Protokollen genauer ersichtlich) die Bestimmungen ausgeführt habe. Das Verhalten der Organreaktion bei diesen Kaninchen
ist auf Fig. 21 graphisch dargestellt. Da zeigt sich deutlich, daß während

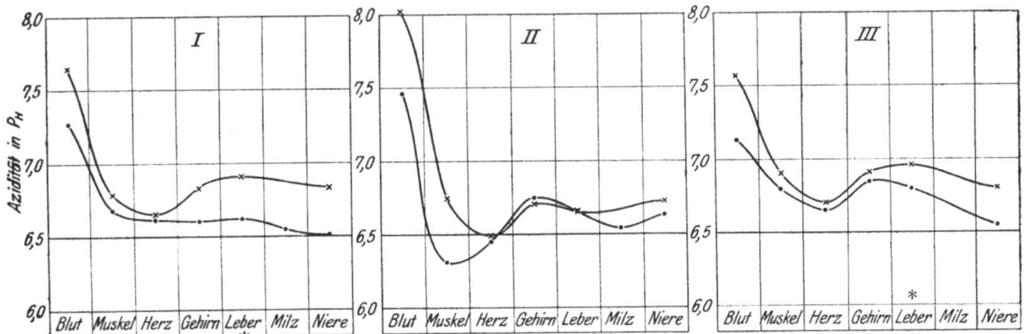

Fig. 21. Reaktion des Blutes und der Gewebe bei einem gesunden und bei zwei hungernden
Kaninchen. I = Hunger von 7 Tagen, II = Hunger von 10 Tagen.

bezüglich des Blutes große Unterschiede zwischen dem hungernden
und gesunden Kaninchen vorhanden sind, sich die Reaktion der verschiedenen Gewebe bei allen beiden gleich verhält. Damit ist aber keineswegs gesagt, daß das Gewebe während des Hungers nicht saurer geworden
wäre. Daß dies der Fall gewesen ist, beweist ja das Sauerwerden des
Blutes in den beiden Hungerversuchen. Die Erklärung mag wohl
darin liegen, daß die spontane Säuerung, die trotz aller Vorsichtsmaßregeln doch beim Töten der Tiere eingetreten ist, die im Leben
sicher vorhanden gewesenen Differenzen bezüglich der Gewebsreaktion
beim gesunden und hungernden Kaninchen ausgeglichen hat.

Meine beiden Kaninchen zeigten also im Hunger bezüglich
der Blutreaktion viel größere acidotische Veränderungen als die oben
besprochenen Säuglinge. Bei beiden war eine echte Blutacidosis
mit vermehrter (H˙) infolge von Hunger aufgetreten. Das-

selbe hat seinerseits auch Hasselbalch[1]) beim hungernden Kaninchen beobachtet. Es scheint demnach ein gewisser Unterschied zwischen Kaninchenorganismus und dem menschlichen Organismus zu existieren. Das Kaninchen neigt demnach leichter zur Acidosis als der Mensch. Und interessant ist auch, an dieser Stelle auf die alten Versuche von Gäthgens[2]) und Salkowski[3]) u. a.[4]) hinzuweisen, die ja schon nachgewiesen hatten, daß das Kaninchen bei künstlicher Säurezufuhr viel leichter als andere Tierarten (Hund) unter typischen Säureintoxikations-Symptomen zugrunde geht.

VI. „Acidose"-Untersuchungen bei Intoxikation.

Die vorangehenden Untersuchungen beziehen sich in der Hauptsache auf gesunde Säuglinge. Bei diesen wurde festgestellt, daß der Neugeborenen- und Frühgeborenenorganismus in den ersten Lebenstagen deutlich acidotisch ist. Ebenfalls wurde gezeigt, daß der Hunger beim gesunden Säugling einen acidotischen Zustand hervorruft, dessen Intensität von dem Zustande des Kindes und von der vorangehenden Nahrung abhängig ist.

Die jetzt folgenden Untersuchungen beschäftigen sich mit kranken Säuglingen, speziell mit Säuglingen, die klinisch das Bild der Intoxikation zeigten. Ich habe bei diesen Kindern unter denselben Prinzipien und Methoden wie oben nach acidotischen Merkmalen gesucht. Über die Resultate dieser Untersuchungen will ich in derselben Reihenfolge, die ich mir bei den vorigen vorgeschrieben hatte, berichten:

A. Die wahre Reaktion des Urins und des Stuhls bei Intoxikation.

Nach allem Vorangehenden war es zu erwarten, daß die Reaktion des Urins sich im sauren Gebiete bewegen würde. Ist doch die Intoxikation schon wegen der meistens damit verbundenen heftigen Durchfälle, die die Nahrungsresorption stark beeinträchtigen, mit einem Hungerzustande gewissermaßen identisch. Und dazu kommt noch,

---

[1]) Hasselbalch, loc. cit., S. 48 dieser Arbeit.

[2]) Gäthgens, Zur Frage der Ausscheidung freier Säuren durch den Harn. Centralbl. f. d. med. Wissensch. 10, 833. 1872.

[3]) Salkowski, Über die Möglichkeit der Alkalienentziehung beim lebenden Thier. Virchows Archiv 58, 1. 1873.

[4]) Bostock, Gertrude, Zur Kenntnis der Säureintoxikation. Zeitschr. f. physiol. Chemie 84, 468. 1913.

daß wir therapeutisch die Nahrungszufuhr besonders knapp bemessen. Was wieder die Stuhlreaktion betrifft, so hatte ich ja bereits gezeigt, daß sie in erster Linie von der Qualität der Nahrung abhängig ist, so daß alle Kuhmilchmischungen bei normalen Stühlen eine alkalische Stuhlreaktion hervorrufen, im Gegensatze zur Frauenmilch, bei der die Reaktion sich im sauren Gebiete bewegt. Weiterhin ist die Stuhlreaktion in hohem Grade von der Beschaffenheit der Stühle abhängig, in dem Sinne, daß die wahre Reaktion der Stühle immer saurer wird, je dünner dieselben sind. Dies sowohl bei Frauenmilch wie bei Kuhmilch. Alles dies macht es wahrscheinlich, daß man bezüglich der Stuhlreaktion bei Intoxikation keine Gesetzmäßigkeit erwarten durfte. Und so war es auch, wie aus den Protokollen 69—90 ersichtlich ist. Ich gehe hier nicht näher auf die Zahlen ein, sondern erwähne nur, daß in den Fällen, wo viel Schleim und Eiter im Stuhl ausgeschieden wurde, die Reaktion sogar der dünnen Stühle verhältnismäßig wenig sauer, oft sogar alkalisch war (von P_H 5,6—7,0).

Was die Acidität des Urins betraf, so war dieselbe ziemlich konstant P_H 5,2—5,7, solange der Intoxikationszustand dauerte und die Nahrungszufuhr gering war. Die untere Grenze der Urinreaktion liegt demnach bei Intoxikationen im sauren Gebiete, ziemlich genau in demselben sauren Gebiete wie beim Hunger. Es scheint hier bei ca. P_H 5,2 die unterste Grenze für die Urinacidität beim Säugling zu liegen. Die Niere des Säuglings scheint auch in den schwersten pathologischen Zuständen diese Grenze nur selten überschreiten zu können. Nur bei einem Falle (21) habe ich im Urin $P_H = 4{,}91$, bei einem Atrophiker gefunden. Interessant ist aber, daß ich bei den Frühgeburten gar nicht so selten Werte ca. P_H 5,0 getroffen habe, was dafür spricht, daß die Frühgeburtenniere auch in dieser Hinsicht eine gewisse Sonderstellung gegenüber der Niere beim anderen und älteren Kinde einnimmt (siehe Protokolle 2, 6, 7, 8).

B. Die Reaktion und die CO_2-Regulationsbreite des Blutes bei Intoxikation.

Ich war imstande, im ganzen bei 20 Intoxikationen das Blut zu untersuchen. In 10 von diesen Fällen im Leben während des toxischen Stadiums; von letzteren starben 5, bei denen ich dazu noch im Herzblute weitere Bestimmungen vornehmen konnte. Es stellt sich dabei folgendes heraus: viermal wurde schon im Leben eine sichere „echte" Acidosis mit vermehrter Wasserstoffionenkonzentration

des Blutes festgestellt (Protokoll 69, 70, 82, 54) sechsmal war aber
trotz schwerer oder leichterer Benommenheit infolge der Intoxikation
keine sichere Vermehrung der freien Wasserstoffionen im Blute nachzuweisen (Protokoll 71, 74, 75, 77, 84, 86). In diesen letzten Fällen
war das Blut im toxischen Stadium sogar alkalischer als späterhin
nach dem Verschwinden der toxischen Erscheinungen, so z. B. im
Falle 84, wo der regulierte Wasserstoffexponent während des toxischen
Stadiums $P_H = 7{,}66$ gegenüber $P_H = 7{,}45$ drei Tage später, wo das
Kind nicht mehr benommen war, betrug. Ebenfalls im Falle 74; da
war die aktuelle Reaktion des Blutes zuerst P_H 7,41, 4 Tage später bei
leichter Benommenheit des Kindes P_H 7,57; und nach weiteren 2 Tagen,
als das Kind wieder klar war, P_H 7,37. So war auch im Fall 77 die aktuelle Reaktion des Blutes bei stark getrübtem Sensorium 6 Tage vor
dem Tode $P_H = 7{,}64$ gegenüber $P_H = 6{,}87$ im Herzblute, das gleich
nach dem Tode entnommen wurde. In allen diesen Fällen, in denen das
Blut während des toxischen Stadiums alkalischer als normal
gefunden wurde, war ein typisches tiefes, beschleunigtes toxisches
Atmen zu beobachten. Diese eigentümliche unerwartete Erscheinung
könnte meiner Ansicht nach wohl als eine Überkompensationser-
scheinung aufgefaßt werden. Durch das forcierte Atmen ist durch die
Lunge nach aller Wahrscheinlichkeit relativ mehr CO_2 ausgeschieden
worden, als durch die neu entstandenen anderen sauren Stoffwechselprodukte ersetzt werden konnte. Mit Ausnahme von Fall 77, der starb,
wurden alle diese Kinder, bei denen im toxischen Stadium eine Überkompensation, d. h. vermehrte Alkaleszenz des Blutes, nachgewiesen
werden konnte, wieder hergestellt und geheilt entlassen. Von den 4 Fällen,
bei denen im Leben eine „echte" Acidose festgestellt wurde, kam nur ein
einziger Fall (82) zur Heilung. Hier war bei einem bisher ganz gesunden
Brustkinde gelegentlich eines akuten, heftigen Durchfalls eine Intoxikation aufgetreten. Auf der Höhe dieses Symptomkomplexes mit deutlich
getrübtem Sensorium zeigte das Blut eine starke „echte" Blutacidose
mit nur $P_H = 7{,}09$. Das Kind erholte sich unerwartet rasch. Dieser
Fall, der vorläufig einzig dasteht, betraf das nächst jüngste der von
mir untersuchten toxischen Säuglinge. Bei ihm war, wie bei den ganz
jungen Säuglingen überhaupt, die regulatorische Fähigkeit des Blutes
besonders gering, daher die Vermehrung der (H˙) im Blute; nur der
ausschließlichen Frauenmilchernährung haben wir hier wohl den gün-
stigen Ausgang zuzuschreiben.

Bei einem weiteren toxischen Kinde, Fall 70, fand ich in den drei letzten Tagen vor dem Tode ebenfalls eine starke „echte" Blutacidose $P_H = 7,05$ resp. 7,09, resp. 7,03, im Herzblute 7,00. Dieser Fall zeigt, daß der Tod nicht unmittelbar zu erfolgen braucht, wenn auch die aktuelle Reaktion des Blutes sich beträchtlich nach der sauren Seite hin verschoben hat (siehe auch die Krankenkurve des Falles 70, die bei dem Protokoll liegt).

Die stärkste Säuerung des Blutes im Leben war im Falle 54 zu finden. Da handelt es sich um eine Frühgeburt, die seit Tagen dünne Stühle hatte und benommen war. $P_H = 6,54$ des kurz vor dem Tode entnommenen Blutes war also noch viel saurer als in dem vorangehenden Falle.

Wenn auch demnach bezüglich der aktuellen Reaktion des Blutes

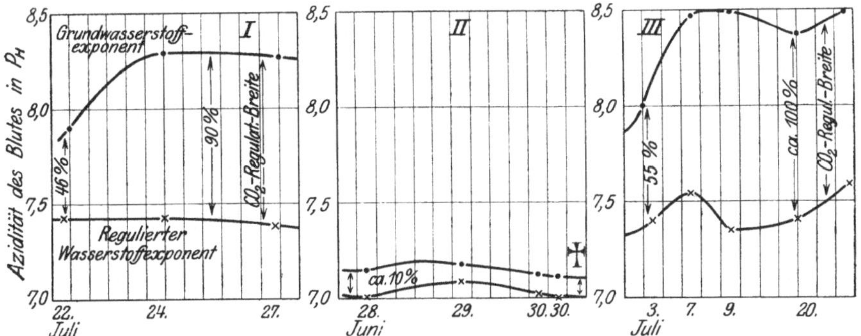

Fig. 22. Die Reaktion und die CO_2-Regulationsbreite des Blutes bei Intoxikation. I und III leichtere Fälle mit Heilung (Protokoll 75 und 74); II: schwerer Fall (70) mit Exitus. Obere Linie: Grund-Wasserstoffexponent; untere Linie: regulierter Wasserstoffexponent.

bei Intoxikation individuelle Unterschiede festzustellen waren, so verhielten sich toxische Kinder bezüglich der CO_2-Regulationsbreite prinzipiell gleich. Überall war eine starke Verschmälerung der CO_2-Regulationsbreite nachzuweisen. Nur in seltenen Fällen von echter Blutacidose kam diese Verschmälerung aus den bei der Methode besprochenen Gründen nicht zur Geltung. In den Intoxikationsfällen, die zur Heilung kamen, schwankte die CO_2-Regulationsbreite im toxischen Stadium zwischen 46 und 62%, gegenüber 85—113% in der Rekonvaleszenz; in den Fällen, die mit dem Tode endigten, bewegten sie sich von ca. 8—40%. So war sie z. B. im Falle 70 in den drei letzten Tagen vor dem Tode 15% resp. 9%, resp. 8% und beim Tode selbst 11% (Fig. 22 II).

Mit Ausnahme von einem einzigen Befund (Fall 89) war die Wasserstoffionenkonzentration im unmittelbar nach dem Tode entnommenen

Herzblute von sowohl toxischen wie nicht toxischen Säuglingen deutlich vermehrt. Bei Kindern, die in den letzten Tagen vor dem Tode toxisch gewesen waren, wurde mit Ausnahme des Falles 89 regelmäßig das am meisten saure Blut gefunden (siehe die vorigen Fälle, außerdem Fall 83, 85, 80, 81, 79, 77, 76 usw. in den Protokollen). Hier schwankte die aktuelle Reaktion zwischen P_H 6,5 bis ca. 7,0, denen gegenüber bei Kindern, die aus verschiedenen Gründen mit freiem Sensorium bis vor dem Tode gestorben waren, Werte von P_H 7,20—7,40 (siehe Fall 87, 90 u. a.) gefunden wurden. Die regulatorische Fähigkeit des Blutes scheint beim Herannahen des Todes so stark nachzulassen, daß die Konstanz der Reaktion auch schon beim Eintreten des Todes nicht mehr hat aufrechterhalten werden können.

Wenn ich hier schon das Ergebnis dieser Untersuchungsreihe zusammenfassend darlege, so würde es dahin lauten:

Bei Ernährungsstörungen und anderen Krankheiten, in deren Verlauf ein sog. toxischer Symptomenkomplex auftritt, ist in der Mehrzahl der Fälle mit tödlichem Ausgang in den letzten Tagen eine sichere „echte" Blutacidose mit vermehrter Wasserstoffionenkonzentration vorhanden. In Fällen, die in Heilung übergehen, ist eine „echte" Blutacidose äußerst selten zu finden. Beim Tode ist fast bei jedem Kinde eine echte Blutacidose vorhanden, bei Kindern, die unter dem Bilde der Intoxikation zugrunde gegangen sind, ist die Vermehrung der Wasserstoffionenkonzentration im Blute größer als bei Säuglingen, die an anderen Krankheiten zugrunde gegangen sind. Die CO_2-Regulationsbreite ist in jedem Falle von Intoxikation bedeutend schmäler als normal. In Fällen, die in Heilung übergehen, findet man im Reparationsstadium schon frühzeitig normale Werte wieder. Die Verschmälerung ist auch in diesen Fällen bedeutend geringer als in den Fällen mit letalem Ausgang. Da ist die CO_2-Regulationsbreite in den letzten Tagen sehr gering (bis ca. 10%) und wird noch geringer oder bleibt hier bis zum Eintreffen des Todes (siehe hierbei Fig. 33, S. 101).

C. O_2-Dissoziationskurve des Blutes bei Intoxikation (Protokolle Fall 76—78, 83—90).

Durch Bestimmung der O_2-Dissoziationskurve bei Intoxikation hoffte ich einen guten Einblick in die tieferen Stoffwechselvorgänge bei derselben zu gewinnen. Die O_2-Dissoziationskurve gibt ja neben dem, daß sie ein guter Indicator für den acidotischen Zustand ist, auch einen ausgezeichneten Einblick in die oxydativen Funktionen des Blutes. Wir können ja aus dem Verlauf der O_2-Dissoziationskurve ohne weiteres schließen, ob das betreffende Blut imstande ist, viel oder wenig O_2 mit sich ins Gewebe zu führen, außerdem ob das Blut leicht oder schwer O_2 dem Gewebe abgeben kann. Die O_2-Dissoziationskurve des Blutes schien mir demnach ein gutes Mittel an die Hand zu geben, die Intensität der viel bestrittenen Oxydationsprozesse bei Intoxikation zu studieren.

Ich habe im ganzen bei acht toxischen Kindern die Dissoziationskurven bestimmt. Bei drei von diesen Kindern außer nach dem Tode im Herzblute, auch schon im Leben in dem durch Sinuspunktion gewonnenen Blute. Außerdem bei zwei weiteren Kindern (Bronchopneumonie und Lues congenita)[1]).

Es zeigte sich, daß bei toxischen Kindern die O_2-Bindung des Blutes auffallend gering ist, im Vergleich zum Blute des gesunden Menschen. Z. B. im Falle 83 (Kind Müller) war die Abweichung der Dissoziationskurve von der Normalkurve sehr groß. Hier handelte es sich um ein $2^1/_2$ Monate altes, künstlich ernährtes, schwer toxisches Kind, das schon seit 4 Tagen schwer benommen war. Die O_2-Bindung des Blutes, das einen Tag vor dem Tode entnommen wurde, betrug z. B. bei 35 mm Hg O_2-Partialdruck nur 50% gegenüber 92% beim gesunden Menschen. Dieser auffallend niedrige Verlauf der Dissoziationskurve ist ja in voller Übereinstimmung mit der Reaktion des Blutes, die eine deutliche Verschiebung nach der sauren Seite hin zeigte. Der Grund-Wasserstoffexponent des Blutes war nur $P_H = 7{,}10$, die aktuelle Reaktion $P_H = 6{,}96$. Die Dissoziationskurve des Herzblutes von demselben Kinde zeigte einen noch niedrigeren Verlauf. Da war die prozentuelle O_2-Sättigung des Blutes bei demselben O_2-Partialdruck (35 mm Hg) nur noch ca. 32% und die Reaktion des Blutes zeigte auch eine dementsprechende vermehrte Säuerung. Die aktuelle Reaktion war $P_H = 6{,}58$ und der Grund-Wasserstoffexponent $P_H = 6{,}65$. Die beiden Kurven sind auf Fig. 23, Kurve 1 und 2 dargestellt.

Dieselbe Fig. 23 zeigt zwei weitere Dissoziationskurven I und II, die die Kurven von einem leichteren Falle (Fall 84 Kind Piskol) von

---

[1]) Bei Beginn dieser Arbeit habe ich in der Berlin. Physiol. Gesell. im Anschluß an einen anderen Vortrag vorübergehend auf diese Untersuchungen hingewiesen. Der Bericht hierüber (Berlin. Klin. Wochenschrift 1915. 5. 252) ist teilweise unrichtig. Ich betonte damals nur, daß die ganz gewaltigen Abweichungen von der Norm erst kurz vor dem Tode stattfinden.

Intoxikation darstellen. Es war ein Ammenkind, das 4 Monate lang an der Brust gut gediehen und dann abgesetzt worden war. Nach 1 Monat künstlicher Ernährung ($\frac{1}{2}$-Milch) akuter Durchfall mit starker Gewichtsabnahme, in dessen Verlauf Intoxikationszustand auftrat. Bei der ersten Blutentnahme war das Kind noch etwas benommen; was die Blutreaktion betraf, so war da eine vermehrte Alkalescenz wie oben schon erwähnt, aber eine stark verminderte CO_2-Regulationsbreite gleich 32% nachweisbar. Der Verschmälerung und dem Wert des Grund-Wasserstoffexponenten $P_H = 7,98$ entsprechend hatte die Dissoziationskurve von diesem Blute einen ziemlich niedrigen Verlauf, aber doch lange nicht so niedrig wie in dem vorigen Falle. Hier war immerhin die prozentuelle O_2-Sättigung bei 35 mm Hg O_2-Partialdruck 76% gegenüber dem normalen Werte ca. 93%. 3 Tage später, als das Sensorium des Kindes schon ganz klar war und die täglichen Trinkmengen neben 220 g Tee 300 g Frauenmilch betrugen, wurde nochmals eine Blutentnahme gemacht und die Dissoziationskurve des Blutes bestimmt. Die Linie II auf Fig. 23

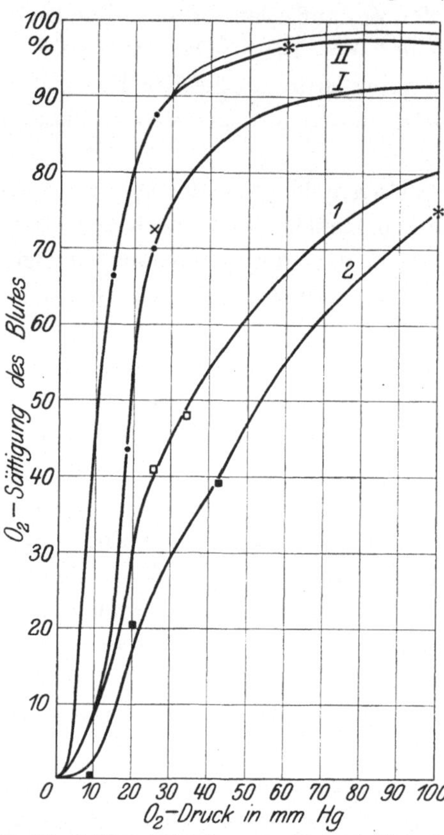

Fig. 23. O_2-Dissoziationskurve des Blutes bei Intoxikation. I und II Fall 84, geheilt, I = Kurve während des toxischen Stadiums, II = Kurve in der Rekonvaleszenz. 1 und 2 Fall 83 (Kind Müller) †. 1 = Kurve ca. einen Tag vor dem Tode; 2 = Kurve nach dem Tode. Dünne Linie = Kurve des gesunden Menschen. × = ein Punkt der Kurve vom Fall 86 Intoxikation, geheilt. ∗ = Punkt aus der Formel $\frac{Y}{100} = \frac{K \cdot x^n}{1 + K \cdot x^n}$ berechnet.

demonstriert den Verlauf der Kurve und zeigt dabei, daß die Kurve schon einen viel höheren Verlauf hat und beinahe mit der Normalkurve zusammenfällt.

Auf derselben Figur ist weiterhin noch ein Punkt mit Zeichen × eingetragen. Dieser ist aus dem Blute eines weiteren leicht toxischen

Kindes (Fall 86) bestimmt. Dieser Fall kam wie der vorige zur Heilung und der bestimmte Punkt zeigt auch, daß seine Dissoziationskurve annähernd mit dem vorangehenden Falle während des toxischen Stadiums übereinstimmt.

Die Kurven auf Fig. 23 stellen gewissermaßen die Verhältnisse für die äußersten Grenzfälle der Intoxikation dar; und zwar können die beiden oberen Linien als typisch für die leichten Fälle von Intoxikation, die beiden unteren Linien als typisch für die allerschwersten Fälle betrachtet werden. Dazwischen liegen die Dissoziationskurven von allen anderen Intoxikationen. Bei letzteren lassen sich schon aus dem klinischen Bilde, der Intensität der Durchfälle und der Dauer des toxischen Stadiums gewisse Schlüsse auf die O_2-Bindung des Blutes ziehen.

Besonders interessant waren die Verhältnisse bei einem Fall von Intoxikation beim Brustkinde. Hier handelt es sich um ein 19 Tage altes Kind (Fall 76), das an der Brust dünne Stühle ohne Erbrechen und hohes Fieber bekam. Am zweiten Tage starke Apathie, die am vierten zum tiefsten Komazustand führte, in dem das Kind am gleichen Tage starb. Die Dissoziationskurve des gleich nach dem Tode entnommenen Herzblutes zeigte, trotzdem die Reaktion des Blutes verhältnismäßig starke Verschiebung nach der sauren Seite hin (Grund Wasserstoffexponent 6,92, regulierter Wasserstoffexponent 6,85) nach wies, doch nicht so hochgradige Abweichung von dem Verlauf der normalen Kurve wie z. B. bei dem oben besprochenen Fall 83 (Kind Müller). Ob dieser Befund irgendwie im Zusammenhang mit der vorangegangenen Frauenmilchernährung zu bringen ist, oder ob dabei die verhältnismäßig kurze Krankheitsdauer ausschlaggebend gewesen ist, kann ich natürlich auf Grund dieses einen verhältnismäßig seltenen Falles nicht entscheiden. In Anbetracht meiner oben besprochenen Hungerversuche, in denen das Brustmilchkind merkbar weniger Neigung zur Acidose als das künstlich ernährte Kind zeigte, ist aber auch hier anzunehmen, daß die gleiche schützende Rolle der Frauenmilchernährung mildernd auf die acidotischen Veränderungen im Verlaufe der Intoxikation gewirkt hat.

Ich habe die Kurve von diesem Kinde auf Fig. 24 III dargestellt. Auf dieselbe Figur habe ich zum Vergleich Dissoziationskurven von verschiedenen anderen Kindern gebracht. Die unterste Linie IV zeigt die Dissoziationskurve des Herzblutes vom Fall 83, die auch bereits auf Fig. 23 dargestellt worden ist. Linie II stammt vom Herzblute einer kleinen Frühgeburt von 1000 g (Fall 59), die im Alter von 15 Stunden an Lebensschwäche starb. Die Linie I, Fall 90 (Maier) bezieht sich auf ein atrophisches Kind, das an chronischer Bronchopneumonie zugrunde ging. Dieses Kind bekam in der letzten Zeit 250—500 g Frauenmilch täglich; das Sensorium war frei, Stühle etwas zerfahren. Das Herzblut zeigte ganz beträchtliche Vermehrung der Wasserstoffionenkonzentration bei der aktuellen Reaktion. Die Vermehrung war aber hauptsächlich auf eine Anhäufung von CO_2 zurückzuführen, die CO_2-Regulationsbreite war auffallend hoch, 88%, die Grund-Wasserstoffzahl war dem entsprechend hoch $P_H = 7{,}57$ und infolgedessen wurde bei dem Kinde im Herzblute eine Dissoziationskurve gefunden, deren Verlauf nur verhältnismäßig wenig von dem normalen abwich. Die prozentuelle O_2-Sättigung derselben betrug ca. 84% bei 35 mm Hg O_2-Partialdruck, gegenüber der entsprechenden Sättigung 93% normalerweise.

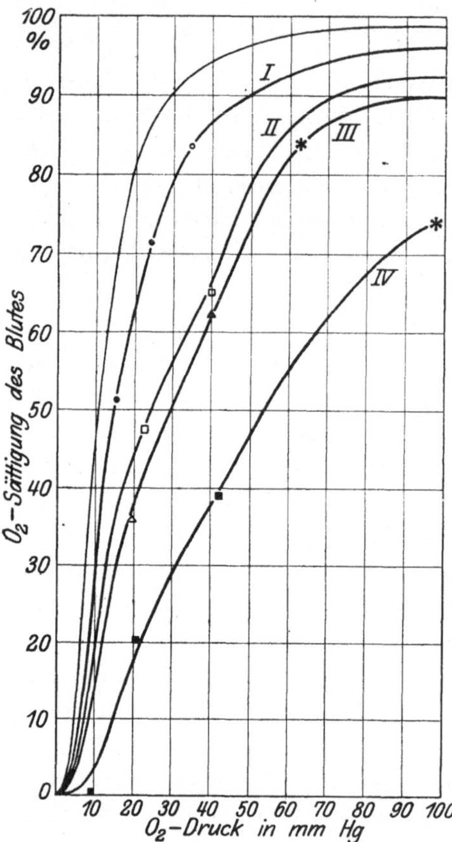

Fig. 24. O_2-Dissoziationskurven des Herzblutes bei an verschiedenen Krankheiten verstorbenen Säuglingen. I = Fall 90, Atrophie und chronische Bronchopneumonie; II = Fall 59, Frühgeburt von 1650 g, 12 Std. alt, †; III = Fall 76, Intoxikation an der Brust, 19 Tage alt; IV = Fall 83, schwere prolongierte Intoxikation. * = aus der Formel $\dfrac{Y}{100} = \dfrac{K \cdot x^n}{1 + K \cdot x^n}$ berechnete Punkte. Dünne Linie = Normalkurve, $CO_2 = 0$ bei 38°.

Die verhältnismäßig geringe Acidose bei diesem Atrophiker wird wohl auf die „anti-acidotischen" Eigenschaften der Frauenmilch zurückzuführen sein, die ich später noch genauer besprechen werde. Das Kind hatte ja wochenlang vor seinem Tode bei chronischer Bronchopneumonie, wie oben erwähnt, ausschließlich Frauenmilch bekommen.

Die Fig. 24 zeigt demnach, daß die O_2-Bindung des Blutes beim Eintreten des Todes bei diesen Kindern ganz verschieden gewesen ist. Die bei anderen Kindern gefundenen Dissoziationskurven fallen je nach den Diagnosen und klinischen Erscheinungen im großen und ganzen in den Rahmen dieser Kategorien, und kann ich diese Kurven als Charakteristicum je für ähnliche Fälle bezeichnen.

Auf Grund alles Obigen kann ich bezüglich der Dissoziationskurve des Blutes folgendes sagen:

Die O_2-Bindung des Blutes ist bei Intoxikation stark herabgesetzt[1]); das Blut kann unter gleichen Bedingungen z. B. bei 35 mm Hg O_2-Partialdruck oft nur den dritten Teil von den normalen Mengen unter gleichen Bedingungen binden. In Fällen von Intoxikation, die in Heilung übergehen, ist die Herabsetzung des O_2-Bindungsvermögens während des toxischen Stadiums deutlich vorhanden, beim Klarwerden des Sensoriums kehren aber bald die normalen Verhältnisse zurück. In den Fällen mit letalem Ausgang ist die O_2-Bindung beträchtlich niedriger und sinkt sukzessive bis zum Tode herab. Bei anderen parenteralen Erkrankungen (Bronchopneumonia, Lues) ist ebenfalls eine Verminderung in der O_2-Bindung im Herzblute nachzuweisen. Die Herabsetzung ist aber bedeutend geringer als bei den Kindern, die unter Intoxikationserscheinungen zugrunde gegangen sind.

Bei einem toxischen Kinde wird demnach bedeutend weniger O_2 mit dem Blute ins Gewebe geführt und es ist demnach ganz klar, daß bei Intoxikation die Gewebe unter einem gewissen O_2-Mangel leiden müssen, der ja bekanntlich die normalen Oxydationsvorgänge beeinträchtigt, so daß im Stoffwechsel manche Zwischenstufen entstehen können, darunter Produkte mit saurem Charakter (Acetonkörper usw.), die dann ihrerseits imstande sind, die Acidose selbst zu erzeugen.

In diesem Zusammenhange ist aber auf einen experimentellen Befund von Mathison[2]) bezüglich der O_2-Abgabe einer mit Säure versetzten Hämoglobinlösung hinzuweisen. Er hat nämlich gefunden, daß Hämoglobinlösungen, die mit Säure versetzt waren, in relativ viel kürzerer Zeit O_2 abgaben, als dieselben Hämoglobinlösungen ohne

---

[1]) Auch Howland und Marriott sprachen in „A discussion of acidosis &c." in New York Academy of Medicine, Section on Pediatrics, 2. XII. 1915, von herabgesetztem Verlauf der Dissoziationskurve bei Intoxikation. Die Arbeit ist meines Wissens bisher noch nicht veröffentlicht worden. Siehe auch S. 17, Anm. 7 dieser Arbeit.

Anmerk. bei der Korrektur: Die Arbeit ist inzwischen erschienen, siehe näheres S. 17, Anm. 8 dieser Arbeit.

[2]) Mathison, The Influence of Acids upon the Reduction of arterial Blood. Journ. of Physiol. **43**, 347. 1911. Siehe auch S. 42 dieser Arbeit.

Säure unter den gleichen Bedingungen. Ich möchte diesem Befunde eine gewisse Bedeutung bezüglich der Intoxikation zuschreiben, wo eine Blutsäuerung, entweder eine echte oder eine verschleierte, wie oben gezeigt, auftritt. Man könnte sich vorstellen, daß in dieser erleichterten O_2-Abgabe des Hämoglobins im sauren Blute ein gewisses Schutzmittel der Natur zu erblicken ist. Bei Intoxikation wird mit dem Blute weniger O_2 dem Gewebe zugeführt, was die Entstehung der Acidose befördert, aber gleichzeitig wird von dem Blute verhältnismäßig leichter O_2 an das Gewebe abgegeben und dadurch die schädliche Wirkung der verminderten Zufuhr einigermaßen paralysiert resp. kompensiert.

D. Die Reaktion der Gewebe bei Intoxikation.
(Protokolle 62—72, 76—81, 85, 88.)

Die Bestimmungen der Reaktion der Gewebe beim hungernden Kaninchen, bei denen ich keine Abweichung gegenüber der Reaktion der Gewebe beim normalen Kaninchen fand, ließen vermuten, daß die sicheren acidotischen Veränderungen während der Intoxikation doch nicht in der Reaktion der Gewebe nachweisbar zur Geltung kämen. Die Untersuchungen belehrten mich aber anders.

Ich habe im ganzen bei zwölf Intoxikationen die Reaktion der Gewebe einschließlich des Blutes bestimmt. Die Bestimmungen wurden nach der oben beschriebenen Methode unmittelbar nach dem Tode ausgeführt. In 9 Fällen wurde die Reaktion mehrerer Organe: in der Regel die des Blutes, der Muskulatur, des Herzens, der Leber, Milz und Niere bestimmt, mit Ausnahme von einem Falle sowohl die Reaktion der frischen, wie auch der gekochten Organe. In drei weiteren Fällen wurde neben dem Blute nur die Reaktion der Gehirnsubstanz und der Gehirnflüssigkeit bestimmt.

Im Gegensatz zu dem Befund bei der oben erwähnten Totgeburt, wo die Reaktion der Gewebe hauptsächlich oberhalb der Vergleichslinie $P_H = 6{,}5$ lag (siehe Fig. 12, S. 47 dieser Arbeit), befanden sich bei Intoxikation die Werte meistens unterhalb der Vergleichslinie. Zwei Fälle, die eine besondere Phosphatmischung, wie im nächsten Kapitel genauer besprochen wird, erhielten, zeigten Werte, die deutlich oberhalb derselben Linie lagen. Am deutlichsten kommen diese großen Unterschiede im Falle 71 (Kind Baatz, 8 Monate) zur Geltung. Es war ein gut entwickeltes Kind, das an einem heißen Tage plötzlich wässerige Stühle und sehr hohes Fieber bekam. Am dritten Tage wurde es benommen, am vierten Tage zu uns in die Klinik gebracht. Bei der Aufnahme war das Kind tief toxisch, Temperatur bis 41°, kein Erbrechen, Stühle anfangs wässerig, am zweiten Tage gut, am dritten Tage bestand schon Verstopfung. 3 Tage nach der Aufnahme Exitus, nach voran-

gegangenen Krämpfen und tiefem koma-tösem Zustande. Die Einzelheiten über den klinischen Verlauf gehen am besten aus der Fig. 25 hervor (siehe außerdem Genaueres im Protokoll 71).

Was die Reaktion der Gewebe be-trifft, so sind die Verhältnisse auf Fig. 26 graphisch dargestellt. Wir sehen da zuerst, daß die Werte für die „Grundreaktion" des Blutes und der Muskulatur etwa im gleichen Gebiete ca. $P_H = 7{,}25$ liegen. Beide sind viel weniger sauer als alle anderen Organe, deren Reaktion nur ca. $P_H = 6{,}30$ ist. Demnach liegt hier eine starke Übersäuerung der Organe im Ver-gleich zu der des Blutes (auch wenn man die aktuelle Reaktion berücksichtigt) und der Muskulatur vor. Dies ist insofern

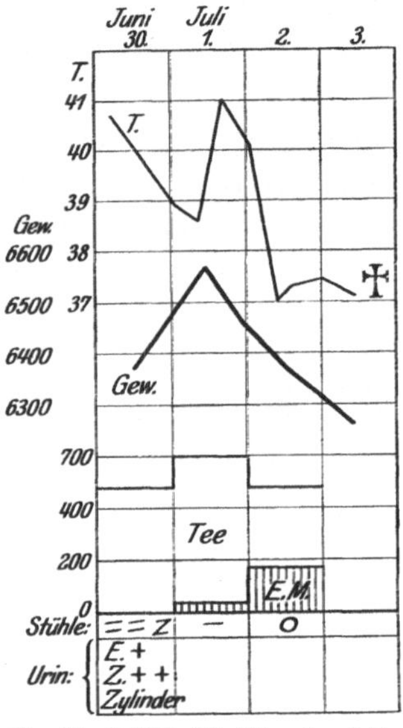

Fig. 25. Fall 71, Kind B a a t z, 8 Mo-nate alt (Hitze?)-Intoxikation.

von ganz besonderem Interesse, weil es zeigt, daß nach aller Wahr-scheinlichkeit der hauptsächlichste Ort für die Säureproduktion bei

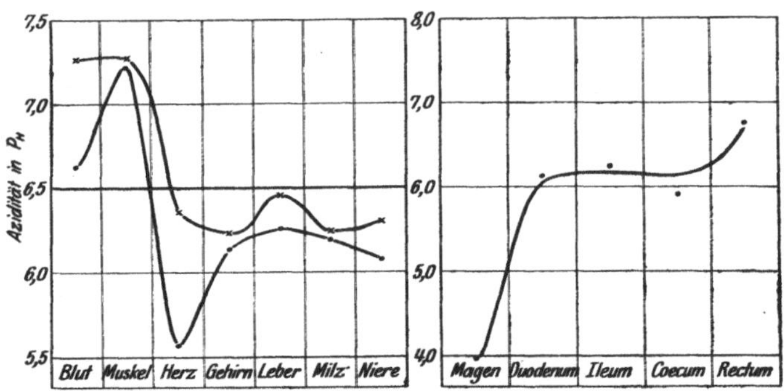

Fig. 26. Die Reaktion des Blutes und der Gewebe bei Intoxikation. Fall 71, Kind B a a t z. Die rechte Seite der Fig. gibt die Reaktion des Magendarminhalts an.

Intoxikation nicht in der Muskulatur, sondern in einem anderen Organ zu suchen ist.

Dieser Befund war aus zwei Gründen befremdend. Erstens weil ich bei hungernden und gesunden Tieren (siehe Fig. 10 und 21) die sauerste Reaktion in der Muskulatur gefunden hatte. Dies hatte auch Michaelis und Kramsztyk[1]) beim gesunden Tiere konstatiert. Zweitens geht doch die gewöhnliche Ansicht dahin, daß die Muskulatur, in der man während der Arbeit starke Milchsäurebildung festgestellt hatte[2]), als der wichtigste Ort für die Säurebildung im Organismus angesehen werden darf.

Der Fall 71 steht nicht vereinzelt da, denn mit Ausnahme von einem einzigen Fall 72 (Intoxikation an der Brust) fand ich bei allen toxischen Kindern die Reaktion der Muskulatur weniger sauer als die der anderen Organe, speziell der Leber und der Milz, wie dies auch aus Fig. 27 hervorgeht.

Auf der Kurve II, der folgenden Fig. 28, ist dasselbe Verhalten deutlich zu erkennen. Ebenfalls besonders schön auf Kurve 31 I und II und auch auf Kurve 30, die ich aus besonderen Gründen erst in dem nächsten Kapitel bringe.

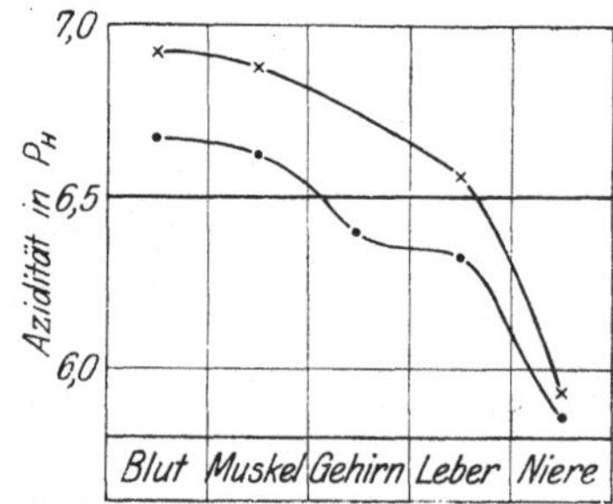

Fig. 27. Die Acidität des Blutes und der Organe bei Intoxikation. Fall 76, Kind S u c r o w, 19 Tage alt, Intoxikation an der Brust.

Auf der Fig. 28 II ist die Reaktion für die Leber und Milz ebenfalls kleiner als die der Körpermuskulatur. Die Reaktion der Herzmuskulatur ist gewiß viel saurer als die der anderen Organe und zeigt eine unerwartet stark saure Reaktion für den frischen Extrakt $P_H = 5{,}28$, eine weniger stark saure für den gekochten Extrakt $P_H = 6{,}28$. Die Herzmuskulatur scheint auch in anderen Fällen Neigung zu einer saureren Reaktion als die Körpermuskulatur zu zeigen. Dies scheint teils auf vermehrtem CO_2-Gehalt des Herzmuskels, teils aber auch auf vermehrtem Gehalt an anderen Säuren zu beruhen, was wohl darauf zurückzuführen ist, daß das Herz im Vergleich zur anderen Körpermuskulatur eine auffallend intensive Arbeit bis zum Tode auszuführen hat. Möglich ist aber auch, daß hier eine besonders intensive postmortale Selbstsäuerung in Frage kommt. Auf derselben Fig. 28 ist das Verhalten der Gewebereaktion auch bei dem oben erwähnten Ausnahmefall 72 auf der Kurve I graphisch dargestellt, dessen

[1]) Michaelis u. Kramsztyk, Wasserstoffionenkonzentration der Gewebssäfte. Biochem. Zeitschr. **62**, 180. 1914. Siehe auch S. 20 dieser Arbeit.

[2]) Hammarsten, Lehrbuch der physiologischen Chemie. Wiesbaden 1910, S. 562 u. a.

Eigentümlichkeiten ich hierzwischen mit einigen Worten berühren möchte.

Wir sehen da erstens, daß die Reaktion der Körper- und Herzmuskulatur im Gegensatz zu den vorigen Fällen hier viel saurer ist (ca. $P_H = 6{,}15$) als die Reaktion der Leber, Milz und Niere (ca. $P_H = 6{,}60$), die ja ihrerseits keine besondere Steigerung der Acidität zeigen; liegen doch ihre Werte oberhalb der horizontalen Vergleichslinie. Weiterhin ist in diesem Falle bemerkenswert, daß die Reaktion der Gehirnsubstanz auffallend weniger sauer (ca. $P_H = 7{,}10$) ist, als alle anderen Organe. Die Erklärungen für die eigentümlichen Abweichungen bei diesem Kinde glaube ich aus der klinischen Vorgeschichte und dem

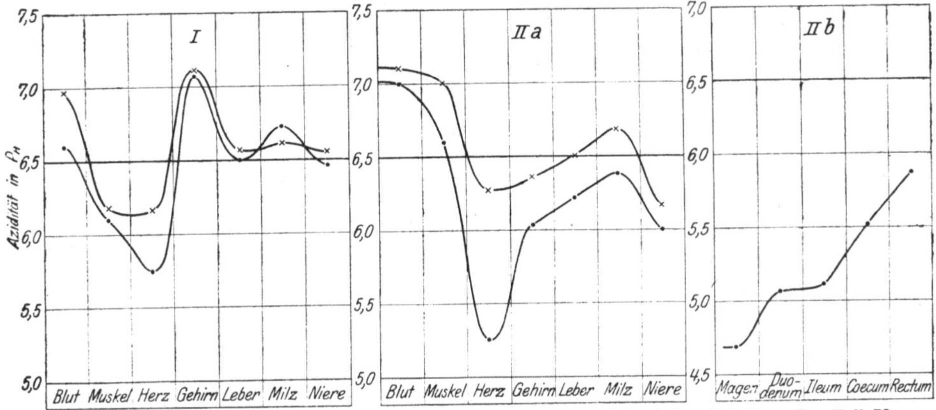

Fig. 28. Die Reaktion des Blutes und der Gewebe bei zwei toxischen Kindern. I = Fall 72 Intoxikation an der Brust, II = Fall 70, Intoxikation beim Flaschenkinde. IIb = Reaktion des Magendarminhalts beim letzteren.

Verlaufe der Intoxikation geben zu können. Es handelte sich hier um ein Brustkind, das plötzlich an der Brust die Nahrung verweigerte, nach ein paar Stunden Krämpfe bekam, schwer benommen wurde und innerhalb ca. 5 Stunden unter hyperpyretischer Temperatur (ca. 40°), fortdauernden Krämpfen und Benommenheit zugrunde ging. Die Sektion ergab nur Gehirnödeme und Injektion der Därme als Todesursache. Die stark saure Reaktion der Körpermuskulatur könnte demnach ungezwungenerweise durch die infolge der fortdauernden Krämpfe entstandenen Milch- und anderen organischen Säuren erklärt werden. Und der Umstand, daß die parenchymatösen Organe keine besondere saure Reaktion hatten, hängt wohl in Zusammenhang mit der ganz ungewöhnlich kurzen Dauer der Krankheit. Darauf beruht auch wohl, daß die Reaktion der Gehirnmasse nur eine so geringe Verschiebung nach der sauren Richtung hin erlitten hatte.

Was übrigens die Reaktion der Gehirnmasse und der Gehirn- resp. Lumbalflüssigkeit betrifft, so zeigte sie ebenfalls in der Mehrzahl der anderen Intoxikationen eine geringere Acidität als die der anderen Organe. Dies hat seine Erklärung wohl darin, daß erstens der selbständige Stoffwechsel im Zentralnervensystem sowieso verhältnismäßig gering ist und daß zweitens der Säfteaustausch vom Blute in die Gehirnsubstanz selbst, resp. in die Cerebrospinalflüssigkeit und umgekehrt, der schon normalerweise sehr langsam vor sich geht, in pathologischen Zuständen besonders daniederliegt, wie das u. a. aus Useners[1]) Untersuchungen hervorgeht. Ich begnüge mich an dieser Stelle mit dem Hinweis auf diesen Befund und werde später an der Hand einer Spezialtabelle auf diese Frage genauer eingehen.

Es könnte nun der Einwand gemacht werden, daß die stark saure Reaktion der parenchymatösen Organe insbesondere der Leber im Vergleich zur Reaktion des Blutes und der Muskulatur einfach auf besonders lebhafte postmortale Säuerung zurückzuführen ist. Daß dies nicht zutreffen kann, bestätigt schon gewissermaßen der Tierversuch, wo wie oben angegeben, die stärkste postmortale Säuerung in der Muskulatur zu finden war. Und meine Untersuchungen, in denen ich gleichzeitig mit der Leberreaktion auch die Reaktion der Galle bestimmte, sprechen entschieden dagegen. Ich fand nämlich, daß die Reaktion der Galle meistens genau die gleiche war, wie die der Leber; so z. B. im

$$
\begin{array}{lll}
\text{Fall 70} & \text{Leber, frisch} \ldots\ldots & P_H\ 6{,}21 \\
& \text{Galle} \ldots\ldots\ldots\ldots & \text{,,}\ 6{,}21 \\
\text{Fall 71} & \text{Leber, frisch} \ldots\ldots & \text{,,}\ 6{,}36 \\
& \text{Galle} \ldots\ldots\ldots\ldots & \text{,,}\ 6{,}14 \\
\text{Fall 77} & \text{Leber, frisch} \ldots\ldots & \text{,,}\ 6{,}15 \\
& \text{Galle} \ldots\ldots\ldots\ldots & \text{,,}\ 6{,}04\ \text{usw.}
\end{array}
$$

Wäre nun die stark saure Reaktion der Leber auf eine postmortale Säuerung zurückzuführen, so müßte die Galle, die ja nur eine lebende Leberzelle sezernieren kann, bedeutend alkalischer sein. Wenn sie nun das nicht ist, sondern dieselbe Reaktion besitzt wie die Leber selbst, so muß man ja annehmen, daß die Reaktion der Leber im Leben schon annähernd so sauer gewesen ist. Die Leber produziert demnach bei Intoxikation eine Galle, die eine auffallend saure Reaktion hat, im Gegen-

---

[1]) Usener, Über die Verteilungs- und Ausscheidungsverhältnisse des Urotropin im menschlichen Körper und deren Verwendung zur Differentialdiagnose des Hydrocephalus. Zeitschr. f. Kinderheilk. 8, 111. 1913.

satz zu der deutlich alkalischen oder strenggenommen neutralen Galle, die eine normale Leber produziert.

Ich bin nach alledem geneigt, diesem Befunde, daß die Leber eine saure Galle bei Intoxikation ausgeschieden hat und daß das Leberparenchym selbst eine stark saure Reaktion beim Eintreten des Todes besitzt, eine prinzipielle Bedeutung beizumessen. Die Leber scheint demnach bei der Säurebildung bei Intoxikation eine große Rolle zu spielen und es scheint beinahe, als ob die Übersäuerung des Organismus, d. h. die Entstehung der Acidose, in erster Linie auf die Leber als größtes parenchymatöses Organ zurückzuführen ist. Diese Anschauung findet eine gewisse Stütze in den Untersuchungen von Embden und Kalberlah[1]), die im Tierversuche gezeigt haben, daß die Fähigkeit, Acetonkörper bei künstlicher Durchblutung zu bilden, von untersuchten Körperorganen nur ausschließlich der Leber zuzuschreiben ist.

Ob die Milz bei der Säurebildung irgendwelche Rolle spielt, weiß man nicht. Die mit der Leberreaktion analog sauren Werte könnte man aber dafür sprechen lassen.

Was die Reaktion der Niere betrifft, so war sie auch oft stark sauer. Ich kann aber diesem Befunde keine besondere Bedeutung beimessen, denn die Niere ist ja sowieso das Sammel- und Ausscheidungsorgan für die sauren Produkte, die natürlich die Reaktion des Nierenparenchyms in erster Linie beeinflussen. So fand ich ja auch oft die Reaktion der Niere annähernd gleich der Reaktion des kurz vor dem Tode gelassenen oder in der Blase gefundenen Urins (siehe z. B. Fall 70, Urin $P_H = 5{,}62$, Niere $P_H = 6{,}00$).

Zusammenfassend läßt sich das Ergebnis dieser Untersuchungsreihe in folgenden Sätzen darlegen: Die Organe von toxischen Kindern zeigen eine deutliche Vermehrung der Acidität im Gegensatz zu den Organen einer Totgeburt und den Organen von gesunden Tieren. Die Reaktion der parenchymatösen Organe ist in der Mehrzahl der Fälle saurer als die Reaktion der Muskulatur und des Gehirns. Weil die Galle dieselbe Reaktion wie die Leber zeigt, so wird die saure Reaktion der Leber als schon zum Teil im Leben existierend betrachtet. Und der Leber wird hiermit eine große Rolle bei der Entstehung der sauren Stoffwechselprodukte bei Intoxikation zugeschrieben. Die Reaktion des Zentralnerven-

---

[1]) Embden u. Kalberlah, Über Acetonbildung in der Leber. Beiträge z. chem. Physiol. u. Pathol. **8**, 121. 1906.

systems ist meistens weniger sauer als die anderer Organe. Dies wird mit dem langsamen Säfteaustausch zwischen dem Blute und dem Zentralnervensystem und mit dem geringen Stoffwechsel in diesem in Zusammenhang gebracht.

E. Die Reaktion des Magen- und Darminhalts bei Intoxikation.
(Protokolle Fall 69, 70, 71, 76, 78, 79.)

Um einen Einblick in die Aciditätsverhältnisse des Magen- und Darminhalts bei Intoxikation zu erhalten, habe ich in mehreren Fällen gleich im Anschluß an die Bestimmung der Organreaktion auch die Reaktion des Magendarminhalts bestimmt. Ich habe das dabei benutzte Verfahren bereits bei der Besprechung der Methode in Kürze erwähnt (S. 21 dieser Arbeit). Es zeigte sich in diesen Untersuchungen erstens: daß die Acidität des Magendarminhalts ebenso wie die Acidität des Stuhles in hohem Grade von der vorangehenden Nahrung abhängig ist; zweitens, daß die Acidität des Magendarminhaltes sukzessive abnimmt: der Mageninhalt ist immer am sauersten, meistens ca. $P_H = 4{,}0—5{,}0$, der Inhalt des Duodenums viel weniger sauer und dann der Reihe nach Ileum-Coecum-Rectum-Inhalt. Die Aciditätskurve in P_H ausgedrückt, bildet hierdurch eine aufsteigende Linie, wenn man den Inhalt vom Magen nach dem Rectum hin verfolgt (siehe Fig. 26, 28, 30, 31). Die Endwerte für den Inhalt im Rectum sind bei vorangehender Frauenmilchernährung etwa wie die Werte für die Stuhlacidität bei Frauenmilchernährung bis ca. $P_H = 5{,}5$. Finden aber Blutungen oder sonst besonders reichliche Exsudationen im Magen oder im Darm statt, so kann die Reaktion auch bei Frauenmilchernährung interessanterweise leicht alkalisch werden, wie dies z. B. Fall 76 beweist, in dem die Werte ziemlich gleichmäßig, sowohl für den Darm- wie für den Mageninhalt innerhalb $P_H = 6{,}80—7{,}50$ schwankten.

Dies alles zeigt, daß die Acidität des Stuhls von allzu vielen Faktoren abhängig ist, die man kennen müßte, ehe man irgendwelche Schlüsse über die Acidität des Magen- und Darminhaltes bei Intoxikation ziehen könnte. Auf Grund der obigen Untersuchungen steht das eine nur fest, daß im Darm selbst keine besonders hohen Aciditätswerte zu finden waren, wie man möglicherweise hätte erwarten können. Die regelmäßige Abnahme der Acidität, je mehr man im Darme nach abwärts geht, spricht, wie ich in allen meinen Fällen konstatieren konnte, jedenfalls deutlich dagegen, daß irgendwo im Dünndarm größere Säuremengen entstehen, die die dyspeptischen Erscheinungen hervorrufen sollten [Salge[1]), Tobler und Bessau[2])]. Würde im Dünndarme irgendwelche beträchtlichere Säureproduktion [durch Bakterien, Salge[1])] stattfinden, so müßte doch in diesem Abschnitt eine größere Acidität des Darminhaltes konstatierbar sein, was ich aber nicht habe bestätigen können. Statt Säuerung des Darminhaltes findet man im Darmkanal eine stetige Abnahme der Acidität, die wohl nur so zu erklären ist, daß in der ganzen Länge des Darmes je nach Umständen mehr oder minder (letzteres bei Intoxikation wahrscheinlich) alkalische Darmsekrete ausgeschieden werden, die die Acidität der Nahrung allmählich herabsetzen. Außerdem spielen hier auch Resorptionsvorgänge mit.

Neben der aktuellen Reaktion habe ich gelegentlich bei dem Fall 69 auch die Reaktion des gekochten, von allen flüchtigen Bestandteilen befreiten Darminhalts bestimmt. Auf diese Weise wollte ich mir einen kleinen Begriff machen, in welchem Maße die flüchtigen, freien Fettsäuren und CO_2 bei der Reaktion des Darminhaltes beteiligt sind. Es zeigte sich, daß die Alkalescenz des Stuhles nur in ganz mäßigem Grade zunimmt, wenn man die flüchtigen Säurebestandteile verjagt hat. Im Duodenum stieg P_H von ca. 7,20 auf ca. 7,90, im Ileum von ca. 7,40 bis ca. 8,30 zurück. Genauere Untersuchungen in dieser Richtung habe ich nicht unternommen, es lag dies ja außerhalb meines Themas. Der einzige Fall würde nur dafür sprechen, daß der Anteil der flüchtigen Säuren bei der Reaktion des Darminhaltes nicht besonders hoch zu bemessen ist.

VII. Therapeutisches zur Bekämpfung der Acidose bei Intoxikation.

Daß die Intoxikation einen gewissen acidotischen Zustand in sich schließt, geht zur Genüge aus dem Vorangegangenen hervor. Nun ist die Intoxikation meistens mit einem absoluten oder relativen Hungerzustand verbunden, und dieser begünstigt ja schon seinerseits die Entstehung der Acidose bei einem gesunden Organismus. Nun wäre der erste Gedanke, im Falle man der Acidose eine schädliche Rolle bei der Intoxikation zuschreibt, der, daß man den Kindern reichlich Nahrung zuführt. Die Nahrungsaufnahme und -resorption ist aber schon wegen des Zustandes des Kindes, teils wegen der Appetitlosigkeit, teils wegen des heftigen Durchfalls im akuten Stadium äußerst gering. Und in den

---

[1]) Salge, Der akute Dünndarmkatarrh des Säuglings. Leipzig 1906.

[2]) Tobler u. Bessau, Allgemeine pathologische Physiologie der Ernährung und des Stoffwechsels im Kindesalter. Wiesbaden 1914.

Fällen, wo eine Nahrungsaufnahme von seiten des Kindes möglich ist, geben wir wiederum dem Kinde nur kleine Mengen, weil durch die Empirie in der Klinik nachgewiesen wurde, daß die Entgiftung der toxischen Kinder rascher, wie das besonders von Finkelstein[1]) hervorgehoben worden ist, bei stark beschränkter Nahrungszufuhr eintritt. Es könnte demnach scheinen, daß die Acidose etwas ganz Nebensächliches und Harmloses bei Intoxikation wäre, und doch ist dem wohl nicht so.

Jegliche Verschiebung in der wahren Reaktion der Gewebe bringt unbedingt eine große Beeinträchtigung der Gewebsfunktionen mit sich. Durch die experimentelle Forschung wissen wir, daß z. B. alle enzymatischen Prozesse ebenso wie alle anderen chemischen Leistungen überlebender Organe in hohem Maße von der wahren Reaktion der Durchströmungsflüssigkeit abhängig sind. Rona und Wilenko[2]) haben zum erstenmal in ihren Untersuchungen über die Glykolyse am überlebenden Kaninchenherzen einwandfrei nachgewiesen, daß schon ganz geringe Verschiebungen nach der sauren Seite hin in der Reaktion der Durchströmungsflüssigkeit eine starke Herabsetzung des Zuckerverbrauchs daselbst hervorrufen.

Daß ähnliche Abhängigkeitsverhältnisse zwischen der Reaktion der Gewebe und den Funktionen derselben auch beim Säugling und auch im toxischen Stadium existieren, unterliegt keinem Zweifel. Dieser Gedankengang hat mich zu den folgenden therapeutischen Versuchen zur Bekämpfung der Acidose bei der Intoxikation veranlaßt.

Gewöhnlich reicht man heutzutage den toxischen Kindern neben Tee auch Ringerlösung zu dem Zweck, die Exsiccation zu verhindern. Ringerlösung erfüllt auch in dieser Hinsicht ihre Aufgabe gut, versagt aber, wenn man von ihr eine Beeinflussung der Reaktion des Körpers erlangen will. Als Gemisch von neutralen Salzen besitzt sie keine reaktionsregulatorische Fähigkeit, solche können nur sog. „Puffermischungen" ausüben, Mischungen, die gewöhnlich aus einer Säure und ihren Natriumsalzen bestehen, deren Mengenverhältnis in der Mischung für die Reaktion ausschlaggebend ist. Eine Lösung, die die Acidose bekämpfen sollte, mußte so beschaffen sein, daß ihre Reaktion etwa der des normalen Blutes gleich und daß sie imstande ist, diese Reaktion aufrechtzuerhalten, trotz gegenteiliger Wirkung der sauren

---

[1]) Finkelstein, loc. cit., S. 14 dieser Arbeit.
[2]) Rona u. Wilenko, Beiträge zur Frage der Glykolyse. IV. Biochem. Zeitschr. **62**, 1. 1914.

Blutbestandteile. Aus physiologisch-chemischen Gründen konnten hier nur Bicarbonatlösungen und Phosphatmischungen in Frage kommen. Bicarbonat zusammen mit NaCl hatten schon Heim und John[1][2]) bei Intoxikation als Mittel gegen Exsiccation empfohlen. Bicarbonatmischungen haben aber viel Nachteiliges gegen sich. Erstens wird bei der forcierten Atmung bei Exsiccation die CO_2 bald so weit ausgetrieben, daß die Mischung ihre Reaktion nicht mehr aufrechterhalten kann. Es bleibt hier durch die Abgabe der CO_2 durch die Lungen Na frei, das Anionen vor allem Cl, aus dem Gewebe bindet und auf diese Weise starke Wasserretention [100—600 g Zunahme in den ersten 24 Stunden bei Säuglingen bei Heim und John[1])] hervorruft und zu Ödemen führt, die ja sehr oft bei Na-Bicarbonat-Medikation auftreten und deren Bedingungen von Wyss[3]) genauer studiert und erklärt worden sind. Es bleiben demnach nur Phosphatgemische übrig.

Nach vielem Hin- und Herprobieren bin ich zuletzt zu einer Mischung gekommen, die genau die Reaktion des normalen Blutes zeigt, und die bei subcutaner Zufuhr in kurzer Zeit eine Urinreaktion hervorruft, die annähernd mit der der eingeführten Mischung übereinstimmt. Die Zusammensetzung der Mischung war folgende:

$$\frac{^1/_3 \text{ prim. Natriumphosphat}}{^1/_3 \text{ sekund. Natriumphosphat}} = \frac{1 \text{ Teil}^4)}{8 \text{ Teile}} = 15 \text{ ccm}$$

Natriumchlorid . . . . ´ 5 g
Kaliumchlorid . . . . .ˑ. . . . . . 0,1 g
Destill. Wasser . . . . bis 1000 ccm

Dieses Gemisch habe ich im ganzen 18 Kindern gereicht. 16 von diesen litten an verschiedenen Erkrankungen, in 4 Fällen handelte es sich um toxische Kinder. Bei 8 Kindern trat ein mehr oder weniger hohes vorübergehendes Fieber im Anschluß an die Injektion auf. Ob das Fieber bei dieser Mischung auf die Salzbestandteile zurückzuführen

---

[1]) Heim u. John, Über die interne Anwendung von Salzlösungen bei Behandlung der akuten Ernährungsstörungen im Säuglingsalter. Monatsschr. f. Kinderheilk. **6**, 561. 1907.

[2]) Heim u. John, Die Behandlung der Exsiccation mit Salzlösungen. Jahrb. f. Kinderheilk. **70**, 96. 1909.

[3]) v. Wyss, Über Ödeme durch Natrium bicarbonicum. Deutsches Archiv f. klin. Med. **111**, 93. 1913.

[4]) Nach Michaelis wird 1. „$^1/_3$ mol. prim. Natriumphosphat" folgenderweise hergestellt: 100 ccm „molare" oder „dreifach normale" Phosphorsäure (Kahlbaum) + 100 ccm n-NaOH + 100 ccm H_2O. 2. „$^1/_3$ mol. sek. Natriumphosphat": 100 ccm molare Phosphorsäure + 200 ccm NaOH.

ist, etwa wie Meyer[1]) u. a. das Kochsalzfieber erklären, oder ob die Ursache in irgendwelchen anderen Bestandteilen (bakteriellen oder anderen unbekannten chemischen Giften) zu suchen ist, wie es bei Kochsalzfieber Samelsohn[2]), Bendix und Bergmann[3]) und Aron[4]) behaupten, vermag ich nicht zu entscheiden. Jedenfalls geschah die Resorption in ähnlicher Weise wie sie bei subcutanen Kochsalz- und Ringerlösungen vor sich geht, ohne daß lokale Schädigungen nachzuweisen gewesen wären.

Ich bespreche hier unten in Kürze nur die 4 Fälle von Intoxikation, bei denen ich die Mischung angewandt habe. Zwei von den Kindern

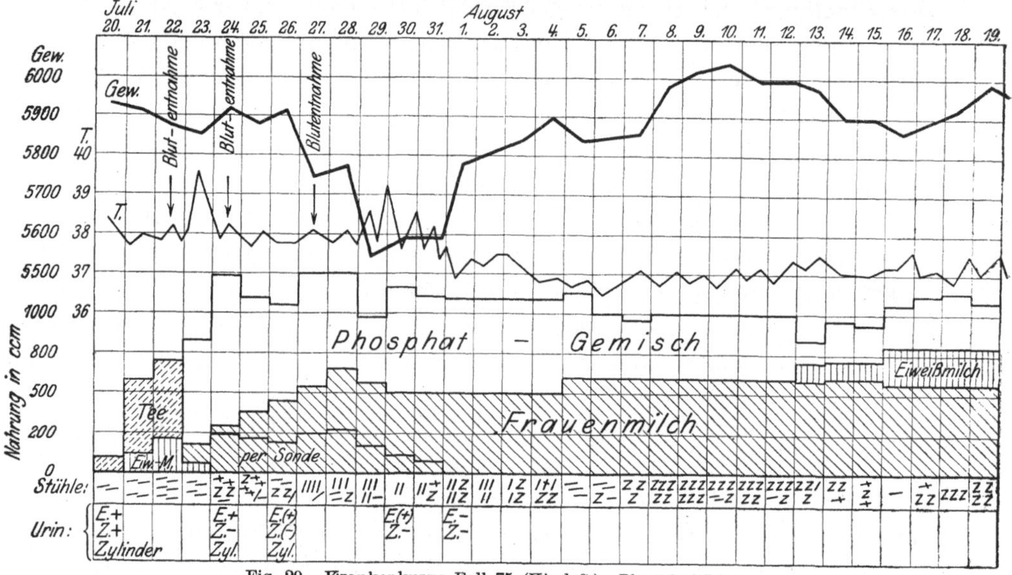

Fig. 29. Krankenkurve Fall 75 (Kind S.) „Phosphat"kind.

starben schon einen Tag nach der Aufnahme in die Klinik, zwei blieben am Leben und bekamen die Mischung längere Zeit. Die Befunde bei einem von den letzteren lasse ich hier folgen:

[1]) L. F. Meyer, Experimentelle Untersuchungen zum alimentären Fieber. Deutsche med. Wochenschr. 35, 194. 1909.

[2]) Samelson, Über das sogenannte Kochsalzfieber. Monatsschr. f. Kinderheilk. 11, 125. 1912.

[3]) Bendix u. Bergmann, Über das sogenannte Kochsalzfieber. Monatsschr. f. Kinderheilk. 11, 387. 1912.

[4]) Aron, Beobachtungen über die temperatursteigernde Wirkung subcutaner Salzinfusionen beim Säugling. Verhandl. d. Gesellsch. f. Kinderheilk., Wien 1913, S. 21.

Es handelt sich um ein 4 Monate altes, gut entwickeltes Kind, das im Verlaufe von akutem Durchfall toxisch geworden war. Das Kind wurde am 20. Juli in leicht toxischem Zustande eingeliefert, trank leidlich und bekam, wie aus der beigefügten Kurve genauer zu ersehen, in den ersten Tagen geringe Mengen Eiweißmilch und Tee. Am 22. Juli wurde eine Blutentnahme gemacht und dabei eine auffallend schmale CO_2-Regulationsbreite (nur 46%) festgestellt. Das Kind war dann leicht toxisch. Vom 23. Juli früh ab erhielt es dann neben Frauenmilch größere Mengen Phosphatgemisch, teils aus der Flasche, teils mit Sonde. Am 24. Juli, wo das Kind noch deutlich toxisch war, nochmalige Blutuntersuchung, die schon eine auffallend hohe CO_2-Regulationsbreite(85%)zeigte.

Bei der dritten Blutentnahme am 27. Juli war noch eine leichte Apathie vorhanden, trotzdem war die Regulationsbreite auffallend hoch (90%). Gleichzeitig war eine Abnahme der Urinacidität zu beobachten. Am 23. Juli, ehe das Kind Phosphatgemisch bekommen hatte, zeigte der Urin $P_H = 5,61$, am Mittag schon $P_H = 6,46$, um 2 Uhr nachmittags $P_H = 7,15$ und an den folgenden Tagen $P_H = 7,0$ bis 7,30. Nun wurde aber gleichzeitig vom 23. Juli ab neben Phosphatgemisch auch Frauenmilch gegeben, die im gleichen Sinne wie Phosphatgemisch normalerweise wirkt, so daß hier zwei Faktoren vorhanden gewesen sind, was verhindert, die Abnahme der Urinacidität allein dem Phosphatgemisch zuzuschreiben. Jedenfalls habe ich bei einem toxischen Kinde bei Frauenmilch allein so hohe P_H-Werte nie gefunden. Bei dem zweiten Fall von Intoxikation, der zur Heilung kam, verhielt sich die Urinacidität wie hier. Da wurde auch neben Phosphatgemisch Frauenmilch gegeben. Bei Säuglingen, die Phosphatgemisch und irgendwelche Kuhmilchmischung (Eiweißmilch) während des toxischen Zustandes bekommen hätten und die imstande gewesen wären, die Wirkung des alleinigen Phosphatgemisches auf die Urinacidität bei Intoxikation besser klarzulegen, habe ich keine Versuche anstellen können, weil alle toxischen Kinder Frauenmilch bekamen.

Schöner und einwandfreier geht die Wirkung des Phosphatgemisches bei zwei Säuglingen hervor, die in den ersten 24 Stunden nach der Aufnahme an Intoxikation zugrunde gegangen sind. Da zeigte sich bei der Bestimmung der Organreaktion die eminente Wirkung des Phosphatgemisches.

Im Falle 69 (Kind Fischer), wo es sich um ein schwer toxisches Kind handelte, injizierte ich um 1 Uhr mittags 120 ccm obigen Phosphatgemisches, das langsam noch resorbiert wurde. Nach ca. 1 Stunde trat dann Exitus ein. Die Reaktion aller Organe und des Blutes wurde gleich nach dem Tode bestimmt. Dabei stellte sich heraus, daß die Reaktion der Organe viel weniger sauer war als bei allen oben besprochenen Intoxikationen.

Wir sehen, daß die Reaktionswerte, mit Ausnahme der für die Niere, alle oberhalb der Vergleichslinie $P_H = 6{,}5$ liegen. Dies im Gegensatz zu den oben besprochenen Intoxikationen, bei denen sie meistens unterhalb derselben Linie lagen, besonders die der parenchymatösen Organe. Interessant waren weiterhin die auffallend hohen P_H-Werte im Darminhalt. Die Reaktion im unteren Abschnitt des Darmes war ja auffallenderweise alkalisch. Diese alkalische Reaktion beruhte, wie genauer

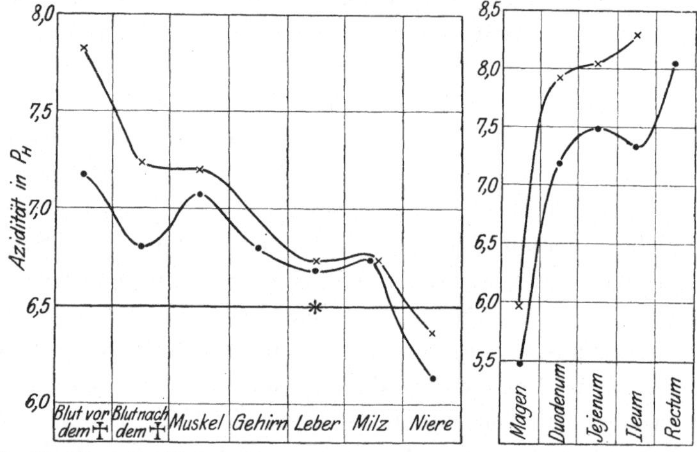

Fig. 30. Reaktion des Blutes und der Organe bei Intoxikation. „Phosphatkind" Fall 69 (Fischer). Die rechte Seite der Kurve zeigt die Reaktion des Magendarminhalts an: untere Linie die des frischen, obere die des gekochten Inhalts; ∗ = P_H der Galle.

aus dem Protokoll ersichtlich, auf reichlicher Exsudation des Blutes und der Darmsekrete daselbst, die hier ihrerseits vielleicht dank der Phosphatwirkung keine stärkere Säuerung haben annehmen können.

In Fall 78 waren die Verhältnisse analog zu dem vorangegangenen Fall 69. Hier handelt es sich ebenfalls um ein schwer toxisches Kind, bei dem innerhalb 24 Stunden zweimalige Injektion von je 150 g Phosphatgemisch vorgenommen wurde. Das Phosphatgemisch resorbierte langsam, aber beim Tode, drei Stunden nach der letzten Injektion, war an der Injektionsstelle keine besondere Schwellung zu beobachten. Die Reaktionswerte für die Organe lagen auch in diesem Falle oberhalb der Vergleichslinie (Pankreas und Niere ausgenommen) und was besonders interessant: die Galle zeigte eine alkalische Reaktion, wie ich sie früher nie gefunden hatte. Die Reaktion des Darminhalts verhielt sich genau wie in dem vorigen Falle. Was die Konsistenz und weitere Beschaffenheit desselben betrifft, so ist darüber auch dasselbe zu sagen.

Diese letzten Versuche sind geeignet zu zeigen, daß subcutan in den Körper eingeführtes Phosphatgemisch imstande ist, mit Erfolg die starke Neigung zur Säuerung der Gewebe in toxischem Zustande zu bekämpfen.

Es wäre recht interessant gewesen, die Einwirkung des Phosphatgemisches auf die CO_2-Regulationsbreite und die O_2-Dissoziationskurve

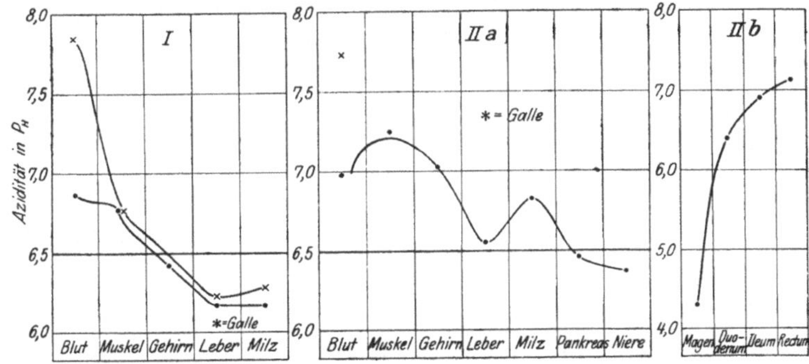

Fig. 31. Reaktion des Blutes und der Gewebe bei Intoxikation. I = toxisches Kind ohne Phosphatgemisch, Fall 77 (Cornet): untere Linie Reaktion der frischen Gewebe, obere Linie die der gekochten Gewebe. II = Phosphatkind, Fall 78 (Kreutzer): a) Reaktion der frischen Organe; b) die des Magendarminhaltes.

zu studieren, um die feinere Beeinflussung des Gemisches auf die reaktionsregulatorischen und oxydativen Fähigkeiten des Blutes kennenzulernen. Dies sind aber Aufgaben, die der Zukunft vorbehalten bleiben. Wenn auch diese therapeutischen Versuche nicht direkt zu meinem Thema gehören, das ja nur das Wesen der Acidose beim Säugling beleuchten soll, so habe ich diese wenigen und unvollständigen Versuche hier angeführt in der Hoffnung, daß diese anderenorts Anregung zur weiteren Forschung auf dieser wenigstens theoretisch gut begründeten Basis geben mögen.

VIII. Besprechung der Ergebnisse mit Berücksichtigung der Klinik.

Hiermit sind meine Untersuchungen abgeschlossen. Es geht aus denselben in der Kürze zunächst der wichtige Befund hervor, daß der menschliche Organismus sich bei der Geburt und in den ersten Lebenstagen physiologisch in einem acidotischen Zustande befindet. Die „Acidose"-Zeichen verschwinden dann, können aber leicht durch einen

Hungerzustand, beim jungen Säugling in merkbarer Intensität, künstlich hervorgerufen werden und treten bei den sog. Intoxikationszuständen in besonders starker Form hervor.

Diese Tatsachen sprechen dafür, daß die drei Zustände unbedingt in näheren Beziehungen zueinander stehen müssen und es drängt sich die Frage auf: worin bestehen dieselben? Und weiterhin, welche Rolle spielt die Acidose bei Intoxikation? Ist sie hierbei nur ein gelegentliches Symptom oder steht die Entstehung des toxischen Krankheitskomplexes in ätiologischem Zusammenhang mit der Acidose?

Ich will zunächst über die erste Frage einige Worte sagen: Die acidotischen Merkmale des Neugeborenenorganismus, die ich kurzweg als die „acidotische Konstitution" des Neugeborenenorganismus bezeichne, hängen sicherlich in irgendeiner Weise mit dem Graviditätszustand zusammen, der ja, wie oben erwähnt, nachweislich ein acidotischer Zustand ist. Ihren Ursprung allein in den mütterlichen Organismus zu verlegen, wäre wohl verfehlt, denn das weitere Schicksal des Neugeborenen und der Mutter spricht ja dafür, daß der Säuglingsorganismus in der ersten Lebenszeit zu einem acidotischen Zustande besonders leicht zurückkehrt, während die acidotischen Zustände bei der Frau, Urämie inbegriffen, nach der Entbindung, also nach dem Zusammenleben mit dem kindlichen Organismus, nur äußerst selten vorkommen. Dieses deutet darauf hin, daß die embryonalen Lebensfunktionen am wahrscheinlichsten die hauptsächlichste Ursache der physiologischen Acidose der Gravidität sind. Und von diesem Standpunkte aus erscheint mir mein Befund, daß der Neugeborenenorganismus so deutliche acidotische Merkmale zeigt, nicht mehr so befremdend. Es wäre demnach hier in der acidotischen Konstitution des Neugeborenen nur eine gewisse Fortdauer der für die embryonale Zeit charakteristischen Erscheinungen zu sehen, in dem Sinne, daß die Funktionen verschiedener Organe nach der Geburt noch eine Zeitlang mangelhaft ausgebildet sind und erst allmählich aus den für die embryonale Zeit charakteristischen Abweichungen in die normale Tätigkeit übergehen. Ich habe schon in meiner Arbeit über den Icterus neonatorum[1]) zu begründen versucht, daß z. B. die Leber in den ersten Tagen nach der Geburt vorübergehend ihre Funktionen wie die embryonale Leber ausübt. Dieselbe Rückständigkeit der Leber beim Neugeborenen könnte bei der Entstehung der acidotischen Konstitution eine große Rolle spielen. Oben habe ich gezeigt, daß das

---

[1]) Ylppö, Icterus neonatorum (inkl. Ict. n. gravis) und Gallenfarbstoffsekretion beim Foetus und Neugeborenen. Zeitschr. f. Kinderheilk. **9**, 208. 1913.

Neugeborenenblut dem Gewebe relativ weniger O_2 zuführen kann als das Blut in den späteren Lebensperioden. Dadurch werden Bedingungen geschaffen, die die Entstehung saurer, abnormer, intermediärer Produkte begünstigen. Und daß im Säuglingsorganismus die Oxydationsvorgänge auch nicht in normaler Weise vor sich gehen, zeigen am schönsten die Untersuchungen von Simon[1]), der ja nachgewiesen hat, daß die N-haltigen Körper des Urins beim Neugeborenen qualitativ ganz anders beschaffen sind als beim Erwachsenen. Die normale N-Ausscheidung ist ganz und gar zugunsten der abnormen intermediären Stoffwechselprodukte verschoben, bei denen besonders reichlich Oxyproteinsäure und Polypeptide, bis 12%, in den ersten Lebenstagen ausgeschieden werden.

Dieselben acidotischen Merkmale verschwinden ja nach der Geburt verhältnismäßig rasch, nur bei einzelnen Frühgeburten existieren sie wohl längere Zeit. Diese Annahme wird besonders wahrscheinlich, nachdem, wie ich oben nachgewiesen habe, bei Frühgeburten der Urin bei Frauenmilchernährung oft monatelang eine verhältnismäßig saure Reaktion zeigte. Dies im Gegensatze zu den späteren Monaten, wo die Urinacidität in der Regel sich im weniger sauren resp. im alkalischen Gebiete bewegte. Aber der acidotische Zustand ist immer noch, wenn auch in latenter Form vorhanden und kann künstlich leicht ausgelöst werden. Das beweisen die Hungerversuche, in denen es mir gelungen ist, neben der stark sauren Reaktion des Urins in allen Fällen eine starke Verschmälerung der CO_2-Regulationsbreite zu zeigen. In einem Falle sogar eine echte Acidosis mit vermehrter (H˙) des Blutes. Die Befunde beweisen, daß man im Säuglingsorganismus durch Hunger sehr leicht den gleichen acidotischen Zustand hervorrufen kann, den er bei der Geburt gezeigt hat. Beim Erwachsenen läßt sich etwas Ähnliches durch Hunger viel schwerer erzeugen und eine direkte echte Acidosis ist wohl noch nie bei ihm nachgewiesen worden.

Nun zur Frage der Intoxikation! In dieser haben wir ja auch einen acidotischen Zustand kennengelernt. Wir haben regelmäßig auf der Höhe der toxischen Symptome eine verschmälerte CO_2-Regulationsbreite, bisweilen auch eine echte Acidose mit vermehrter (H˙) des Blutes und immer eine herabgesetzte O_2-Bindung des Blutes u. a. typische Symptome der Acidose gefunden. Ist die Acidose hier wie beim

---

[1]) Simon, Zur Stickstoffverteilung im Urin des Neugeborenen. Zeitschr. f. Kinderheilk. **2**, 1. 1911.

Hunger nur ein Symptom oder ist sie die Ursache der Intoxikation? Diese Kardinalfrage liegt zur Beantwortung vor. Ehe ich auf sie genauer eingehe, muß ich zunächst erwähnen, was ich hier und in allem Vorangehenden unter Intoxikation verstehe. Ich bezeichne darunter lediglich den sog. toxischen Symptomenkomplex, dessen einzige sichere Merkmale eine mehr oder minder akut einsetzende Bewußtseinsstörung, die nicht auf gewöhnlichen bakteriellen Meningitiden beruht und weiterhin ein besonderer tiefer „toxischer" Atemtypus sind. Diese Intoxikation kann sowohl durch infektiöse, alimentäre wie auch thermomechanische (Hitze usw.) Noxen ausgelöst werden. Weil ich es in den einzelnen Fällen von Intoxikation für unmöglich halte, nur aus der Vorgeschichte und dem klinischen Bilde den genaueren Anteil einzelner von diesen Noxen zu bestimmen, so vermeide ich hier alle weiteren Attribute für das Wort Intoxikation. Ich kann nicht ohne weiteres Finkelstein[1]) zustimmen, der die Mehrzahl

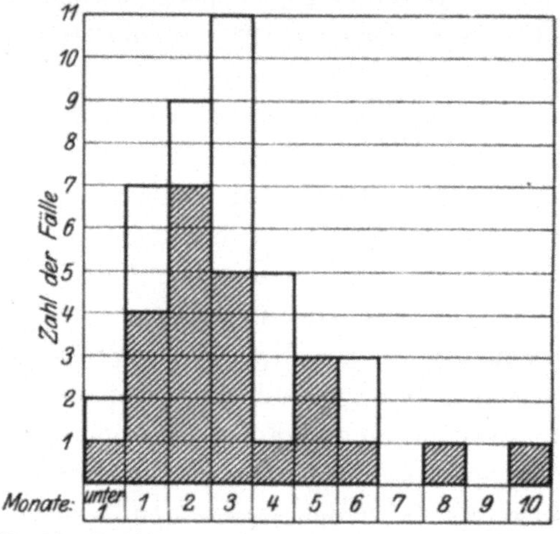

Fig. 32. Morbiditäts- und Mortalitätstabelle von 42 Fällen von Intoxikation. Schraffiert: Anzahl der Sterbefälle.

der Intoxikationen für alimentär hält, auch wenn dabei Infektionen nachzuweisen sind, die er nur als „zufällig hineinspielend" betrachtet.

Was zunächst das Auftreten der Intoxikation betrifft, so weiß man ja, daß sie mit besonderer Vorliebe in den ersten Lebensmonaten vorkommt. Mangels besserer Statistik habe ich die wenigen Intoxikationsfälle, die ich während dieser Arbeit beobachtet habe (im ganzen 42), von diesem Standpunkte statistisch ausgerechnet.

Diese Fälle habe ich auf Fig. 32 eingetragen; es ist ersichtlich, daß die meisten Erkrankungen, d. h. ca. 70% schon in den ersten 4 Lebensmonaten, absolut genommen, die meisten im 4. Lebensmonat auftreten. Von da aufwärts nimmt die Anzahl der Fälle rapid ab; am größten ist die Mortalität im 3. Monate, sehr groß ebenfalls im 2. und 1. Monat, wie klinisch bekannt. Genauere Prozentzahlen kann ich natürlich

---

[1]) Finkelstein, loc. cit., S. 14 dieser Arbeit.

bei einer so kleinen Anzahl von Beobachtungen nicht angeben, dies genügt aber schon, um zu zeigen worauf es ankommt, nämlich zahlenmäßig zu beweisen, wie gehäuft die Intoxikation gerade in den ersten Monaten auftritt.

Dieses gehäufte Auftreten von Intoxikation in den ersten Lebensmonaten legt natürlich den Gedanken nahe, daß die Intoxikation in gewissem Zusammenhange mit der „acidotischen Konstitution" des Neugeborenenorganismus steht. Dies wird um so wahrscheinlicher, wenn man bedenkt, daß beinahe alle Frühgeburten, die kleinsten ohne Ausnahme, vor dem Tode toxisch werden; dies einerlei, ob es sich um Ernährungsstörungen, um Darmerkrankungen oder um andere infektiöse Prozesse handelt. Zieht sich der Tod noch etwas länger hin, so verfallen sie leicht in einen tief komatösen Zustand. Diese Beobachtung habe ich in unserer Frühgeburtenabteilung besonders oft machen können. Und hierbei ist es ganz gleichgültig, ob die Frühgeburt vorher ausschließlich mit Frauenmilch oder Zwiemilch resp. Kuhmilch ernährt worden war. Diese kranken Frühgeburten zeigen, wie die obigen Blut- und Organuntersuchungen ergeben haben, die acidotischen Merkmale in höchster Potenz. Wenn wir uns noch erinnern, daß manche von ihnen in den ersten Monaten bei Frauenmilchernährung saureren Urin ausschieden als späterhin, so können wir wohl daran denken, daß der Frühgeburtenorganismus noch monatelang acidotisch ist und daß der verschleierte Acidosezustand bei ausgebrochener Erkrankung wieder besonders aktuell wird und vor dem Tode hochgradige Intensität annimmt. Bei Frühgeburten können wir ungezwungenerweise einen gewissen kontinuierlichen Zusammenhang mit der angeborenen acidotischen Konstitution des Neugeborenenorganismus und der bei der Intoxikation auftretenden Acidose konstruieren. Das auslösende Moment bei Intoxikation der Frühgeburten, besonders der mit Frauenmilch ernährten, ist wohl in der Mehrzahl der Fälle ein rein infektiöser Prozeß (Sepsis, Phlegmone usw.), der den Organismus leicht aus dem Gleichgewicht bringt, und eine von den Folgeerscheinungen ist das Aktivwerden der Acidose.

Weniger übersichtlich ist der Zusammenhang der acidotischen Konstitution des Neugeborenenorganismus mit der Intoxikation bei anderen Säuglingen. Da habe ich gewiß bei Kuhmilchernährung im allgemeinen saurere Urinwerte als bei Frauenmilchernährung gefunden. Ich erinnere an dieser Stelle an die Nahrungswechselversuche, in denen dieser Umstand besonders klar zutage trat. Weiterhin ist der folgende

Befund vom acidotischen Standpunkte interessant, nämlich: daß bei Kuhmilchernährung der Stuhl eine alkalische Reaktion zeigte, im Gegensatz zu den Frauenmilchstühlen, bei denen ich eine saure Reaktion gefunden habe, bei gleichzeitigem umgekehrtem Verhältnis für den Urin. Es spricht dies dafür, daß die sauren Komponente des Darminhalts bei Kuhmilchnahrung verhältnismäßig mehr neutralisiert werden als bei Brustmilchnahrung, was möglicherweise auf Kosten der sonst zur Resorption stehenden Alkalimengen vor sich geht.

Wenn man weiter daran denkt, daß im Gegensatz zur Frauenmilchernährung bei Kuhmilchernährung im Urin bedeutend mehr Phosphorsäure [Moll[1]), zuletzt Kaminer und Mayerhofer[2])], die ja auch ihrerseits Alkali bindet, ausgeschieden wird, so könnte man hierbei an eine gewisse chronische Alkaliarmut des Organismus bei Kuhmilchernährung glauben [Steinitz[3])].

Im Hungerversuch zeigte sich ferner, daß das Kuhmilchkind viel größere Neigung zur Acidose hat als das Flaschenkind. Diese Befunde sind bemerkenswert, wenn man sie in Zusammenhang mit der Tatsache bringt, daß gerade die Flaschenkinder in erster Linie der Intoxikation anheimfallen. Inwieweit aber vor Entstehung der Intoxikation bei jedem Flaschenkinde sichere acidotische Merkmale im Blute vorhanden sind, steht nicht fest. Bei chronisch kranken Kindern habe ich gewiß eine deutliche Verschmälerung der CO_2-Regulationsbreite, wenn auch nicht konstant, nachgewiesen. Weil ich aber kein Kind vor der Entstehung der Intoxikation daraufhin habe untersuchen können, habe ich keine strikten direkten zahlenmäßigen Beweise über diesen wichtigen Punkt an der Hand. Die klinische Erfahrung ist aber imstande, eine wertvolle Ergänzung in dieser Hinsicht zu erbringen.

Wir wissen ja, daß die Intoxikation in der Mehrzahl der Fälle mit großen Gewichtsverlusten einhergeht und außerdem, daß sie mit besonderer Vorliebe die chronischkranken „dekomponierten" Säuglinge trifft. Diese Gewichtsverluste sind sowohl auf verminderte Nahrungsaufnahme wie eine Einschmelzung der Körpersubstanz selbst zurückzuführen,

---

[1]) Moll, Die klinische Bedeutung der Phosphorausscheidung im Harn beim Brustkind. Jahrb. f. Kinderheilk. **69**, 129, 304, 450. 1909.

[2]) Kaminer u. Mayerhofer, Über den klinischen Wert der Bestimmung des anorganischen Phosphors im Harn unnatürlich ernährter Säuglinge. Zeitschr. f. Kinderheilk. **8**, 24. 1913.

[3]) Steinitz, loc. cit., S. 12, Anm. 3 dieser Arbeit

wie es L. F. Meyer[1]) und in besonders eingehender und beweisender
Weise Jundell[2]) nachgewiesen haben. Die Gewichtsabnahmen, die
oft ganz gewaltigen Umfang erreichen, beweisen, daß der Körper schon
vor dem Eintreten des toxischen Symptomenkomplexes
sich in einem hochgradigen, besonders akut entstandenen Hungerzustand befindet, der nachweislich ein acidotischer Zustand ist.

Man fragt sich nun, tritt der toxische Symptomenkomplex infolge
der vorhandenen Acidose ein, oder wird er durch andere hypothetische
Gifte eingeleitet? Durch Tierversuche ist bekannt, daß ein Symptomenkomplex wie der toxische einfach und allein durch Übersäuerung des
Blutes hervorgerufen werden kann, dessen Auftreten in hohem Maße
von der Wasserstoffionenkonzentration des Blutes abhängig ist, wie
dies am besten die Säurevergiftungsversuche von A. Szili[3]) beweisen.

Daß die obigen Verhältnisse für den Säuglingsorganismus gelten,
ist natürlich klar. In den Fällen von Intoxikation, in denen ich eine
echte Acidose mit vermehrter Wasserstoffionenkonzentration des Blutes
gefunden habe, könnte man ja ohne weiteres daran denken, daß die
direkte Säuerung des Blutes auch die Bewußtseinsstörung hervorgerufen
hatte. Eine Acidose mit vermehrter Wasserstoffionenkonzentration
des Blutes habe ich aber nur in den schwersten Intoxikationsfällen beobachtet und es ist sehr wahrscheinlich, daß sie erst im Verlaufe der
Intoxikation entstanden ist und demnach hierbei nicht als Beweis gelten
kann. In allen Hungerversuchen aber und in allen Fällen von Intoxikation habe ich dagegen eine Acidose mit verschmälerter CO_2-
Regulationsbreite und dementsprechend eine vergrößerte Grund-
Wasserstoffzahl gefunden. Und was hier besonders wichtig: wo ich
nur bei toxischen Kindern die Wasserstoffzahl des Lumbalpunktates untersucht habe, haben sich die Werte eigentümlicherweise sehr
den Werten der Grund-Wasserstoffzahl genähert. Hier war ein
gewisses interessantes Abhängigkeitsverhältnis zu konstatieren,
wie es aus einigen Beispielen der folgenden Tabelle klar ersichtlich ist.

Beim gesunden Kinde ist P_H des Lumbalpunktates, ca = 8,3 — 8,4.
und dementsprechend der Grund-Wasserstoffexponent P_H = ca. 8,4.
Bei den toxischen Säuglingen waren diese beiden Zahlen bedeutend
kleiner und näherten sich ebenfalls einander. Beide zeigten annähernd

[1]) L. F. Meyer, Zur Kenntnis des Stoffwechsels bei den alimentären Intoxikationen. Jahrb. f. Kinderheilk. 65, 585. 1907.

[2]) Jundell, loc. cit., S. 15 dieser Arbeit.

[3]) A. Szili, Experimentelle Untersuchungen über Säureintoxikation. Archiv
f. d. ges. Physiol. 115, 82. 1906.

Die Acidität des Lumbal- bezw. Gehirn-

Lauf. Nr.	Name	Alter	Klinische Diagnose	Sensorium
				A. Bei In-
1.	Baartz, Werner	8 Mon.	Intoxikation	benommen, Krämpfe
	„ „	„	Intoxikation, Exitus	eben †
2.	Schwitallik, Heinz	3 Mon. 10 Tg.	Intoxikation an der Brust	eben †
3.	Cornet, Frieda	3 Mon.	Intoxikation	wieder frei, am Tage vorher benommen
	„ „	„	Intoxikation, Exitus	eben †
4.	Goerke, Johann	5 Mon.	Intoxikation, Otitis, Pneumonie	eben †
5.	Fischer, Rolf	6 Woch.	Intoxikation	tief benommen
	„ „	„	Intoxikation, Exitus	eben †
				B. Bei Früh-
6.	Brasen, Margarete 1000 g	18 Tage	Frühgeburt, Durchfall	eben †
7.	Storch, Wilhelm 1520 g	20 Tage	Frühgeburt, akuter Brechdurchfall	eben †
8.	Bail, Helmut 2100 g	1¼ Mon.	Frühgeburt, Lues cong.	eben †
9.	Luste, Paul 1650 g	½ Tag	Frühgeb., Lebensschwäche	eben †
10.	Fellgiebel, Herbert 4800 g	4½ Mon.	Intoxikation, Angina (Geb.-Gew. 2500 g)	eben †
11.	Modersitzky, Marie 1500 g	2 Tage	Atelektase	eben †
				C. Ver-
12.	Dettke, Gerda	1¼ Jahre	Pneumonie	stark apathisch, keine Reaktion bei der Blutentnahme
	„ „	„	Pneumonie, Exitus	eben †
13.	Weber, Victor	1 Mon.	Gehirn- und Rückenmarksblutungen bei der Geburt	eben †
14.	Friedel, Helmut	3 Woch.	Nabelsepsis	eben †
15.	Moritz, Karl	10 Mon.	Gesund	frei

punktates und des Blutes in P_H.

Datum	a = Lumbalpunktat oder b = Gehirnpunktat Beschaffenheit	P_H	Blut Regulierter Wasserstoffexponent P_H	Grundwasserstoffexponent P_H	Bemerkungen.
toxikationen.					
1914					
1. VII.	a = klar, Eiweiß vermehrt	7,75	7,44	7,82	
3. VII.	b = leicht opaleszierend	6,79	6,61	7,28	Sektion: Enteritis haemorrh.
19. VII.	b = m. Gehirnsubstanz				
	1) ungekocht	7,09	6,59	6,97	Sektion: Enteritis haemorrh., Pleuritis adhaesiva
	2) gekocht	7,19			
8. XII.	a = klar	7,98	7,64	—	Sektion: Atrophia univ.,
14. XII.	b = leicht opaleszierend	6,85	6,38	6,95	Bronchitis chron., Nephritis.
26. VIII.	b = klar	7,36	7,10	—	Sektion: Bronchopneumonie, Nephritis.
20. V. 16	a = klar	7,81	7,17	7,81	Sektion: Enteritis, haemorrh. mit Darmgeschwüren.
„	b = m. Gehirnsubstanz	6,80	6,80	7,22	
geburten.					
22. X.	b = m. geröteter Gehirnsubstanz	6,00	6,45	6,58	Sektion: Enteritis, Atelektase.
24. X.	b = m. geröteter Gehirnsubstanz	6,11	6,23	—	—
30. X.	b = trübe Flüssigkeit	6,31	6,29	6,60	Sektion: Lues cong. Aplasie der Nieren.
30. VIII.	b = m. Gehirnsubstanz	6,33	6,34	—	—
29. VIII.	b = m. Gehirnsubstanz	6,18	6,37	—	—
17. IX.	b = leicht getrübt, gelblich	6,65	6,66	—	Sektion: Atelektase, Enteritis haemorrh.
schiedenes.					
7. XI.	a = leichtes Spinnwebegerüst, sonst klar	8,09	7,49	8,10	Sektion: Pneumonie. Ödeme der Gehirnhäute.
9. XI.	b = leicht trübe	7,04	6,78	—	
23. IX.	b = etwas getrübt	6,74	6,63	—	Sektion: klin. Diagnose.
9. XII.	b = trübe Flüssigkeit	7,79	6,71	7,97	Sepsis mit Peritonitis.
3. VII. 15	a = klar	8,33	7,45	8,37	Zwillingskind.

gleichgroße Verschiebungen nach der sauren Seite hin. Beim Herannahen des Todes wurde P_H des Lumbalpunktates aber oft rascher sauer als P_H für den Grundwasserstoffexponenten. Und bei Frühgeburten konnte man in der Regel Wasserstoffzahlen für das Lumbalpunktat und die Gehirnsubstanz finden, die etwa gleichgroß wie die regulierte Wasserstoffzahl waren. Oft war die Reaktion des Gehirns bei einer Frühgeburt sogar noch saurer als die des Blutes. Dies alles deutet daraufhin, daß bei Frühgeburten das Zentralnervensystem dieselbe starke Neigung zur Säuerung besitzt wie das Blut und andere Organe. Dies im Gegensatz zu den älteren Säuglingen, bei denen das Zentralnervensystem eine scheinbare diesbezügliche Selbständigkeit hat, so daß die Säuerung des Blutes und der Gewebe meistens der des Lumbalpunktates bzw. der Gehirnsubstanz vorangeht. Hiernach wird es leicht verständlich, warum bei Frühgeburten so leicht der toxische Symptomenkomplex auftritt.

Es ist demnach sehr wahrscheinlich, daß bei einem Säugling ebenso, wie die Grund-Wasserstoffzahl vor dem Eintreten des toxischen Symptomenkomplexes eine Verschiebung nach der sauren Seite hin erlitten hat, auch die Wasserstoffzahl des Lumbalpunktates und wohl auch der Gehirnsubstanz selbst dieselbe Veränderung durchgemacht hat. Nun hat aber neuerlich Hacker[1]) nachgewiesen, daß bei Injektionen von verschiedensten Säuren die Nerven Lähmungserscheinungen zeigen, die allein nur von der Wasserstoffionenkonzentration abhängig sind. Analog verhält sich wohl auch das Zentralnervensystem des Säuglings. Es ist anzunehmen, daß auch hier bei geringgradiger Verschiebung der Reaktion nach der sauren Seite hin Lähmungserscheinungen auftreten, als deren gelindeste Form zunächst die Bewußtseinsstörung aufzufassen ist[2]). Daß bei Säuglingen mit akuten starken Gewichtsstürzen die Acidose neben anderen schädlichen Noxen zur Entstehung des toxischen Symptomenkomplexes in hohem Maße beitragen kann, scheint mir nach allem Vorangegangenen sehr wahrscheinlich.

Daß andererseits aber eine typische Intoxikation auftreten kann,

---

[1]) Hacker, Reversible Lähmungen von Hautnerven durch Säuren und Salze. Zeitschr. f. Biol. **64** (Neue Folge **46**), 224. 1914.

[2]) Nachtrag b. d. Korrektur. Inzwischen ist es mir gelungen, einen direkten Beweis hierfür zu erbringen. Nach intralumbaler Einspritzung von saurem Phosphatgemisch ($P_H = 6{,}72$) trat bei einem idiotischen Kinde ein typischer toxischer Zustand ein, welcher ca. 24 Stunden andauerte. Bei Kontrollversuchen mit neutralem oder leicht alkalischem ($P_H = 7{,}91$) Phosphatgemisch trat dagegen nur eine leichtere, bald vorübergehende Apathie ein. Die Versuche werden später veröffentlicht.

ohne daß vorher irgendwelche acidotischen Merkmale vorhanden zu sein brauchen, ist sicher. Ich selbst verfüge über zwei solcher Fälle. In dem ersten Fall (72) handelt es sich um einen 3 Monate alten Säugling, der bisher ausschließlich Frauenmilch bekommen hatte. Das Kind erkrankte ganz plötzlich, wurde ziemlich am Anfang schon toxisch und starb unter dem Bilde der schwersten Intoxikation innerhalb 5 Stunden. Die Sektion ergab eine hämorrhagische Enteritis als Todesursache. Die Untersuchungen des Blutes und der Gewebe zeigten, daß hier beim Tode eine sichere Acidose vorlag. In dem 2. Falle handelte es sich um ein $1^1/_4$ Jahre altes, sehr kräftiges Kind (Nr. 12 der vorangehenden Tabelle), das im Verlaufe von akuter Pneumonie plötzlich toxisch wurde. Das Blut zeigte im Leben normale aktuelle Reaktion, dagegen aber eine CO_2-Regulationsbreite von nur 51%, und der Grund-Wasserstoffexponent zeigte eine deutliche Verschiebung nach der sauren Seite hin $P_H = 8{,}10$. Die wahre Reaktion des klaren Liquors zeigte eine dementsprechende Vermehrung der Wasserstoffionen, $P_H = 8{,}09$. Hier waren vor der Entstehung des toxischen Symptomenkomplexes außer eintägigem Kranksein keine Gewichtsstürze oder andere Momente vorhanden, die die Entstehung einer Acidose hätten begünstigen können.

Wenn nun auch bei der Entstehung der Intoxikation die verschiedensten Schädigungen und Noxen je nach dem Fall die erste ursächliche Rolle spielen, so ist die große Bedeutung der Acidose im Verlaufe der Intoxikation selbst weder zu verleugnen noch zu vergessen. Dies letztere wird mehrmals getan. Deswegen will ich hier einzelne Symptome der Intoxikation in ihren Beziehungen und in ihrer Abhängigkeit mit einigen Worten berühren. Was die Bewußtseinsstörung selbst betrifft, so ist nach dem Vorangegangenen klar, daß sie so lange existiert, als eine Säuerung der Gehirnsubstanz andauert. Für die Tätigkeit des Atemzentrums, das ja die Atembewegungen und das ganze Atmen leitet, hat eine Verschiebung der Reaktion des Blutes schwere Folgen. Hasselbalch und Lundsgaard[1][2]), Douglas[3]) u. a. haben nachgewiesen, daß die Tätigkeit des Atemzentrums in sehr hohem Maße von der Wasserstoffionenkonzentration des Blutes abhängig ist. Schon ganz geringe Vergrößerung der Wasserstoffionenkonzentration

[1]) Hasselbalch u. Lundsgaard, Elektrometrische Reaktionsbestimmung des Blutes bei Körpertemperatur. Biochem. Zeitschr. **38**, 77. 1912.

[2]) Hasselbalch u. Lundsgaard, Blutreaktion und Lungenventilation. Skand. Archiv f. Physiol. **27**, 13. 1912.

[3]) Douglas, Die Regulation der Atmung beim Menschen. Ergebnisse d. Physiol. **14**, 338. 1914.

des Blutes wirkt als starker Reiz auf das Atemzentrum, das darauf mit forciertem tiefem Atmen reagiert. So könnte auch das toxische Atmen erklärt werden. Bei der Intoxikation entstehen fortwährend saure Stoffwechselprodukte, die die Reaktion des Blutes zu erhöhen versuchen. Das Atemzentrum verhindert dies eine Zeitlang dadurch, daß die Atemzüge tiefer und frequenter werden, wodurch mehr CO_2 ausgeschieden und die CO_2-Regulationsbreite infolgedessen verbreitert wird, wie wir es gesehen haben. Bisweilen wird sogar mehr CO_2 als nötig ausgeschieden, und die aktuelle Reaktion des Blutes kann in diesen Fällen sogar alkalischer sein als in der Norm. Ähnliches haben wir auch schon oben beobachtet (siehe z. B. Fall 74 und auch einzelne Hungerversuche). Sie wurden schon als Zeichen von Überkompensation seitens des Atemzentrums angedeutet. Vermehren sich diese sauren Stoffwechselprodukte aber fortwährend, so kann auch das forcierte Atmen für die Dauer nicht mehr die Entstehung einer echten Acidose mit Vermehrung der Wasserstoffionenkonzentration des Blutes verhindern und die Folge davon ist, daß das Atemzentrum allmählich auch gelähmt wird. Daher auch vermutlich das unregelmäßige, oft absetzende Atmen, das man in den schwersten Intoxikationen längere oder kürzere Zeit vor dem Tode oft beobachten kann. Dies mag genügen, um zu zeigen, wie enge Beziehungen und Abhängigkeitsverhältnisse zwischen dem Atemtypus und den Atemstörungen einerseits und der Acidose bei der Intoxikation andererseits existieren.

An zweiter Stelle möchte ich die Zuckerausscheidung und ihr Verhältnis zu der Acidose bei Intoxikation berühren. Schon von Hofsten[1]) hatte nachgewiesen, daß bei Cholera infantum Zucker im Urin auftritt. Nach ihm haben dasselbe manche andere getan, aber erst nachdem Meyer[2]) in 150 Fällen von Intoxikation ohne Ausnahme Zucker im Urin gefunden hatte, wurde diesem Befunde eine besondere Bedeutung beigelegt. Finkelstein[3]) selbst hält die Zuckerausscheidung pathognomonisch für die Intoxikation und hat sie zum Eckpfeiler seiner Lehre über alimentäre Intoxikation erhoben. Feer[4]) hat diese

---

[1]) von Hofsten, Cholera infantum pa allmänna barnhuset i. Stockholm 1887. Ref. Centralbl. f. Kinderheilk. 1887; zit. nach Grosz, Jahrb. f. Kinderheilk. **34**, 84. 1892.

[2]) L. F. Meyer, Zur Kenntnis des Stoffwechsels bei den alimentären Intoxikationen. Jahrb. f. Kinderheilk. **65**, 585. 1907.

[3]) Finkelstein, Monographie loc. cit., S. 14 dieser Arbeit.

[4]) Feer, Die Ernährungsstörungen im Säuglingsalter und ihre Behandlung. Beihefte zur Med. Klin. **5**, 1. 1909.

Konstanz vermißt, und ich selbst habe ebenfalls nur in ca. 65% der Fälle Zucker im Urin nachweisen können (Nylander und Fehling I und II). Diese Prozentzahl bezieht sich sowohl auf den ersten (meistens Tee-)Tag, als auch auf die darauffolgenden Tage, wo die Nahrungsmengen je nach der Schwere der Fälle rascher oder langsamer anstiegen. Danach gehört die Zuckerausscheidung nicht unbedingt zu dem toxischen Symptomenkomplex. Die individuelle Toleranz bei Zuckerzufuhr scheint demnach auch bei Intoxikation großen Schwankungen unterworfen zu sein. Dies aber nur nebenbei. Fest steht jedenfalls die Tatsache, daß in der Intoxikation verhältnismäßig oft Zucker im Urin gefunden wird. Und unsere Frage ist nun: steht diese Zuckerausscheidung bei Intoxikation in irgendwelchem Zusammenhang mit der Acidose?

Die Intoxikation schließt in sich einen acidotischen Zustand, der sich, wie oben genauer besprochen, entweder verschleiert, nur durch die CO_2-Regulationsbreite usw. feststellbar, oder offen durch Vermehrung der Wasserstoffionenkonzentrationen des Blutes zutage tritt. Andererseits wissen wir durch die neuesten Fermentuntersuchungen, besonders, durch die von Michaelis[1]) und seinen Mitarbeitern, daß alle fermentativen Prozesse ihre optimale Wirkung nur bei einer ganz bestimmten Wasserstoffionenkonzentration ausüben können. Besonders bezüglich der Glykolyse haben Rona und Wilenko[2]), wie oben erwähnt, nachgewiesen, daß die Zuckerverbrennung im Organismus in besonders hohem Grade von der Wasserstoffionenkonzentration abhängig ist. Geringe Verschiebungen der Reaktion nach der sauren Richtung hin verursachen starke Herabsetzung der Zuckerzerstörung. Dies gilt wohl auch für den Säuglingsorganismus und demnach sind die hohen Blutzuckerwerte bei Intoxikation, die Götzky[3]) und Niemann[4]) beobachtet haben, als Zeichen von gestörter Glykolyse beim toxischen Säugling aufzufassen. Je nach der Durchlässigkeit der Nieren (für den Zucker) führt ein erhöhter Blutzuckergehalt zur Ausscheidung von Zucker im Urin.

Daß ein unkomplizierter acidotischer Zustand allein imstande ist, eine Zuckerausscheidung im Urin hervorzurufen,

---

[1]) Michaelis, loc. cit., S. 18 dieser Arbeit.

[2]) Rona u. Wilenko, loc. cit., S. 76 dieser Arbeit.

[3]) Götzky, Der physiologische Blutzuckergehalt beim Kinde nach der Mikromethode von Bang. Zeitschr. f. Kinderheilk. **9**, 44. 1913.

[4]) Niemann, Die alimentäre Glykämie des Säuglings. Jahrb. f. Kinderheilk. **83**, 11. 1916.

zeigen schon die Versuche von Ruschhaupt[1]). Er konnte bei Kaninchen nach Acetoneinatmung im Urin Zucker nachweisen und Rietschels[2]) Verdienst ist dann, die Gültigkeit dieser Versuche auch für den menschlichen Organismus bewiesen zu haben. Rietschel[2]) hat fernerhin gezeigt, daß sogar ein gesundes Brustkind bei dem ja jede chronische alimentäre Schädigung auszuschließen ist, nach 2—3 tägigem absolutem Hunger, bei nachher eingerichteten, verhältnismäßig geringen Milchmengen Zucker im Urin ausscheidet. Er führte seinen Befund auf die Schädigungen des Darmepithels infolge von Inanition zurück. Mir scheint es aber wahrscheinlicher, daß es sich hier um eine intermediäre Störung der Zuckerverbrennung infolge von Acidose handelt. Daß beim Brustkinde während des Hungers eine Acidose (in einem Falle sogar eine „echte" Acidose mit vermehrter Wasserstoffionenkonzentration des Blutes) entsteht, geht klar aus meinen Versuchen hervor. Daß die **Herabsetzung der Zuckertoleranz** und die Zuckerausscheidung während und nach dem Hunger tatsächlich **auf Übersäuerung des Blutes und der Gewebe beruht**, geht in einwandfreier Weise aus den Versuchen von Elias und Kolb[3]) hervor. Diese zeigen, zunächst, daß bei jungen hungernden Tieren bei Verabreichen von verhältnismäßig kleinen Glykosemengen, Hyperglykämie und Zuckerausscheidung im Urin auftritt. Und fernerhin, was uns besonders hier interessiert, daß die Hyperglykämie und Zuckerausscheidung sich durch Zufuhr von Alkali (Sodalösung) stets herabsetzen, in den meisten Fällen sogar coupieren ließ. Ich selbst habe gelegentlich meiner Phosphatversuche die Zuckerausscheidung nach Phosphatgabe bei einem toxischen Kinde (Fall 75) verschwinden sehen[4]).

[1]) Ruschhaupt, Über Acetonglykosurie. Archiv f. experim. Pathol. u. Pharmakol. **44**, 127. 1900.

[2]) Rietschel, Inanition und Zuckerausscheidung im Säuglingsalter. Zeitschr. f. Kinderheilk. **7**, 282. 1913.

[3]) Elias u. Kolb, Über die Rolle der Säure im Kohlenhydratstoffwechsel. II. Mitt.: Über Hungerdiabetes. Biochem. Zeitschr. **52**, 331. 1913.

[4]) Die Phosphatversuche, die, wie ich oben angeführt habe, eigentlich nicht in den Rahmen dieser Arbeit gehören, liegen vorläufig in sehr geringer Zahl vor. Ich hoffe aber, sie demnächst in Zusammenhang mit einer Arbeit über die Zuckerausscheidung im Säuglingsalter erweitern zu können, die ich aus mannigfachen Gründen einer eingehenderen Prüfung unterziehen will. Ich möchte nur vorausschicken, daß ich hier absichtlich vermieden habe, etwas über die Natur des ausgeschiedenen Zuckers zu sagen. Die allgemeine Meinung geht ja, nachdem Langstein und Steinitz im Urin schwer magendarmkranker Säuglinge nur Lactose und Galaktose gefunden hatten (Lactase und Zuckerausscheidung bei magen-

Es scheint mir nach alledem, daß die herabgesetzte Toleranz für Zucker und die Zuckerausscheidung in Zusammenhang mit der Acidose bei Intoxikation zu bringen sind[1]). Sobald wir die Zuckerausscheidung, wenn auch nur zum Teil, als Folgeerscheinung von Acidose auffassen, büßt sie ihre Bedeutung ein, als Richtschnur bei unserem ernährungstherapeutischen Vorgehen bei Intoxikationen zu dienen. Denn ernähren wir den toxischen Säugling längere Zeit sehr knapp, so befördert dieser relative Hungerzustand die Acidose, die ihrerseits die Zuckertoleranz herabsetzt und die weitere Zuckerausscheidung im Urin dadurch begünstigt. Es lockt mich in diesem Zusammenhang die Zuckerausscheidung, die ich nicht so selten bei Neugeborenen in den ersten Lebenstagen gefunden habe[2]), mit derselben bei Intoxikation in Parallele zu ziehen. Der Neugeborenenorganismus zeigt ja gerade in den ersten Tagen einen acidotischen Zustand, der nicht nur auf Hunger beruht und der auch hier in ähnlicher Weise wie die Acidose bei Intoxikation die Zuckerausscheidung begünstigt. Die Be-

---

darmkranken Säuglingen. Beiträge z. chem. Physiol. u. Pathol. **7**, 575. 1906) dahin, daß dies die einzig ausgeschiedenen Zuckerarten sind. Mir scheint es aber sehr wahrscheinlich, daß neben Galaktose auch der andere Komponent des Milchzuckers: Glykose bei Säuglingen in den in Frage kommenden Zuständen zur Ausscheidung kommt. Auch Prof. Langstein hat sich mir gegenüber dahin geäußert, daß die Identifizierung der Zuckerarten mit Hilfe der Osazone in den kleinen zur Verfügung stehenden Mengen sehr unsicher ist. Auch die Gärungsprobe läßt uns hier manchmal im Stich.

[1]) Nachtrag bei d. Korrektur: Arneth berichtet im eben erschienenen Heft der Deutsch. Med. Wochenschrift (3. August 1916; S. 937), daß er bei schweren Fällen von Flecktyphus neben der großen Atmung auch eine mehrere Tage lang andauernde Zuckerausscheidung im Urin vorgefunden hat. Er vermutet hierbei eine gleichzeitige Gifteinwirkung, sowohl auf das Respirationswie auf das Zuckerzentrum, die ja beide benachbart im verlängerten Mark liegen. Bei Intoxikation der Säuglinge, wo wir analoge Verhältnisse vorfinden, kann man nach allem Vorangegangenen diese „Giftwirkung" in erster Linie in dem acidotischen Zustande des Körpers bei Intoxikation suchen.

[2]) Die Zuckerausscheidung im Neugeborenenurin scheint in der pädiatrischen Literatur nicht genügend bekannt zu sein. Hoeniger (Über die ephemere traumatische Glykosurie bei Neugeborenen. Deutsche med. Wochenschr. **37**, 500. 1911) hat bei 4 Kindern nach Zangengeburt Zuckerausscheidung beobachtet, bei anderen Neugeborenen aber nicht und glaubt sie auf das Trauma zurückführen zu müssen. Siehe auch v. Reuß, Die Krankheiten des Neugeborenen. Enzyklopädie der klin. Medizin. Berlin 1914 (Springer). Heller hat bei gelegentlichen Versuchen keinen Zucker im Neugeborenenurin nachweisen können (Zeitschr. f. Kinderheilkunde 13, 134. 1916). Weitere Angaben über die Zuckerausscheidung beim Neugeborenen habe ich nicht gefunden.

kämpfung der Zuckerausscheidung muß demnach mit der Bekämpfung der Acidose zusammenfallen. In dem oben angegebenen Phosphatgemisch, das durch seine Regulationsfähigkeit imstande ist, die normale Reaktion des Organismus aufrechtzuerhalten, scheint mir ein Weg zu diesem Ziele angezeigt zu sein.

Auch die Frauenmilchtherapie kommt hierdurch in ein besonders interessantes Licht. Seit alters her hat man in der Frauenmilch die letzte Rettung bei der Intoxikation gesucht. Nun habe ich ja oben gezeigt, daß bei Frauenmilchernährung der Körper bestrebt ist, die sauren Produkte der Nahrung durch den Darm auszuscheiden, was man wohl aus der konstant sehr hohen Wasserstoffionenkonzentration der Stühle bei Frauenmilchernährung schließen darf. Die alkalischen Bestandteile der Nahrung werden aber resorbiert, wie dies aus der auffallend niedrigen Wasserstoffionenkonzentration des Urins, dessen Reaktion sich meistens im alkalischen Gebiete bewegte, hervorgeht. Die Frauenmilchernährung wirkt demnach deutlich „antiacidotisch". Sie schließt hiermit eine gewisse Alkalitherapie in sich, und wir können von diesem Standpunkte die guten Erfolge bei Frauenmilch — bei einer zuckerreichen Nahrung! — uns wenigstens teilweise verständlich machen. Inwieweit hier noch der Umstand eine Rolle spielt, daß die sauren Zucker-(auch Fett-)abbauprodukte, die für den Organismus als Gift wirken sollten in der Hauptsache ohne neutralisiert zu werden, schon durch den Darm ausgeschieden werden, lasse ich dahingestellt.

Zum Schluß möchte ich noch mit einigen Worten über die Rolle der Leber als mitwirkender Faktor bei der Intoxikationsacidose sprechen. Bei den Untersuchungen über die Reaktion der Gewebe fand ich ja mit einer ziemlichen Regelmäßigkeit, daß die Acidität der Leber größer als die der anderen Organe war. Weil Galle, die ja nur von der Leberzelle produziert wird, annähernd dieselbe saure Reaktion zeigte, so glaube ich mich nicht irren zu können, wenn ich diesen Befund nicht allein auf eine postmortale Säuerung, sondern auch auf vitale Verhältnisse übertrage. Bei der Intoxication würde demnach schon im Leben in der Leber eine starke Säuerung stattfinden. Der Zucker- und Glykogenabbau leiden deswegen stark, es werden reichliche Mengen von Acetonkörpern gebildet, Körper, die nach Embden und Kalberlah[1]) überhaupt nur in der Leber gebildet werden können und die in besonderer Weise zur Entstehung der Acidose beitragen.

---

[1]) Embden u. Kalberlah, loc. cit., S. 73 dieser Arbeit.

Ob bei dieser Begünstigung der Acidose direkte Zerstörungen oder degenerative Schädigungen des Leberparenchyms selbst, die ja bei magendarmkranken Kindern nach Thiemich[1]) besonders häufig und speziell bei Intoxikation wohl immer vorhanden sind, ausschlaggebend sind, oder ob dabei die verminderte O_2-Zufuhr, die ich durch die Untersuchungen der O_2-Dissoziationskurve des Blutes habe nachweisen können, in Frage kommen, kann ich nicht entscheiden. Aber das ist auch nebensächlich. Die Hauptsache ist, daß hiermit die Leber als der wichtigste Ort für die Produktion der sauren Stoffwechselprodukte bei der Intoxikation anzusehen ist[2]). Hierin wird nichts dadurch geändert, dass bei Kuhmilchernährung ausserdem noch vermehrte Mengen von sauren Stoffwechselprodukten, besonders der Phosphorsäure, ausgeschieden werden.

Interessant ist in diesem Zusammenhange, daß Fischler[3]), ein sehr verdienter Forscher auf dem Gebiete der Leberpathologie, nunmehr sich gezwungen sieht, die Leber für die Fleischintoxikation bei den Hunden mit Eckscher Fistel verantwortlich zu machen. Zu dieser Meinung kam er, nachdem es ihm gelang, die Fleischintoxikation nur dann regelmäßig hervorzurufen, wenn er die Hunde vorher einige Tage hungern ließ und gleichzeitig Phlorrhizin einreichte. Dieser Hinweis über die jetzige Auffassung von der Fleischintoxikation scheint mir hier erwähnenswert in Anbetracht der Analogie des toxischen Symptomenkomplexes bei Fleischintoxikation und Säuglingsintoxikation. Wenn ich auch nicht so weit gehe, daß ich bei Säuglingen die Leber allein für die Entstehung des toxischen Symptomenkomplexes verantwortlich machen will, so kann ich wohl doch nach allem Obigen der Leber als dem größten parenchymatösen Organ eine außerordentlich wichtige Rolle bei der Entstehung der Intoxikationsacidose zuschreiben.

---

[1]) Thiemich, loc. cit., S. 12 dieser Arbeit.

[2]) Es mag an dieser Stelle erwähnt werden, daß Tugendreich (Histologischer Nachweis der Acidose des Säuglings. Berl. klin. Wochenschr. 1908, S. 886) und Rott (Die Farbreaktion des Gewebes bei der Säuglingsacidose. Monatsschr f. Kinderheilk. 7, 73. 1908/09) mittels einer Färbemethode in Leberschnitten bei Intoxikation die Acidose nachweisen wollten. Koch (Über den mikrochemischen Nachweis der Acidose bei Ernährungsstörungen. Monatsschr. f. Kinderheilk. 8, 465. 1909/10) konnte aber ihre Angaben nicht bestätigen und betont, daß diese Farbreaktion der Leber für irgendwelche diagnostische Zwecke nicht zu verwerten ist. Die Farbenunterschiede sind von allzu vielen technischen und anderen Zufälligkeiten abhängig.

[3]) Fischler, Die Hervorbringung der Fleischintoxikation beim Eckschen Fistelhunde. Deutsches Archiv f. klin. Med. 113, 530. 1914.

IX. Zusammenfassung.

Beim Säugling wurde ein ausgesprochen acidotischer Zustand gefunden:

1. Im Neugeborenen-Alter, d. h. bei der Geburt und in den ersten darauf folgenden Tagen; dies bei Kindern, einerlei ob frühgeboren oder ausgetragen. Aus diesem Grunde wird von einer acidotischen Konstitution des Neugeborenen gesprochen.
2. Während des Hungers.
3. Bei der Intoxikation, womit hier die Gesamtheit der Erkrankungen bezeichnet werden, die den sog. toxischen Symptomenkomplex zeigen.

Mit der Acidose wird ein Zustand bezeichnet, in welchem organische unverbrennende Säuren und deren Salze, möglicherweise auch anorganische, in vermehrten Mengen im Körper kreisen. Die Wasserstoffionenkonzentration, als Ausdruck der wahren Reaktion des Blutes und der Körpersäfte, kann bei einer Acidose, die so aufgefaßt wird, dank verschiedener Regulationsvorgänge im Körper, normal, oft aber auch größer und in vereinzelten Fällen, vermutlich infolge von Überkompensation durch das übermäßig gereizte Atemzentrum, kleiner als in der Norm sein. Die Bestimmung der Wasserstoffionenkonzentration, die in dieser Arbeit durch Gaskettenmethode ausgeführt wurde, allein genügt demnach nur, diejenigen acidotischen Zustände als solche zu erkennen, in denen eine tatsächlich erhöhte Wasserstoffionenkonzentration vorhanden ist. Zur Feststellung anderer acidotischer Zustände müssen weitere Wege eingeschlagen werden.

In der vorliegenden Arbeit wurden deshalb die acidotischen Zustände daneben durch folgende teils neue Methoden nachgewiesen:

A. Mittels eines neuen Indicators für Acidose, der CO_2-**Regulationsbreite** genannt wird, die in Prozenten ausgedrückt, einen Einblick über den Grad der Acidose gestattet. Zur Ermittelung dieser ist eine vorherige Bestimmung der aktuellen Reaktion und der „Grundreaktion" des Blutes notwendig. Mit „**Grundreaktion**" des Blutes wird die Reaktion des CO_2-freien Blutes bezeichnet.
B. Durch Bestimmung der CO_2-Dissoziationskurve des Blutes, die gleichzeitig als sie als Indicator für die Acidose gilt, auch Aufschluß über die O_2-Zufuhr ins Gewebe gibt.

C. Durch Bestimmung des Wasserstoffionen-„Stoffwechsels", d. h. durch die Bestimmung der wahren Reaktion des
Stuhls und des Urins neben der des Blutes unter Berücksichtigung der jeweiligen Nahrung und anderer Umstände.

D. Durch Bestimmung der wahren Reaktion verschie-
denster Organe gleich nach dem Tode.

Auf diesem Wege wurde zur Begründung der drei ersten Behaup-
tungen folgendes festgestellt:

ad 1. Sowohl beim frühgeborenen als ausgetragenen **Neugeborenen** ist die CO_2-Regulationsbreite schon bei der
Geburt merkbar und in den ersten darauf folgenden Tagen
bedeutend kleiner als später. Der Urin ist hier (bei
genügender Frauenmilchernährung) meistens saurer als
später, besonders bei ganz kleinen Frühgeborenen. Bei diesen
bleibt der Urin oft 2—5 Monate lang auffallend sauer, um
erst dann allmählich bei gleichbleibender Frauenmilchernährung zu den normalen Werten aufzusteigen.

Die O_2-Dissoziationskurve zeigt bei Neugeborenen
und Frühgeburten einen auffallend niedrigen Verlauf. Die gleiche Menge von Hämoglobin kann demnach
hier dem Gewebe weniger O_2 zuführen als normalerweise.

Die Organe der an verschiedenen Krankheiten
verstorbenen Frühgeburten zeigen im allgemeinen
saurere Werte als die der anderen Säuglinge, mit Ausnahme der an schwerer Intoxikation zugrunde gegangenen.

ad 2. Beim **Hunger** wurde eine starke Verschmälerung
der CO_2-Regulationsbreite festgestellt; bei Kuh-
milchkindern eine noch intensivere als bei Brust-
milchkindern. Bei einer kleinen Frühgeburt wurde hierbei
sogar eine deutliche Vermehrung der Wasserstoffionenkonzentration im Blute nachgewiesen. Der Urin wird beim
Hunger stark sauer.

ad 3. In den schwersten Fällen von **Intoxikation** ist die
Wasserstoffionenkonzentration meistens schon im
Leben, ständig kurz vor dem Tode deutlich vermehrt.
Bei den in Heilung übergegangenen Fällen, mit Aus-
nahme von einem, ist sie normal, bisweilen sogar kleiner
(Blut alkalischer!) als in der Norm. Dagegen ist die CO_2-
Regulationsbreite bei allen Intoxikationen stark

7*

verschmälert und wird beim Herannahen des Todes besonders schmal; gleichzeitig beginnt die Wasserstoffionenkonzentration sich besonders rapid zu vermehren (siehe genauer Fig. 33).

Die O_2-Dissoziationskurve des Blutes hat bei Intoxikation immer einen niedrigeren Verlauf als in der Norm. Bei leichteren Fällen ist die Abweichung geringer, bei schweren oft sehr bedeutend, kurz vor dem Tode aber erst besonders hochgradig, so daß das Blut unter bestimmten O_2-Partialdrucken kaum $1/_3$ von der normalen O_2-Menge aufnehmen kann. Bei Intoxikation ist die O_2-Zufuhr, wie das Gewebe, demnach herabgesetzt, und hierdurch sind die Bedingungen zu verschiedensten Oxydationsstörungen gegeben.

Im Herzblut, das auch die Verhältnisse unmittelbar vor dem Tode charakterisiert, waren diese Veränderungen des Blutes bei Intoxikation besonders hochgradig, merkbar größer als bei den an anderen Krankheiten verstorbenen Säuglingen, nur die Frühgeburten ausgenommen.

Die wahre Reaktion verschiedener Gewebe ist bei Intoxikation in der Regel mehr sauer als bei anderen Erkrankungen; die Reaktionswerte gleichen denen bei Frühgeburten.

Die Intoxikationsacidose kann aus der Neugeborenen- und Hungeracidose wenigstens teilweise abgeleitet werden. Die Neugeborenenacidose kann hierbei als eine noch vorhandene latente acidotische Disposition wirken. Treten doch die meisten Intoxikationen in den ersten Lebensmonaten auf. Von den bei dieser Arbeit beobachteten bis ca. 70% der Fälle in den ersten 4 Monaten. Die **Hungeracidose** wirkt als tatsächlicher beitragender Faktor bei der **Entstehung der Intoxikationsacidose** in der großen Gruppe der Intoxikationen, die mit beträchtlichen Gewichtsstürzen einhergehen.

In dieser Gruppe, die die Mehrzahl der Intoxikationen umfaßt, spielt die Acidose eine gewisse ursächliche Rolle bei der Entstehung des toxischen Symptomenkomplexes.

Es kommen aber, wenn auch seltener, ganz plötzlich mitten in voller Gesundheit einsetzende Intoxikationen vor, wo die Acidose

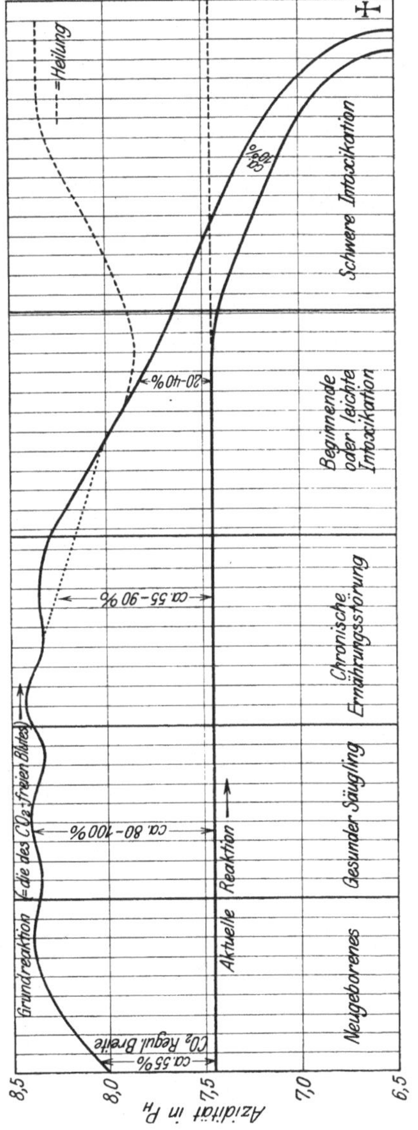

Fig. 33. Das Verhalten der aktuellen und der Grundreaktion und der CO₂-Regulationsbreite des Blutes bei neugeborenen, sowie bei gesunden, chronisch ernährungsgestörten und toxischen Säuglingen. Die Zahlen für P_H und die CO₂-Regulationsgrenze sind Durchschnittswerte. Die punktierte Linie (·····) = das vermutliche Verhalten bei einzelnen chronischen Ernährungsstörungen. Die Darstellung halbschematisch.

erst nach dem Auftreten des toxischen Symptomenkomplexes als eine Folgeerscheinung einsetzt.

Die wahre Reaktion der Leber wurde bei Intoxikationen in der Regel relativ saurer als die der anderen Organe gefunden. Weil die Galle, ein Produkt der lebenden Leberzelle, meistens annähernd dieselbe Wasserstoffionenkonzentration hatte wie die Leber kurz nach dem Tode, so wird es für sehr wahrscheinlich gehalten, daß diese relativ saure Reaktion des Lebergewebes schon im Leben existiert. Aus diesen und anderen Gründen wird die Leber als wichtigster Entstehungsort der sauren Stoffwechselprodukte bei Intoxikation angesehen.

Es werden ferner die Beziehungen der Acidose selbst mit einigen Einzelsymptomen der Intoxikation besprochen. Hierbei wird besonders betont, daß die Zuckerausscheidung im Urin in erster Linie von dem acidotischen Zustande des Körpers bei der Intoxikation abhängig ist.

Zur Bekämpfung der Acidose bei Intoxikation wird ein besonderes Phosphatgemisch vorgeschlagen, das bestrebt ist, eine normale Körperreaktion gegenüber der Säuerung aufrechtzuerhalten.

Weiter wird darauf hingewiesen, daß die Frauenmilchernährung in gewissem Sinne auch eine „antiacidotische" Therapie in sich schließt.

Bei Frauenmilchernährung werden nämlich viel saure Produkte durch den Darm als nicht neutralisiert ausgeschieden, worauf eine konstant vorkommende saure Reaktion der Stühle (hohe Wasserstoffionenkonzentration) deutet. In den Kreislauf aber werden bei Frauenmilchernährung hauptsächlich nur basische Bestandteile aufgenommen; denn der Urin zeigt hier meistens eine Reaktion, die sich im alkalischen Gebiete bewegte. Dagegen ist das Verhältnis bei den gewöhnlichen Kuhmilchmischungen in der Regel umgekehrt, wie es am deutlichsten beim Nahrungswechsel beobachtet werden konnte. Bezüglich der Ausscheidung der freien Wasserstoffionen des „Wasserstoffionenstoffwechsels" bestehen demnach zwischen Darm und Niere vikarierende Wechselbeziehungen.

Welcher von diesen Ausscheidungswegen in erster Linie in Anspruch genommen wird, hängt bei Nahrungszufuhr von der Art der Nahrung ab. In Hungerzuständen fällt die Ausscheidung der freien Wasserstoffionen ziemlich ausschließlich der Niere zu.

Herrn Professor La ngstein will ich wieder an dieser Stelle für seine liebenswürdige Unterstützung und sein reges Interesse an dieser Arbeit meinen besten Dank aussprechen.

X. Literatur-Verzeichnis.

(Bezieht sich nur auf Arbeiten, die in direktem Zusammenhang mit der Acidosefrage stehen. Andere im Text erwähnte Arbeiten siehe nur Fußnote.)

Araki, Über die Bildung von Milchsäure und Glykose im Organismus bei Sauerstoffmangel. III. Mitt. Zeitschr. f. physiol. Chemie 16, 453. 1892.

Aron Hans u. Marianne Franz, Organische Säuren im Säuglingsharn. Monatsschr. f. Kinderheilk. 12, 645. 1914.

Aschenheim, Über Zuckerausscheidung im Kindesalter. Verhandl. d. Gesellsch. f. Kinderheilk., Salzburg 1909, S. 178.

Baginsky, Über Acetonurie bei Kindern. Archiv f. Kinderheilk. 9, 1. 1888.

Bahrdt, Zur Pathogenese der akuten Verdauungsstörung im Säuglingsalter. Verhandl. d. Gesellsch. f. Kinderheilk., Karlsruhe 1911, S. 62.

Barthez u. Rilliet, Handbuch der Kinderkrankheiten. Deutsche Ausgabe von Dr. Hagen. Leipzig 1855, I. Teil, S. 701.

Bauer, Über Lungenblähung bei alimentärer Intoxikation. Verhandl. d. Gesellsch. f. Kinderheilk., Wien 1913, S. 25.

Begun, Herrmann u. Münzer, Über Acidosis und deren Regulation im menschlichen Körper. Biochem. Zeitschr. 71, 255. 1915.

Bendix, Zur Frage der Ammoniakausscheidung durch den Harn bei magendarmkranken Säuglingen. Jahrb. f. Kinderheilk. 48, 165. 1898.

Benjamin, Das Blut bei den Ernährungsstörungen des Säuglings. Verhandl. d. Gesellsch. f. Kinderheilk., Cöln 1908. S. 286.

van den Bergh, Zur Kenntniß der Gastroenteritis im Säuglingsalter. III. Mitt.: Einfluß von Alkalizufuhr auf die Ammoniakausscheidung. Jahrb. f. Kinderheilk. 45, 265. 1897.

Bernhard, Osmotischer Druck und Eiweißgehalt des Blutes alimentär intoxizierter Säuglinge. Dissert. Leipzig 1913.

Bernheim - Karrer, Über den Einfluß der Milchzersetzung auf die Entstehung akuter Verdauungsstörungen der Säuglinge. Zeitschr. f. Kinderheilk. 13, 435. 1916.

Bostock, Gertrude, Zur Kenntnis der Säureintoxikation. Zeitschr. f. phys. Chemie 84, 468. 1913.

Brüning, Über die Beziehungen zwischen Lebererkrankungen und postmortaler Oxydationskraft des Lebergewebes. Monatsschr. f. Kinderheilk. 2, 129. 1903.

Camerer, Die stickstoffhaltigen Bestandteile im menschlichen Urin und die sogenannte Acidose. Monatsschr. f. Kinderheilk. 2, 1. 1903.

Mc Cleave, Th. C., Acute acid intoxication in children. Journ. of the Amer. med. Assoc. 61, 1764. 1913. Ref.: Zentralbl. f. d. ges. inn. Med. 9, 4. 1914.

Czerny, Zur Kenntnis der Gastroenteritis im Säuglingsalter. IV. Mitt.: Respirationsstörungen. Jahrb. f. Kinderheilk. 45, 271. 1897.

Czerny u. Keller, Zur Kenntnis der Gastroenteritis im Säuglingsalter. V. Mitt.: Säurebildung. Jahrb. f. Kinderheilk. **45**, 274. 1897.

— — Des Kindes Ernährung usw. II. Teil, 9. Kapitel, S. 135 ff. Alimentäre Toxikosen der Kinder im ersten Lebensjahre. Leipzig und Wien 1906/09 (F. Deuticke).

Douglas, C. Gordon, Die Regulation der Atmung beim Menschen. Ergebnisse d. Physiol. **14**, 338. 1914.

Elias, Über die Rolle der Säure im Kohlenhydratstoffwechsel. Über Säurediabetes. Biochem. Zeitschr. **48**, 120. 1913.

— u. Kolb, Über die Rolle der Säure im Kohlenhydratstoffwechsel. II. Mitt.: Über Hungerdiabetes. Biochem. Zeitschr. **52**, 331. 1913.

Embden u. Kalberlah, Über Acetonbildung in der Leber. Beiträge z. chem. Physiol. u. Pathol. **8**, 121. 1906.

Feer, Die Ernährungsstörungen im Säuglingsalter und ihre Behandlung. Beihefte zur Med. Klin. **5**, 1. 1909.

Feldman u. Hill, Journ. of Physiol. **42**, 439. 1911. Zit. bei Douglas, Ergebnisse d. Physiol. **14**, 338. 1914.

Finkelstein, Zur Ätiologie der Ernährungsstörungen der Säuglinge. Verhandl. d. Gesellsch. f. Kinderheilk., Stuttgart 1906, S. 117.

— Über alimentäre Intoxikation im Säuglingsalter. (Monographie.) Berlin 1910 (Karger). Sonderabdruck aus dem Jahrb. f. Kinderheilk. **65/68**.

Fischler, Die Hervorbringung der Fleischintoxikation beim Eckschen Fistelhunde. Deutsches Archiv f. klin. Med. **113**, 530. 1914.

Fleisch, Handbuch über die Krankheiten der Kinder. 4 Bde. Leipzig 1803 (Jacobäer). Daselbst 1. Bd., S. 510 ff.

Forschbach, Zur Frage der Muskelmilchsäure beim Diabetes mellitus und der glykolytischen Kraft des Muskels. Biochem. Zeitschr. **58**, 339. 1913/14.

Freund, Zur Kenntnis der Oxydationsvorgänge bei gesunden und kranken Säuglingen. Verhandl. d. Gesellsch. f. Kinderheilk., Hamburg 1901, S. 187.

— Zur Kenntnis der chronischen Ernährungsstörungen der Säuglinge. II. Mitt.: Säuren und Basen im Urin kranker Säuglinge. Monatsschr. f. Kinderheilk. **1**, 230. 1902.

Friedericia, Über die Bestimmung der diabetischen Acidosis durch Untersuchung der Kohlensäurespannung in der Lungenluft. Zeitschr. f. klin. Med. **80**, 1. 1914.

Gaethgens, Zur Frage der Ausscheidung freier Säuren durch den Harn. Vorläufige Mitteilung. Centralbl. f. d. med. Wissensch. **10**, 833. 1872.

Götzky, Der physiologische Blutzuckergehalt beim Kinde nach der Mikromethode von Bang. Zeitschr. f. Kinderheilk. **9**, 44. 1913.

Griesbach u. Oppenheimer, Über Milchsäurebildung im Blute. Biochem. Zeitschr. **55**, 323. 1913.

Hacker, Reversible Lähmungen von Hautnerven durch Säuren und Salze. Zeitschr. f. Biol. **64**, 224. 1914.

Hagner, Schwankungen im Eiweißgehalt und in der Leitfähigkeit beim Säuglingsblute. Zeitschr. f. Kinderheilk. **8**, 50. 1913.

Hallervorden, Über Ausscheidung von Ammoniak im Urin bei pathologischen Zuständen. Archiv f. experim, Pathol. u. Pharmakol. **12**, 237. 1880.

Hasselbalch, Neutralitätsregulation und Reizbarkeit des Atemzentrums in ihren Wirkungen auf die Kohlensäurespannung des Blutes. Biochem. Zeitschr. 46, 403. 1912.

— Ammoniak als physiologischer Neutralitätsregulator. Biochem. Zeitschr. 74, 18. 1916.

— Die „reduzierte" und die „regulierte" Wasserstoffzahl des Blutes. Biochem. Zeitschr. 74, 56. 1916.

— u. Lundsgaard, Blutreaktion und Lungenventilation. Skand. Archiv f. Physiol. 27, 13. 1912.

— u. Gammeltoft, Die Neutralitätsregulation des graviden Organismus. Biochem. Zeitschr. 68, 206. 1915.

— u. Lindhard, Zur experimentellen Physiologie des Höhenklimas. IV. Biochem. Zeitschr. 74, 1. 1916.

Hecht, Das Verhalten der Fettsäurebildung im Darminhalt des Säuglings. Münch. med. Wochenschr. 57, 63. 1910.

Hecker, Periodisches Erbrechen mit Acetonämie. Periodische Acetonämie. Ergebnisse d. inn. Med. u. Kinderheilk. 7, 242. 1911.

Heim, Die Rolle der Wärmestauung und Exsiccation bei der Intoxikation der Säuglinge. Archiv f. Kinderheilk. 59, 91. 1913.

— u. John, Über die interne Anwendung von Salzlösungen bei Behandlung der akuten Ernährungsstörungen im Säuglingsalter. Monatsschr. f. Kinderheilk. 6, 561. 1907.

— — Die Behandlung der Exsiccation mit Salzlösungen. Jahrb. f. Kinderheilk. 70, 96. 1909.

Henderson u. Spiro, Zur Kenntnis des Ionengleichgewichts im Organismus. I. Teil: Über Basen- und Säuregleichgewicht im Harn. Biochem. Zeitschr. 15, 105. 1909.

— u. Palmer, On the several factors of acid excretion. Journ. of biol. Chem. 17, 305. 1914.

Hildebrandt, Über eine experimentelle Stoffwechselabnormität. Zeitschr. f. physiol. Chemie 35, 141. 1902.

Hirschfeld, Untersuchungen über alimentäre Intoxikation in ihren Beziehungen zum sympathischen Nervensystem. Jahrb. f. Kinderheilk. 78, 197. 1913. Erg.-Heft.

Hofmeister, Über Resorption und Assimilation der Nährstoffe. VI. Mitt.: Über den Hungerdiabetes. Archiv f. experim. Pathol. u. Pharmakol. 26, 355. 1890.

Hofsten, von, Cholera infantum på allmänna barnhuset i Stockholm 1887. zit. nach Grosz; Jahrbuch f. Kinderh. 34, 84. 1892.

Howland and Mc K. Marriott, Observations upon the so-called food intoxication of infants with especial reference to the alveolar air. Proc. of the Soc. for experim. Biol. and Med. 12, 51. 1914.

— — als Referenten in: A discussion of acidosis with special reference to that occuring in the diseases of childhood in the New York Akademy of Medicine, Section on Pediatrics, Dec. 2nd 1915. Ref.: Arch. of Ped. 33, 124, Febr. 1916.

Hüssy, Weitere Beiträge zur Kenntnis der Acidosis im Kindesalter. Zentralbl. f. Physiol. u. Pathol. d. Stoffwechsels, N. F. 1, 36. 1906.

Hutinel, Les réactions méningées dans l'azotémie chez les nourrissons. Paris méd. **4**, 41. 1913.

Jaeger, Über akute Magenerweichung durch Vermehrung der Essigsäure usw. Zit. nach Barthez u. Rilliet, Handb. d. Kinderkrankheiten. Deutsche Ausgabe von Dr. Hagen. Leipzig 1855, I. Teil, S. 701.

Irisawa, Über die Milchsäure im Blute und im Harne. Zit. nach O. Porges, Wiener klin. Wochenschr. **24**, 1147. 1911.

Jundell, Untersuchungen über den Stoffwechsel bei der Dyspepsie und der alimentären Intoxikation. Zeitschr. f. Kinderheilk. **8**, 235. 1913.

Kaminer u. Mayerhofer, Über den klinischen Wert der Bestimmung des anorganischen Phosphors im Harne unnatürlich ernährter Säuglinge. Zeitschr. f. Kinderheilk. **8**, 24. 1913.

Keller, Zur Kenntniss der Gastroenteritis im Säuglingsalter. II. Mitt.: Ammoniakausscheidung. Jahrb. f. Kinderheilk. **44**, 25. 1897.

— Über die Bedeutung der Acidität des Harns beim magendarmkranken Säugling. Jahrb. f. Kinderheilk. **47**, 176. 1898.

— Zur Kenntnis der Gastroenteritis im Säuglingsalter. VI. Mitt.: Einfluß der Zufuhr von Ammoniaksalzen auf die Harnstoffausscheidung. Jahrb. f. Kinderheilk. **47**, 187. 1898.

— Das Schicksal der Amidosäuren im Organismus des magendarmkranken Säuglings. Centralbl. f. allg. Pathol. u. pathol. Anat. **9**, 739. 1898.

— Malzsuppe, eine Nahrung für magendarmkranke Säuglinge. Jena 1898 (Fischer).

— Zur Kenntnis der chronischen Ernährungsstörungen der Säuglinge. III. Mitt.: Fettumsatz und Acidose. Monatsschr. f. Kinderheilk. **1**, 234. 1902.

Kenneway, Pembrey and Poulton, Observations on acidosis. Journ. of Physiol. **47**. 1913/14. (Proc. of the Physiol. Soc., Oct. 18, 1913, p. X/XI.)

Klose, Zur Kenntnis der Körperzusammensetzung bei Ernährungsstörungen. Verhandl. d. Gesellsch. f. Kinderheilk., Wien 1913, S. 268 und Jahrb. f. Kinderheilk. **80**, 154. 1914.

Koch, Über den mikrochemischen Nachweis der Acidose bei Ernährungsstörungen. Monatsschr. f. Kinderheilk. **8**, 465. 1909/10.

Koppel u. Spiro, Über die Wirkung von Moderatoren (Puffern) bei der Verschiebung des Säure-Basengleichgewichtes in biologischen Flüssigkeiten. Biochem. Zeitschr. **65**, 409. 1914.

Külz, Über eine neue linksdrehende Säure (Pseudooxybuttersäure). Ein Beitrag zur Kenntnis der Zuckerruhr. Zeitschr. f. Biol. **20**, 165. 1884.

Kussmaul, Zur Lehre vom Diabetes mellitus. Deutsches Archiv f. klin. Med. **14**, 1. 1874.

Langstein u. Meyer, Die Acidose im Kindesalter. I. Mitt.: Die Acidose des älteren Kindes. Jahrb. f. Kinderheilk. **61**, 454. 1905.

— u. Steinitz, Lactase und Zuckerausscheidung bei magendarmkranken Säuglingen. Beiträge z. chem. Physiol. u. Pathol. **7**, 575. 1906.

Lauritzen, Über Acidosebestimmungen und ihre klinische Anwendbarkeit bei Diabetes mellitus. Zeitschr. f. klin. Med. **80**, 13. 1914.

Luzzatto, Über die Natur und Ursachen der Morphinglykosurie. Archiv f. experim. Pathol. u. Pharmakol. **52**, 95. 1905.

Magnus - Levy, Die Acetonkörper. Ergebnisse d. inn. Med. u. Kinderheilk.
1, 352. 1908. (Gute Literaturübersicht über Acetonkörper.)

Marshall, The theories of acidosis and acidosis in children. Arch. of Pediatr.
31, 121. 1914.

Martius, Konstitution und Vererbung in ihren Beziehungen zur Pathologie.
Enzyklopädie der klin. Med. Berlin 1914 (Springer).

Masel, Zur Frage der Säurevergiftung beim Coma diabeticum. Zeitschr. f. klin.
Med. 79, Heft 1/2. Ref. im Zentralbl. f. Physiol. 28, 181. 1914.

Meyer, Zur Kenntnis des Stoffwechsels bei den alimentären Intoxikationen.
Jahrb. f. Kinderheilk. 65, 585. 1907.

— Experimentelle Untersuchungen zum alimentären Fieber. Deutsche med.
Wochenschr. 35, 194. 1909.

— Die Bedeutung der Mineralsalze bei den Ernährungsstörungen des Säuglings.
Verhandl. d. Gesellsch. f. Kinderheilk., Salzburg 1909, S. 1.

— u. Langstein, Die Acidose im Kindesalter. II. Mitt.: Die Acidose des Säuglings. Verhandl. d. Gesellsch. f. Kinderheilk., Meran 1905, S. 182 und Jahrb.
f. Kinderheilk. 63, 30. 1906.

— u. Rietschel, Über den Eiweißstoffwechsel bei schweren Ernährungsstörungen
der Säuglinge. Verhandl. d. Gesellsch. f. Kinderheilk., Stuttgart 1906, S. 241.

Michaelis, Die Wasserstoffionenkonzentration. Ihre Bedeutung für die Bio-
logie und die Methoden ihrer Messung. Berlin 1914 (Springer).

— Die Bedeutung der Wasserstoffionenkonzentration des Blutes und der Gewebe. Deutsche med. Wochenschr. 40, 1170. 1914.

— u. Kramsztyk, Die Wasserstoffionenkonzentration der Gewebssäfte. Biochem. Zeitschr. 62, 180. 1914.

Minkowski, Über das Vorkommen von Oxybuttersäure im Harn bei Diabetes
mellitus. Ein Beitrag zur Lehre vom Coma diabeticum. Archiv f. experim.
Pathol. u. Pharmakol. 18, 35. 1884.

Mohr u. Staehelin, Handbuch der inneren Medizin. Bd. IV., S. 589, Kapitel:
Diabetes mellitus von J. Baer. Berlin 1912 (Springer).

Morse, Acid intoxication in infance and childhood. Arch. of Pediatr., Aug. 1905;
zit. bei Hecker, Ergebnisse d. inn. Med. u. Kinderheilk. 7, 242. 1911.

Müller, E., Durstfieber bei Säuglingen. Berl. klin. Wochenschr. 47, 673. 1910.

Müller, Franz, Über Acetonglykosurie. Archiv f. experim. Pathol. u. Pharmakol. 46, 61. 1901.

Müller, Friedrich, Handbuch der Ernährungstherapie; zit. nach Langstein
u. Meyer, Jahrb. f. Kinderheilk. 61, 459. 1905.

Münzer, Die harnstoffbildende Funktion der Leber. Archiv f. experim. Pathol.
u. Pharmakol. 33, 164. 1894.

Naunyn, Der Diabetes mellitus. 2. Aufl. Wien 1906 (Hölder).

Niemann, Die alimentäre Glykämie des Säuglings. Jahrb. f. Kinderheilk. 83,
11. 1916.

Nobécourt et Marcel Maillet, Chlorurémie et Azotémie chez les nourrissons.
Le Nourrisson 1, 75. 1913.

von Noorden, Die Zuckerkrankheit und ihre Behandlung. VI. Aufl. Berlin
1912 (Hirschwald).

Novak, Leimdörfer u. Porges, Über die CO_2-Spannung des Blutes in der Gravidität. Zeitschr. f. klin. Med. **75**, 301. 1912.

— u. Porges, Über die Acidität des Blutes bei Osteomalazie. Wiener klin. Wochenschr. **26**, 1791. 1913.

Pechstein, Reaktion des ruhenden und arbeitenden Froschmuskels. Biochem. Zeitschr. **68**, 140. 1915.

Pfaundler, Über Stoffwechselstörungen bei magendarmkranken Säuglingen. Jahrb. f. Kinderheilk. **54**, 247. 1901.

— Physikalisch-chemische Untersuchungen an Kinderblut. Verhandl. d. Gesellsch. f. Kinderheilk., Breslau 1904, S. 24.

— Zur Frage der „Säurevergiftung" beim chronisch magendarmkranken Säugling. Jahrb. f. Kinderheilk. **60**, 719. 1904.

— Über die aktuelle Reaktion des kindlichen Blutes. Archiv f. Kinderheilk. **41**, 161. 1905.

Porges, Über die Autointoxikation mit Säuren in der menschlichen Pathologie. Wiener klin. Wochenschr. **24**, 1147. 1911.

— Leimdörfer u. Markovici, Über die CO_2-Spannung des Blutes in pathologischen Zuständen. Zeitschr. f. klin. Med. **73**, 389. 1910.

Reis u. Jehn, Alimentäre Galaktosurie bei Leberkrankheiten. Deutsches Archiv f. klin. Med. **108**, 187. 1912.

Rietschel, Inanition und Zuckerausscheidung im Säuglingsalter. Zeitschr. f. Kinderheilk. **7**, 282. 1913.

Rona u. Wilenko, Beiträge zur Frage der Glykolyse. IV. Biochem. Zeitschr. **62**, 1. 1914.

— u. Ylppö, Der Einfluß der Acidität auf die Dissoziationskurve des Hämoglobins. Biochem. Zeitschr. (im Druck).

Rott, Die Farbreaktion des Gewebes bei der Säuglingsacidose. Mcnatsschr. f. Kinderheilk. **7**, 73. 1908.

Roubitschek, Alimentäre Galaktosurie bei experimenteller Phosphorvergiftung. Deutsches Archiv f. klin. Med. **108**, 225. 1912.

Rovere, Sulla concentrazione dell' albumina nel siero di sangue nelle gastroenteriti dei lattanti. Riv. di Clin. Pediatrica **11**, 347. 1913.

Ruschhaupt, Über Acetonglykosurie. Archiv f. experim. Pathol. u. Pharmakol. **44**, 127. 1900.

Salge, Der akute Dünndarmkatarrh des Säuglings. Leipzig 1906 (Thieme).

— Die Reaktion des Blutserums bei alimentärer Intoxikation des Säuglings. Vorläufige Mitteilung. Zeitschr. f. Kinderheilk. **4**, 92. 1912.

— Beispiele für die Bedeutung physikalischer und physikalisch-chemischer Forschungen in der Physiologie und Pathologie des Säuglings. Zeitschr. f. Kinderheilk. **7**, 292. 1913.

Salkowski, Über die Möglichkeit der Alkalientziehung beim lebenden Thier. Archiv f. pathol. Anat. u. Physiol. u. f. klin. Med. **58**, 1. 1873.

Schlossmann u. Murschhauser, Über den Einfluß der vorangegangenen Ernährung auf den Stoffwechsel im Hunger. Biochem. Zeitschr. **53**, 265. 1913.

— — Der Stoffwechsel des Säuglings im Hunger. II. Mitteil. Biochem. Zeitschr. **58**, 493. 1914.

Schwyzer, Acidose und Anstrengung. Biochem. Zeitschr. **60**, 310. 1914.

Secchi, Über die Wirkung der Salzsäure auf die Alkaliausscheidung. Biochem. Zeitschr. **67**, 143. 1914.

von Skramlik, Über Harnacidität. Zeitschr. f. physiol. Chemie **71**, 290. 1911.

Soldin, Zur Kenntnis der Darmfäulnis im Säuglingsalter bei verschiedenartiger Ernährung. Jahrb. f. Kinderheilk. **65**, 292. 1907.

Sonnenberger, Über Intoxikationen durch Milch. Verhandl. d. Gesellsch. f. Kinderheilk., Frankfurt a. M. 1896, S. 129.

Stadelmann, Über die Ursachen der pathologischen Ammoniakausscheidung beim Diabetes mellitus und des Coma diabeticum. Archiv f. experim. Pathol. u. Pharmakol. **17**, 419. 1883.

— Über den Einfluß der Alkalien auf den menschlichen Stoffwechsel. Stuttgart 1890.

Stäubli, Beiträge zu Pathologie und Therapie des Diabetes mellitus. Deutsches Archiv f. klin. Med. **93**, 107. 1908.

— Untersuchungen über die Acetonurie bei Diabetes mellitus. Korrespondenzbl. f. Schweizer Ärzte **38**, 137. 1908.

Steinitz, Zur Kenntnis der chronischen Ernährungsstörungen der Säuglinge. I. Mitt.: Alkalistoffwechsel. Monatsschr. f. Kinderheilk. **1**, 225. 1902.

— Zur Kenntnis der chronischen Ernährungsstörungen der Säuglinge. Jahrb. f. Kinderheilk. **57**, 689. 1903.

Stoeltzner, Oxypathie. Berlin 1911 (Karger).

Straub, Acidosebestimmungen bei Diabetes mellitus. Klinische Untersuchungen über die Kohlensäurespannung der Alveolarluft. Deutsches Archiv f. klin. Med. **109**, 223. 1913.

— Acidose des Blutes bei Urämie. Münch. med. Wochenschr. **61**, 1499. 1914.

Szili, Experimentelle Untersuchungen über Säureintoxikation. Archiv f. d. ges. Physiol. **115**, 82. 1906.

Thiemich, Über Leberdegeneration bei Gastroenteritis. Zieglers Beiträge z. pathol. Anat. u. z. allg. Pathol. **20**, 179. 1896.

Tobler, Über die Schwefelausscheidung im Harn der Säuglinge. Verhandl. d. Gesellsch. f. Kinderheilk., Salzburg 1909, S. 94.

— Über Veränderungen im Mineralstoffbestand des Säuglingskörpers bei akuten und chronischen Gewichtsverlusten. Jahrb. f. Kinderheilk. **73**, 566. 1911.

— u. Bessau, Allgemeine pathologische Physiologie der Ernährung und des Stoffwechsels im Kindesalter. Wiesbaden 1914 (Bergmann).

Tugendreich, Histologischer Nachweis der Acidose des Säuglings. Berl. klin. Wochenschr. **45**, 886. 1908.

Valagussa, Policlinico 1902; zit. nach Hecker, Ergebnisse d. inn. Med. u. Kinderheilk. **7**, 260. 1911.

Walter, Untersuchungen über die Wirkung der Säuren auf den tierischen Organismus. Archiv f. experim. Pathol. u. Pharmakol. **7**, 148. 1877.

Wyss, von, Über Ödeme durch Natrium bicarbonicum. Deutsches Archiv f. klin. Med. **111**, 93. 1913.

XI. Protokolle.

I. Acidität des Urins bei Frühgeburten, Neugeborenen usw. bei verschiedener Ernährung.

Fall Nr.	Datum	Name	Alter	Gewicht	Diagnose	Ernährung	P_H des Urins
	1914						
1.	21. 9.	Luste, Margot	24 Tg.	1300 g	Frühgeburt, ge-sund	Frauenmilch	5,61
	26. 9.		29 ,,			,,	5,38
	5. 10.		38 ,,			,,	5,70
	5. 10.		38 ,,			,,	6,21
	12. 10.		6 Woch.			,,	6,06
	19. 10.		7 ,,	1760 g		,,	5,71
	26. 10.		8 ,,			,,	5,79
	3. 11.		9 ,,			,,	6,31
	9. 11.		10 ,.			,,	5.60
	16. 11.		11 ,,	2200 g		,,	7,35
	23. 11.		12 ,,			,,	6,15
	30. 11.		3 Mon.			,,	7,01
	7. 12.		$3^1/_4$ Mon.	2450 g		,,	7,74
	14. 12.		$3^1/_2$,,			,,	6,70
	21. 12.		$3^3/_4$,,	2680 g		,,	7,01
2.	18. 8.	Schwersenski, Hans	21 Tg.	1100 g	Frühgeburt, ge-sund	Frauenmilch	5,57
	5. 9.		39 ,,			,,	5,65
	15. 9.		49 ,,	1600 g		,,	5,47
	26. 9.		2 Mon.			Buttermilch 120 g Frauenmilch 200 g	5,06
	5. 10.		$2^1/_4$ Mon.			,,	5,24
	12. 10.		$2^1/_2$,,	2150 g		$^1/_2$ Milch (Larosan) $2^0/_0$ Z.	5,58
	19. 10.		$2^3/_4$,,			do.	5,12
	26. 10.				wird sehr blaß	Frauenmilch s. 20. X.	5,51
	2. 11.		3 ,,		Craniotabes	,,	5,21
	9. 11.		$3^1/_4$,,	2250 g	do.	,,	5,60
	10. 11.				do.	,,	5,48
	23. 11.		$3^3/_4$,,		do.	,,	5,71
	30. 11.		4 ,,	2520 g	do.	,,	6,62
	7. 12.		$4^1/_4$,,		do.	,,	5,90
	14. 12.		$4^1/_2$,,		do.	,,	5,34
	21. 12.		$4^3/_4$,,	2740 g	sehr blaß, Cra-niotabes	,,	5,51
3.	18. 8.	Möller, Karl	4 Woch.	2120 g	Frühgeburt, ge-sund	Frauenmilch	5,30
	5. 9.		$1^1/_2$ Mon.	2350 g		,,	5,98
	25. 9.		2 Mon.	2580 g		,,	7,25
	5. 10.			2680 g		,,	6,91
	12. 10.			2750 g	plötzlich Krämpfe	Buttermilch s. 9. X.	5,88
	19. 10.			2840 g		Frauenmilch s. 16. X.	7,38
	26. 10.		3 Mon.	2960 g		,,	6,67
	2. 11.			3040 g		,,	6,39

Fall Nr.	Datum	Name	Alter	Gewicht	Diagnose	Ernährung	P_H des Urins
	1914						
3.	10.11.	Möller, Karl	3 Mon.	3060 g	plötzlich Krämpfe	Frauenmilch s. 16.10.	6,48
	16.11.			3220 g		„	6,92
	25.11.		4 Mon.	3380 g	etwas blaß	Butterm. Frauenm. $\overline{aa} = 300$ g	6,46
	7.12.			3530 g		Buttermilch 600 g	6,69
4.	18.8.	Genthe, Alexander	16 Tg.	2400 g	Frühgeburt, gesund	Frauenmilch	6,22
	5.9.		4 Woch.	2900 g		„	6,20
	15.9.			3200 g		Frauenm. Vilbel $\overline{aa} = 230$ g	6,06
	26.9.			3240 g		½ Milch (Larosan) Frauenm. $\overline{aa} = 240$ g	6,05
	5.10.			3250 g		½ Milch (Larosan) m. 5% RZ.	5,72
	26.10.		2¾ Mon.	3350 g		nur ½ Milch mit 5% RZ.	6,49
	10.11.		3¼ Mon.	3500 g		Buttermilch 440 g Frauenmilch 240 g	6,48
	16.11.			3500 g		Butterm. Frauenm. $\overline{aa} = 350$ g	6,69
	26.11.			3500 g		Malzsuppe seit 25. XI. 600 g	**5,85**
	7.12.		4 Mon.	3700 g	Stühle etwas dünn	Malzsuppe seit 25. XI. 720 g	7,83
	14.12.			3800 g	do.	do.	7,34
5.	18.8.	Karschat, Herbert	1 Mon.	1700 g	Frühgeburt, gesund	Frauenmilch	6,06
	7.9.		1½ Mon.	2100 g		Frauenmilch 250 g Buttermilch 100 g seit 6. IX.	5,29
	15.9.		1¾ Mon.	2360 g		Frauenm. Butterm. $\overline{aa} = 180$ g	5,28
	5.10.			2600 g		Frauenm. seit 27. IX.	6,56
	19.10.		3 Mon.	2800 g		Butterm. seit 11. X.	6,02
	26.10.			2900 g		Frauenm. seit 20. X.	6,21
	23.11.		4¼ Mon.	3200 g		Butterm. Frauenm. $\overline{aa} = 300$ g	6,25
6.	18.8.	Pieper, Walter	1½ Mon.	2050 g	Frühgeburt, gesund	Frauenmilch	5,04
	5.9.		2 Mon.	2400 g		½ Milch m. 5% RZ. 180 g Frauenmilch 240 g	5,82

Fall Nr.	Datum	Name	Alter	Gewicht	Diagnose	Ernährung	P_H des Urins
	1914						
6.	15. 9.	Pieper, Walter	2 Mon.	2500 g	Frühgeburt, gesund	Frauenm. $\}$ $^1/_2$ Milch $\}$ āā = 220 g m. 5°/₀ RZ. $\}$	6,39
	26. 9.			2550 g		Frauenmilch 210 g $\}$ $^1/_2$ Milch mit 5°/₀ $\}$ RZ. 250 g $\}$	6,78
	26. 10.		3$^1/_2$ Mon.	3180 g		$^1/_2$ Milch m. 5°/₀ RZ.	6,51
	2. 11.			3300 g		,,	5,89
7.	5. 10.	Gliese, Edith	7 Woch.	1900 g	Frühgeburt, gesund ·	Frauenmilch 220 g Buttermilch 110 g	5,03
	13. 10.		2 Mon.	2050 g		Butterm. seit d. 10. X.	5,19
	19. 10.			2080 g		$^1/_2$ Milch (Larosan)	6,08
	26. 10.			2080 g		Frauenm. s. d. 20. X.	6,50
	2. 11.			2160 g		,,	5,38
	9. 11.			2220 g		,,	5,68
	16. 11.		ca. 3 Mon.	2360 g		,,	6,07
	23. 11.			2500 g		,,	6,15
	30. 11.			2680 g		,,	7,27
	7. 12.			2900 g		Buttermilch 160 g Frauenmilch 320 g	5,72
	14. 12.			2950 g		Buttermilch 180 g Frauenmilch 320 g	6,80
	21. 12.		ca. 4 Mon.	3100 g		$^1/_2$ Milch mit 5°/₀ SZ. seit 19. XII.	5,89
8.	21. 9.	Meyer, Hildegard	6 Tage	1300 g	Frühgeburt, gesund	Frauenmilch	6,33
	5. 10.		20 Tage	1500 g		,,	5,77
	12. 10.		ca. 1 Mon.	1700 g		,,	7,90
	19. 10.			1840 g		,,	5,32
	26. 10.			2000 g		Buttermilch 100 g $\}$ Frauenmilch 200 g $\}$ seit 25. X. $\}$	5,09
	23. 11.		2$^1/_4$ Mon.	2450 g		Frauenm. $\}$ āā = 210 g Butterm. $\}$	5,89
	30. 11.		2$^1/_2$ Mon.	2600 g		Frauenmilch 140 g Buttermilch 280 g	6,36
9.	26. 9.	Lux, Hansi	13 Tage	1480 g	Frühgeburt, gesund	Frauenmilch	7,29
	5. 10.		3 Woch.	1600 g		,,	5,67
	12. 10.		4 Woch.	1700 g		,,	8,00
	13. 10.			1720 g		,,	8,05
	19. 10.		5 Woch.	1820 g		,,	5,31
	26. 10.			1900 g		,,	5,12

Fall Nr.	Datum	Name	Alter	Ge-wicht	Diagnose	Ernährung	P_H des Urins
9.	1914 23.11.	Lux, Hansi	$2^1/_2$ Mon.	2400 g	Frühgeburt, ge-sund	Butterm. Frauenm. $\bar{a}\bar{a} = 210$ g	5,49
	30.11.		$2^3/_4$ Mon.	2520 g		,,	5,90
10.	8.10.	Gozdziki, Helene	2 Tage	1300 g	Frühgeburt mit asphykt. Anfäll.	Frauenmilch	5,63
	12.10.		6 ,,	1300 g	do.	,,	8,71
	13.10.		7 ,,	1340 g	do.	,,	5,23
	19.10.		13 ,,	1380 g	do.	,,	5,34
11.	18.8.	Langfritz, Hans	6 Woch.	2400 g	Frühgeburt, ge-sund	Frauenmilch	7,94
12.	13.10.	Bassewitz, L.	$1^1/_2$ Mon.	2600 g	Frühgeburt, En-teritis	Frauenmilch 370 g $^1/_2$ Milch, 5% RZ. 160 g	8 32
13.	1.10.	Bamburg	3 Mon.	3720 g	Frühgeburt	Frauenmilch 560 g	6,77
14.	19.,9.	Melz	7 Tage	1700 g	Frühgeburt, As-phykt. Anfälle	Frauenmilch 250 g	6,10
15.	15.9.	Bennecke, Kurt	$2^1/_2$ Mon.	2800 g	Frühgeburt	Frauenm. Butterm. $\bar{a}\bar{a} = 210$ g	6,84
16.	23.11.	Freitag, Georg	12 Std.	3000 g	Neugeborenes, gesund	Frauenmilch 20 g	5,75
	24.11.		36 Std.	2800 g		,, 180 g	5,82
	25.11.		3 Tage	2780 g		,, 250 g	5,87
	26.11.		4 ,,	2840 g		,, 340 g	5,77
	28.11.		6 ,,	2800 g		,, 400 g	5,45
	30.11.		8 ,,	2940 g		,, 500 g	5,84
	1.12.		9 ,,	2940 g		,, 500 g	6,04
	2.12.		10 ,,	3000 g		,, 520 g	5,75
	3.12.		11 ,,	3060 g		,, 450 g	5,95
17.	20.11.	Jander, Karl	2 ,,	2500 g	Neugeborenes, gesund (Geb.-Gew. 2700 g)	Frauenmilch 210 g	5,66
	29.11.		11 ,,	2560 g		,, 350 g	5,94
	30.11.		12 ,,	2600 g		,, 390 g	7,22
	1.12.		13 ,,	2640 g		,, 380 g	7,16
	2.12.		14 ,,	2680 g		,, 450 g	6,15
	3.12.		15 ,,	2700 g		,, 430 g	5,86
	4.12.		16 ,,	2760 g		,, 470 g	5,64
18.	7.9.	Zaczinski, Karl	3 ,,	2700 g	Neugeborenes, gesund	Frauenmilch 120 g	6,18
19.	17.9.	Buschmann, W.	2 Std.	3600 g	Neugeborenes	noch keine Nahrung	6,01

Fall Nr.	Datum	Name	Alter	Ge-wicht	Diagnose	Ernährung	P_H des Urins
20.	1914 17. 9.	Weber, K.	20 Tage	3200 g	Neugeborenes, Gehirnblutungen	Frauenmilch 500 g	6,25
21.	5. 10.	Schneidt, Else	6 Mon.	4200 g	Atrophie, chron. Ernährungsstör.	$^1/_2$ Milch (Larosan) 5$^0/_0$ RZ.	4,91
22.	5. 10.	Thiele, Käte	7$^1/_2$ Mon.	5800 g	Pyelitis, Bronchitis	$^2/_3$ Milch 5$^0/_0$ RZ.	6,70
	12. 10.					+ Mondamin	6,04
	14. 12.		9$^1/_3$ Mon.	6400 g		$^2/_3$ Milch 5$^0/_0$ RZ. + Beikost	6,43
23.	3. 9.	Schröder, Erwin	1 Jahr, $^3/_4$ Mon.	9800 g	Enterokatarrh (Rekonvalesz.)	$^1/_2$ Milch (Larosan) 500 g	5,97

Einfluß der Acidität der Nahrung auf die Acidität des Urins.

Fall Nr. 24.

Biging, Kurt, Frühgeburt, geb. 4. XII. 14 mit 1900 g Gewicht. Zartes Kind, Lunge o. B. Bekommt von Anfang an nur Frauenmilch, und zwar am 5. XII. 60 g, am 6. XII. 140 g, am 7. XII. 180 g, am 8. und 9. XII. je 140 g, dann langsam steigend bis 350 g am Ende des Versuches 21. XII.

Vom 12. XII. 6 Uhr früh bis 14. XII. 6 Uhr früh bekam das Kind täglich 280 g von folgendem saurem Nahrungsgemisch:

$$\frac{\text{n-Milchsäure} \quad 1 \text{ Teil}}{\text{n}/_2\text{-Na-Lactat} \quad 4 \text{ Teile}} = 10 \text{ ccm}$$

$$\text{und Frauenmilch} = 100 \text{ ccm}$$

P_H dieses Gemisches war 4,58. Das Casein fiel in feinen Flocken aus. Das Kind trank die Mischung gut, nahm während des Versuches von 1720 g bis 1800 g zu.

P_H des Urins

vor der Säuremilch:

5. XII. 8^h vorm.	Urin (Kind 1 Tag alt)	6,26
5. XII. 8^h vorm.	(Meconium P_H = 5,90)	
6. XII. 8^h vorm.	Urin	6,95
7. XII. 8^h vorm.	Urin	7,32
8^h nachm.	Urin	7,20
8. XII. 8^h vorm.	Urin	6,56
9. XII. 9^h vorm.	Urin	7,10
7^h nachm.	Urin	6,81
10. XII. 9^h vorm.	Urin	6,99
8^h nachm.	Urin	6,63
11. XII. 9^h vorm.	Urin	7,09
6^h nachm.	Urin	6,60

während der Säuremilch:

12. XII. 8^h vorm.	Urin	6,96
5^h nachm.	Urin	6,59

13. XII.	9^h vorm.	Polyurie	8,35
	8^h nachm.	Polyurie	8,39

wieder nur Frauenmilch von 6^h früh

14. XII.	7^h vorm.	Polyurie	8,53
	5^h nachm.	Polyurie	8,02
15. XII.	9^h vorm.	Polyurie	8,61
	5^h nachm.	Polyurie	7,70
16. XII.	9^h vorm.	Polyurie	7,53
	8^h nachm.	Polyurie	7,48
17. XII.	9^h vorm.	keine Polyurie mehr	6,54
	5^h nachm.	Urin	6,95
18. XII.	8^h vorm.	Urin	7,03
	6^h nachm.	Urin	7,19
19. XII.	9^h vorm.	Urin	6,87
	6^h nachm.	Urin	6,09
20. XII.	9^h vorm.	Urin	7,08
	7^h nachm.	Urin	6,58
21. XII.	8^h nachm.	Urin	7,30
6. I.	7^h vorm.	Urin	7,20
8. I.	8^h vorm.	Urin	7,45
10. I.	8^h vorm.	Urin	6,81
13. I.	8^h vorm.	Urin	6,44
25. I.	7^h vorm.	Urin (Kind ca. 2 Mon. alt) . .	7,36
1. II.	8^h vorm.	Urin	6,73
15. II.	8^h vorm.	Urin	7,19
22. II.	8^h vorm.	Urin	9,19
1. III.	8^h vorm.	Urin (Kind ca. 4 Mon. alt, Gewicht 2900 g)	7,31

Die vorstehenden Werte sind auf Fig. 5 S. 37 graphisch dargestellt.

Fall Nr. 25.

Maudt, Else, Frühgeburt mit verschiedenen schweren Mißbildungen. Darm gesund. Geb. 8. XI. 14 mit ca. 1600 g. Wird im Alter von 11 Tagen aufgenommen, ist dauernd cyanotisch, kongenit. Herzfehler, deshalb Exitus 2. XII.

Bekommt täglich Frauenmilch ca. 280 g mit Sonde; vom 28. XI. 7 Uhr nachmittags bis zum 30. XI. 8 Uhr vormittags bekam das Kind täglich 280 g, von folgendem saurem Nahrungsgemisch:

$$\frac{\text{n-Essigsäure} \quad 1 \text{ Teil}}{\text{n-Na-Acetat} \quad 1 \text{ Teil}} = 10,0 \text{ ccm}$$

$$\text{und Frauenmilch} = 100,0 \text{ ccm}$$

P_H dieses Gemisches war 4,42 (die der reinen Frauenmilch war ca. 6,80).

P_H des Urins

vor der Säuremilch:

20. XI.	8^h vorm.	Urin (Kind 12 Tage alt) . . .	6,55
24. XI.	8^h vorm.	Urin	7,53

28. XI.	8ʰ vorm.	Urin	6,63
	7ʰ nachm.	Urin	6,74

während der Säuremilch:

29. XI.	8ʰ vorm.	Urin	8,22
	8ʰ nachm.	Urin	8,17
30. XI.	8ʰ vorm.	Urin	8,26

wieder nur Frauenmilch von 8ʰ früh:

30. XI.	8ʰ nachm.	Urin	7,69
1. XII.	8ʰ vorm.	Urin	8,16
	8ʰ nachm.	Urin	8,50
2. XII.	10ʰ vorm.	Urin	6,32

Die Acidität der Organe und des Blutes siehe S. 128.

Einfluß der Nahrung auf die Acidität des Urins.
Fall Nr. 26.

Griebner, Hilde, Frühgeburt, geb. 11. XII. 14, 3 Mon. alt, Gewicht 3100 g, hat bisher nur Frauenmilch bekommen. Vom 22. III. ab ¹/₂-Milch mit 5% R.-Z. in Mengen von 480 g täglich bis 2. III., von da an (6ʰ vorm.) wieder 480 g Frauenmilch.

Frauenmilch:

19. III.	8ʰ vorm.	Urin	6,29
	5ʰ nachm.	Urin	7,27

¹/₂-Milch von heute:

22. III.	8ʰ vorm.	Urin.	6,41
		Stuhl, gelblichgrün	4,93
	5ʰ nachm.	Urin.	6,28
	5ʰ nachm.	Stuhl, grün, schleimig	5,33

¹/₂-Milch:

23. III.	5ʰ vorm.	Stuhl, gelbe Salbe	7,20
	8ʰ vorm.	Stuhl, wie vor	7,41
	8ʰ vorm.	Urin.	6,52
	5ʰ nachm.	Urin.	6,64
27. III.	8ʰ vorm.	Urin.	6,07
	5ʰ nachm.	Urin.	6,05
28. III.	8ʰ vorm.	Stuhl, weißlichgelbe Paste . . .	6,65
29. III.	8ʰ vorm.	Stuhl, wie vor	6,15
1. IV.	8ʰ vorm.	Urin.	5,87
	5ʰ nachm.	Urin.	5,62
	5ʰ nachm.	Stuhl, gelblichgrünliche Salbe . .	6,26

480 g Frauenmilch von heute 6ʰ vorm.:

2. IV.	8ʰ vorm.	Urin.	5,78
	6ʰ nachm.	Stuhl, gelblich, salbig	5,43

Frauenmilch:

5. IV.	8ʰ vorm.	Urin.	6,25
	11ʰ vorm.	Stuhl, wie vor	5,10

Die gefundenen Werte sind auf Fig. 3 graphisch dargestellt.

II. CO_2-Regulationsbreite.

(Siehe auch III. u. a. Abteilungen.)

Fall-Nr.	Datum	Name	Alter	Gewicht	Diagnose	Ernährung	P_H des Blutes Aktuell	P_H des Blutes CO_2-frei	CO_2-Regulationsbreite in %
27.	12. 9.	Koball, Erich	θ	3200 g	Gesundes Neugeborenes	noch nichts	7,44	8,03	59%
27a.	4. 8.	Petrovesco, ♀	10 Std.	2900 g	„　　　„	„　　„	7,39	7,92	53%
27b.	4. 8.	Sachse, ♂	27 Std.	3600 g	„　　　„	Frauenmilch 70 g	7,37	8,00	63%
27c.	3. 8.	Fröhlich, ♀	—	3300 g	eben geboren	noch nichts	7,38	8,15	77%
27d.	6. 8.	Bredig, ♂	—	3250 g	„　　„	„　　„	7,36	8,01	65%
27e.	8. 8.	Schultz, ♂	—	3120 g	„　　„	„　　„	7,41	8,02	61%
27f.	9. 8.	Pedretti, ♀	—	2950 g	„　　„	„　　„	7,48	8,21	73%
28.	19. 7.	Klinge, Hilde	9 Std.	3470 g	Gesundes Neugeborenes	„　　„	7,43	8,11	68%
28.	26. 7.	„　　„	7 Tg.	3350 g	„　　„	Frauenmilch	7,45	8,09	64%
29.	11. 8.	Schmidt, Karl	3 Std.	3100 g	„　　„	—	7,40	7,86	46%
30.	18. 7.	Buschmann, ♂	2 Std.	1200 g	Frühgeburt	—	7,46	7,96	50%
31.	17. 7.	Marx, Emma	19 Jhr.	—	gravid. 9 Monate	—	7,52	8,36	84%
32.	17. 2.	Klinge, Hilda	27 Jhr.	—	9 Monate 2 Tage vor Entbindung	—	7,44	8,29	85%
32.	19. 7.	„　　„	„	—	Wöchnerin 9 Std. nach Entbindung	—	7,50	8,21	71%
33.	17. 2.	Juste, Alma			gravid. 9 Monate	—	7,52	8,37	85%

Fortsetzung:

Fall-Nr.	Datum	Name	Alter	Gewicht	Diagnose	Ernährung	P_H des Blutes		CO_2-Regulationsbreite in %
							Aktuell	CO_2-frei	
34.	14. 7.	Schl., Karl	19 Jhr.	—	Gesund	—	7,52	8,36	84%
35.	28. 6.	•A., Y.	28 Jhr.	—	„		7,47	8,41	94%
35.	5. 7.	„	„	—	„		7,40	8,25	85%
35.	20. 7.	„	„	—	„		7,44	8,33	89%
35.	8. 8.	„	„	—	„		7,49	8,48	99%
36.	20. 7.	Ni.	35 Jhr.	—	Spondylitis, Tbc. Mitralinsuffizienz		7,50	8,12	62%
37.	22. 7.	R., K.	19 Jhr.	—	Gesund		7,48	8,40	92%
38.	22. 7.	G., S.	36 Jhr.	—	„		7,45	8,45	100%
38 a.	6. 8.	Schm., Joseph	17 Jhr.	—	„		7,39	8,33	94%
38 b.	8. 8.	Patzke, K.	30 Jhr.	—	„		7,48	8,50	102%
39.	15. 2.	Grähn, Erwin	1 Mon.	3300 g	Gesunde Frühgeburt	Bisher Frauenmilch	7,59	8,31	72%
40.	18. 2.	„ „	„	3500 g	„ „	seit 15. 2. $^1/_2$ Milch 5% R. Z. 400 g, Frauenmilch 100 g	7,47	8,39	92%
41.	18. 2.	Griebner	2 Mon.	2600 g	„ „	bisher nur Frauenmilch	7,42	8,60	118%
42.	18. 2.	Wilhelm, Kurt	12 Tg.	2100 g	„ „	„ „ „	7,38	8,29	91%
43.	18. 2.	Plötz, Joachim	18 Tg.	1660 g	„ „	„ „ „	7,50	8,22	72%

Fortsetzung:

Fall-Nr.	Datum	Name	Alter	Gewicht	Diagnose	Ernährung	P_H des Blutes Aktuell	CO_2frei	CO_2Regulationsbreite in %
44.	16. 7.	Schräpler, Karl	$1^3/_4$ M.	2500 g	Frühgeburt, Vitium cordis	Frauenmilch 330 g $^1/_2$ Milch (Larosan) 60 g	7,43	8,22	79%
44.	26. 7.	„ „	2 Mon.	2650 g	„ „ „	Frauenmilch 270 g $^1/_2$ Milch (Larosan) + $3^0/_0$ R. Z. 130 g	7,51	8,30	79%
45.	25. 2.	Bierhals, Marg.	ca. 5 Wch.	3050 g	Leichte Ernährungsstörung	$^1/_2$ Milch (Larosan) mit $5^0/_0$ R. Z.	7,56	8,29	73%
46.	15. 2.	Eckert, Otto	ca. 3 Mon.	2920 g	Chron. Ernährungsstörung Atrophie	seit 13. 2. $^1/_2$ Milch (Larosan) 200 g, Frauenmilch 300 g	7,61	8,13	52%
46.	25. 2.	„ „	ca. $3^1/_2$ M.	3200 g	Rekonvaleszent	$^1/_2$ Milch (Larosan) 260 g, Frauenmilch 400 g	7,53	8,34	81%
47.	15. 2.	Wisniewski, Marie	ca. 5 M.	3400 g	Tbc. pulm. Atrophie	seit 12. 2. Frauenmilch	7,57	8,44	$87^0/_0$
48.	15. 2.	Krüger, Auguste	$2^1/_2$ M.	3100 g	Gesunde Frühgeburt	$^1/_2$ Milch + $5^0/_0$ S. Z. bis vor kurz. Zwiemilchernährung	7,64	8,42	78%

III. O_2-Dissoziationskurve des Blutes mit zunehmendem Alter.

Fall Nr. 49. (Siehe auch Fall Nr. 60.)

Verschiebungen im Verlaufe der O_2-Dissoziationskurve des Hämoglobins mit zunehmendem Alter.

Kind Jacoby, Hubert; klinische Notizen siehe S. 134.

O_2-Dissoziationskurve des Hämoglobins.

Punkt I.

3,0 ccm Nabelschnurblut im Tonometer, daselbst ununterbrochen 25 Min. geschüttelt.

Temp. 20°   Gasanalysen $\left. \begin{array}{l} I = 3,50 \\ II = 3,45 \end{array} \right\} = 3,5\% \ O_2$

Druck 752 mm Hg   aus dem Tonometer

A. Differentialmanometer I bei 19° im Wasserbade.
In die Birne ca. 0,1 ccm Blut.

	In die linke Birne das gesättigte Blut	In die rechte Birne das zu untersuch. Blut	Differenz
Gleichgewicht bei	7,72	7,67	
Nach dem Schütteln	7,10	8,22	1,17
Kaliumferricyanid rechts,			
Hähne vorher geöffnet . .	9,67	5,76	3,86

B. Differentialmanometer II bei 19° im Wasserbade.
In die Birne ca. 0,1 ccm Blut.

	In die linke Birne das gesättigte Blut	In die rechte Birne das zu untersuch. Blut	Differenz
Gleichgewicht bei	7,51	7,49	
Nach dem Schütteln	6,86	8,10	1,26
Kaliumferricyanid rechts,			
Hähne vorher geöffnet . .	9,50	5,40	4,08

% Sättigung $\left. \begin{array}{l} A = 69,6 \\ B = 69,1 \end{array} \right\} = 69,4\% \ O_2$

O_2 Druck . . . . . . $= 26,3$ mm Hg

P_H . . . . $= 7,75$

Punkt II.

3,0 ccm Nabelschnurblut im Tonometer, daselbst ununterbrochen 25 Min. bei 38° geschüttelt.

Temp. 20°   Gasanalysen $\left. \begin{array}{l} I = 5,0 \\ II = 4,7 \end{array} \right\} = 4,85\% \ O_2$

Druck 752 mm Hg   aus dem Tonometer

A. Differentialmanometer I bei 19° im Wasserbade.
In die Birne ca. 0,1 ccm Blut.

	In die linke Birne das gesättigte Blut	In die rechte Birne das zu untersuch. Blut	Differenz
Gleichgewicht bei	7,72	7,67	
Nach dem Schütteln	7,30	8,10	0,85
Kaliumferricyanid rechts,			
Hähne vorher geöffnet . .	9,70	5,70	3,95

B. Differentialmanometer II bei 19° im Wasserbade.
In die Birne ca. 0,1 ccm Blut.

	In die linke Birne das gesättigte Blut	In die rechte Birne das zu untersuch. Blut	Differenz
Gleichgewicht bei	7,51	7,49	
Nach dem Schütteln	7,01	7,97	0,98
Kaliumferricyanid rechts,			
Hähne vorher geöffnet . .	9,60	5,32	4,26

$$\% \text{ Sättigung } \left. \begin{array}{l} A = 77,0 \\ B = 78,5 \end{array} \right\} = 77,8\% \; O_2$$

$$O_2\text{-Druck} \; \ldots \ldots = 36,5 \text{ mm Hg}$$

P_H siehe Punkt I.

Mit Hilfe der obigen Zahlen wurden die Werte n und K in der Gleichgewichtsformel berechnet:

$$K = 0,0119$$
$$n = 1,63$$

und danach durch dieselbe Formel ein dritter Punkt auf der Dissoziationskurve rechnerisch bestimmt, und zwar:

Punkt III.

$$\% \text{ Sättigung} = 90,3\% \; O_2$$
$$O_2\text{-Druck} \quad = 60,0 \text{ mm Hg}$$

Diese drei Punkte sind auf der Fig. 9 I zu einer Dissoziationskurve vereinigt. Hierauf sind die Punkte I und II mit ●, Punkt III mit ∗ gezeichnet.

O_2-Dissoziationskurve des Blutes beim Kind Jacoby, 5 Tage alt.

Punkt I.

2,0 ccm Blut im Tonometer, daselbst ununterbrochen 25 Min. bei 30° geschüttelt.

Temp. 17° Gasanalysen $\left. \begin{array}{l} I = 2,6 \\ II = 2,6 \end{array} \right\} = 2,6\% \; O_2$
Druck 750 mm Hg aus dem Tonometer

A. Differentialmanometer I bei 16° im Wasserbade.
In die Birne ca. 0,1 ccm Blut.

	In die linke Birne das gesättigte Blut	In die rechte Birne das zu untersuch. Blut	Differenz
Gleichgewicht bei	7,65	7,60	
Nach dem Schütteln	8,60	6,60	1,95
Kaliumferricyanid rechts,			
Hähne vorher nicht geöffnet	6,42	8,70	2,33

B. Differentialmanometer II bei 16° im Wasserbade.
In die Birne ca. 0,1 ccm Blut.

	In die linke Birne das gesättigte Blut	In die rechte Birne das zu untersuch. Blut	Differenz
Gleichgewicht bei	7,40	7,40	
Nach dem Schütteln	6,13	8,54	2,41
Kaliumferricyanid rechts,			
Hähne vorher nicht geöffnet	8,85	5,72	3,13

$$\% \text{ Sättigung } \left. \begin{array}{l} A = 54,4 \\ B = 56,5 \end{array} \right\} = 55,5\% \; O_2$$

$$O_2\text{-Druck} \ldots \ldots = 19,5 \text{ mm Hg}$$
$$P_H \ldots \ldots \ldots = 7,82$$

O_2-Dissoziationskurve des Hämoglobins.
Punkt II.

2,0 ccm Blut im Tonometer, daselbst ununterbrochen 25 Min. bei 38° geschüttelt.

Temp. 17°	Gasanalysen	$I = 4,76$	
Druck 750 mm Hg	aus dem Tonometer	$II = 4,48$	$\Big\}$ 4,6% O_2

A. Differentialmanometer I bei 16° im Wasserbade.
In die Birne ca. 0,1 ccm Blut.

	In die linke Birne das gesättigte Blut	In die rechte Birne das zu untersuch. Blut	Differenz
Gleichgewicht bei	7,65	7,60	
Nach dem Schütteln	8,08	7,11	0,92
Kaliumferricyanid rechts,			
Hähne vorher nicht geöffnet	5,70	9,43	3,78

B. Differentialmanometer II bei 16° im Wasserbade.
In die Birne 0,1 ccm Blut.

	In die linke Birne das gesättigte Blut	In die rechte Birne das zu untersuch. Blut	Differenz
Gleichgewicht bei	7,40	7,40	
Nach dem Schütteln	6,88	7,82	0,94
Kaliumferricyanid rechts,			
Hähne vorher nicht geöffnet	9,40	5,20	4,20

$$\% \text{ Sättigung} \quad \begin{matrix} A = 80,0 \\ B = 81,7 \end{matrix} \Big\} = 80,9\% \ O_2$$

$$O_2\text{-Druck} \ldots \ldots = 34,5 \text{ mm Hg}$$
$$P_H \text{ siehe oben.}$$

Mit Hilfe der obigen Zahlen wurden die Werte n und K in der Gleichgewichtsformel berechnet:

$$K = 0,00124.$$
$$n = 2,3.$$

Diese Punkte sind zu einer Dissoziationskurve auf der Fig. 9 II vereinigt.

O_2-Dissoziationskurve des Blutes vom Kind Jacoby, 2 Monate alt.
Punkt I.

2,0 ccm Blut im Tonometer, daselbst ununterbrochen 25 Min. bei 38° geschüttelt.

Temp. 19°	Gasanalysen	$I = 2,0$	
Druck 750 mm Hg	aus dem Tonometer	$II = 2,08$	$\Big\} = 2,0\%$ O_2

A. Differentialmanometer I bei 17° im Wasserbade.
In die Birne ca. 0,1 ccm Blut.

	In die rechte Birne das gesättigte Blut	In die linke Birne das zu untersuch. Blut	Differenz
Gleichgewicht bei	7,60	7,65	
Nach dem Schütteln	6,90	8,30	1,35
Kaliumferricyanid links,			
Hähne vorher nicht geöffnet	8,20	6,99	1,26

B. Differentialmanometer II bei 17° im Wasserbade.
In die Birne ca. 0,1 ccm Blut.

	In die linke Birne das gesättigte Blut	In die rechte Birne das zu untersuch. Blut	Differenz
Gleichgewicht bei	7,40	7,40	
Nach dem Schütteln	6,67	8,01	1,34
Kaliumferricyanid rechts,			
Hähne vorher nicht geöffnet	8,00	6,68	1,32

$$\% \text{ Sättigung} \quad \begin{matrix} A = 48,1 \\ B = 50,0 \end{matrix} \Big\} = 49,0\% \ O_2$$

O_2-Druck . . . . $= 15$ mm Hg

P_H . . . . $= 8,09$

Punkt II.

2,0 ccm Blut im Tonometer, daselbst ununterbrochen 25 Min. bei 38° geschüttelt.

Temp. 18°   Gasanalysen $\begin{matrix} I = 4,0 \\ II = 4,1 \end{matrix} \Big\} = 4,05\% \ O_2$

Druck 750 mm Hg   aus dem Tonometer

A. Differentialmanometer I bei 17° im Wasserbade.
In die Birne ca. 0,1 ccm Blut.

	In die rechte Birne das gesättigte Blut	In die linke Birne das zu untersuch. Blut	Differenz
Gleichgewicht bei	7,60	7,63	
Nach dem Schütteln	7,46	7,75	0,26
Kaliumferricyanid links,			
Hähne vorher nicht geöffnet	8,69	6,51	2,21

B. Differentialmanometer II bei 17° im Wasserbade.
In die Birne ca. 0,1 ccm Blut.

	In die linke Birne das gesättigte Blut	In die rechte Birne das zu untersuch. Blut	Differenz
Gleichgewicht bei	7,40	7,40	
Nach dem Schütteln	7,17	7,50	0,33
Kaliumferricyanid rechts,			
Hähne vorher nicht geöffnet	8,60	6,06	2,54

$$\% \text{ Sättigung} \quad \begin{matrix} A = 89,5 \\ B = 88,5 \end{matrix} \Big\} = 89\% \ O_2$$

O_2-Druck . . . . . . $= 30$ mm Hg

P_H wie vor.

Diese Werte sind auf der Fig. 9, III zu einer Dissoziationskurve vereinigt.

Fall Nr. 50.

O_2-Dissoziationskurve des Hämoglobins im Nabelschnurblut.
11. VIII. Gesundes Neugeborenes.

Punkt I.

3,0 ccm Nabelschnurblut im Tonometer, daselbst ununterbrochen 25 Min. bei 38°
geschüttelt.

Temp.: 22°   Gasanalysen $\begin{matrix} I = 3,5 \\ II = 3,1 \end{matrix} \Big\} = 3,3\% \ O_2$

Druck: 753 mm Hg   aus dem Tonometer

A. Differentialmanometer I bei 22° im Wasserbade.
In die Birne ca. 0,1 ccm Blut.

	In die linke Birne das gesättigte Blut	In die rechte Birne das zu untersuch. Blut	Differenz
Gleichgewicht bei	7,74	7,69	
Nach dem Schütteln	7,18	8,23	1,1ᄂ
Kaliumferricyanid rechts,			
Hähne vorher geöffnet . .	9,43	6,10	3,28

B. Differentialmanometer II bei 22° im Wasserbade.
In die Birne ca. 0,1 ccm Blut.

	In die linke Birne das gesättigte Blut	In die rechte Birne das zu untersuch. Blut	Differenz
Gleichgewicht bei	7,49	7,49	
Nach dem Schütteln	6,90	8,09	1,19
Kaliumferricyanid rechts,			
Hähne vorher geöffnet . .	8,93	6,02	2,91

$$\% \text{ Sättigung} \quad \left. \begin{array}{l} A = 66{,}7 \\ B = 59{,}1 \end{array} \right\} = 62{,}7 \ \% \ O_2$$

O_2-Druck . . . . $= 24{,}8$ mm Hg

P_H (des CO_2-freien Blutes aus dem Tonometer) $= 7{,}86$

P_H (des frischen, CO_2-haltigen Blutes) . . . . $= 7{,}44$

Dieser Punkt fällt genau in die Dissoziationskurve des Nabelschnurblutes von Kind Jacoby auf Fig. 9, I.

Fall Nr. 51.

O_2-Dissoziationskurve des Hämoglobins im Nabelschnurblut.

7. VIII. Gesundes Neugeborenes.

Punkt I.

3,0 ccm Nabelschnurblut im Tonometer, daselbst ununterbrochen 25 Min. bei 38° geschüttelt.

Temp.: 20° Gasgemisch . . . . $= 3{,}6\% \ O_2$

Druck: 750 mm Hg Gasanalysen $\left. \begin{array}{l} I = 3{,}3 \\ II = 3{,}5 \end{array} \right\} = 3{,}4\% \ O_2$ aus dem Tonometer

Differentialmanometer I bei 19,5° im Wasserbade.
In die Birne ca. 0,1 ccm Blut.

	In die linke Birne das gesättigte Blut	In die rechte Birne das zu untersuch. Blut	Differenz
Gleichgewicht bei	7,68	7,72	
Nach dem Schütteln	6,98	8,40	1,38
Kaliumferricyanid rechts,			
Hähne vorher geöffnet . .	9,10	6,24	2,90

$$\% \text{ Sättigung} = 53{,}0\% \ O_2$$
$$O_2\text{-Druck} \quad = 25{,}5 \text{ mm Hg}$$

Dieser Punkt gehört zu einer Dissoziationskurve, die einen noch niedrigeren Verlauf nimmt als die des Nabelschnurblutes von Kind Jacoby auf Fig. 9, I.

Fall Nr. 52.

O_2-Dissoziationskurve des Hämoglobins im Schwangerenblut.

9. IX. 14. Hildegard Jacoby, 21 Jahre alt, 1 Woche vor Entbindung Blutentnahme.

Punkt I.

3,0 ccm Schwangerenblut im Tonometer, daselbst ununterbrochen 25 Min. bei 38° geschüttelt.

Temp.: 21°   Gasanalysen $\left.\begin{array}{l} I = 3,22 \\ II = 3,00 \end{array}\right\} = 3,1\%\ O_2$
Druck: 746 mm Hg   aus dem Tonometer

Differentialmanometer I bei 20° im Wasserbade.

In die Birne ca. 0,1 ccm Blut.

	In die linke Birne das gesättigte Blut	In die rechte Birne das zu untersuch. Blut	Differenz
Gleichgewicht bei	7,40	7,40	
Nach dem Schütteln	6,97	7,69	0,72
Kaliumferricyanid rechts,			
Hähne vorher nicht geöffnet	10,42	8,20	2,22

% Sättigung = 75,5 % O_2
O_2-Druck = 23,13 mm Hg
P_H . . . . . = 7,95

Punkt II.

3,0 ccm Schwangerenblut im Tonometer, daselbst ununterbrochen 25 Min. bei 38° geschüttelt.

Temp.: 21°   Gasanalysen $\left.\begin{array}{l} I = 2,4 \\ II = 2,2 \end{array}\right\} = 2,3\%\ O_2$
Druck: 746 mm Hg   aus dem Tonometer

A. Differentialmanometer I bei 18° im Wasserbade.

In die Birne ca. 0,1 ccm Blut.

	In die linke Birne das gesättigte Blut	In die rechte Birne das zu untersuch. Blut	Differenz
Gleichgewicht bei	8,62	8,60	
Nach dem Schütteln	7,42	9,00	1,60
Kaliumferricyanid rechts,			
Hähne vorher nicht geöffnet	9,32	7,20	2,10

B. Differentialmanometer II bei 18° im Wasserbade.

In die Birne ca. 0,1 ccm Blut.

	In die linke Birne das gesättigte Blut	In die rechte Birne das zu untersuch. Blut	Differenz
Gleichgewicht bei	8,04	8,00	
Nach dem Schütteln	8,68	9,97	1,33
Kaliumferricyanid rechts,			
Hähne vorher nicht geöffnet	10,14	8,50	1,60

% Sättigung $\left.\begin{array}{l} A = 56,7 \\ B = 54,6 \end{array}\right\} = 55,7\ \%\ O_2$

O_2-Druck . . . . . . = 17,16 mm Hg
P_H wie vor.

Diese Punkte sind auf Fig. 9 S. 42 mit △ gezeichnet. Sie fallen beinahe in die Kurve des Blutes vom Kind Jacoby im Alter von 2 Mon.

IV. Die Reaktion des Blutes und der Gewebe (einschl. einiger Dissoziationskurven) bei Frühgeburten.

Fall Nr. 53.

Harms, Wilhelm, 2 Wochen alt, Erysipel, am 13. IX. 14 einige Wochen zu früh geboren, von Anfang an künstlich ernährt, soll bis zum 27. IX gesund gewesen sein. Dann plötzliche Schwellung der rechten Gesichtshälfte, hohes Fieber. Am folgenden Tage, 28. IX., zur Aufnahme gebracht. Status: kleines, leidlich ernährtes Kind, 2660 g; starke Schwellungen und harte Infiltrationen der ganzen rechten Gesichtshälfte und der rechten Halsseite, Untertemperatur. Sieht elend und blaß aus, bekommt Frauenmilch und $^1/_2$ Milch mit Sonde, Stühle etwas zerfahren. In der Nacht zum 29. IX. plötzlich stark erschwertes Atmen, der Hals stark geschwollen, um 6^h 30' unter zunehmender Atemnot Exitus.

Herzpunktion und Sektion gleich danach.

Blut, aktuelle Reaktion	. . . .	6,44
„ CO_2-freies	. . . .	6,95
Gehirnpunktat mit Gehirnmassen vermischt	. . . .	6,42
Muskel, ungekocht	. . . .	6,02
gekocht	. . . .	6,36
Leber, ungekocht	. . . .	6,57
gekocht	. . . .	6,58
Galle	. . . .	5,87
Milz, ungekocht	. . . . :	6,54
gekocht	. . . .	6,87
Niere, ungekocht	. . . .	6,14
gekocht	. . . .	6,42

Acidität des Magen- und Darminhaltes.

Magen, schleimige, flockige Flüssigkeit	. . . .	4,67
Duodenum, Abschnitt 60—90 cm unterhalb Pylorus, rötliche, flockige Flüssigkeit	. . . .	6,49
Coecum + Colon ascendens, gelblich, dünnsalbig, schleimig	. . . .	6,10
Rectum, Inhalt wie oben	. . . .	6,42

Die Sektion ergab phlegmonöses Erysipel des Gesichts mit anschließendem Larynxödem.

Die vorstehenden Zahlen sind auf der Kurve 11, II graphisch dargestellt.

Außerdem wurde noch bestimmt:

die Dissoziationskurve des O_2-Hämoglobins.

Punkt I.

2,0 ccm Herzblut im Tonometer, daselbst ununterbrochen 25 Min. geschüttelt

Gasgemisch . . . . $= 2,0\%$ O_2

Temp.: 20°   Gasanalyse   I $= 2,40$ }
Druck: 752 mm Hg   aus dem Tonometer   II $= 2,20$ } $= 2,3\%$ O_2

A. Differentialmanometer I bei 17° im Wasserbade.

In die Birne ca. 0,1 ccm Blut.

	In die linke Birne das gesättigte Blut	In die rechte Birne das zu untersuch. Blut	Differenz
Gleichgewicht bei	7,65	7,60	
Nach dem Schütteln	6,63	8,60	2,02
Kaliumferricyanid rechts,			
Hähne vorher geöffnet . .	7,80	7,46	0,29

B. Differentialmanometer II bei 17° im Wasserbade.

In die Birne ca. 0,1 ccm Blut.

	In die linke Birne das gesättigte Blut	In die rechte Birne das zu untersuch. Blut	Differenz
Gleichgewicht bei	7,65	7,60	
Nach dem Schütteln	6,30	8,95	2,70
Kaliumferricyanid rechts,			
Hähne vorher geöffnet . .	7,80	7,40	0,45

$$\% \text{ Sättigung} \left. \begin{array}{l} A = 12,5 \\ B = 14,3 \end{array} \right\} = 13,4\% \; O_2$$

$$O_2\text{-Druck} \; . \; . \; . \; . \; . \; . = 17,25 \text{ mm Hg}$$

$$P_H \; . \; . \; . \; . \; . \; . \; . \; . \; . = 6,95$$

Punkt II.

2,0 ccm Herzblut im Tonometer, daselbst ununterbrochen 25 Min. geschüttelt.

Temp.: 20°   Gasanalysen $\left. \begin{array}{l} I = 4,5 \\ II = 4,1 \end{array} \right\} = 4,3\% \; O_2$

Druck: 752 mm Hg   aus dem Tonometer

Differentialmanometer bei 17° im Wasserbade.

In die Birne ca. 0,1 ccm Blut.

	In die linke Birne das gesättigte Blut	In die rechte Birne das zu untersuch. Blut	Differenz
Gleichgewicht bei	7,40	7,40	
Nach dem Schütteln	6,65	8,08	1,43
Kaliumferricyanid rechts,			
Hähne vorher geöffnet . .	7,80	6,90	0,90

$$\% \text{ Sättigung} = 39,1\% \; O_2$$

$$O_2\text{-Druck} \; . \; . = 32,25 \text{ mm Hg}$$

$$P_H \text{ wie Punkt I.}$$

Fall Nr. 54.

Brasem, Margarete, Zwillingskind, Frühgeburt im ca. 7.—8. Schwangerschaftsmonat. Geb.-Gewicht 1150 g. Am 2. Lebenstage, 5. X. 14 ins K.-A.-V.-H.
gebracht. Starke Untertemperatur 35,4°. Trotz Wärmewanne starke Neigung
zur Untertemperatur. Bekam kleine Mengen Frauenmilch, bis 300 g täglich, per
Sonde. Am 9. Lebenstage wurden die Stühle dünn, allmählich immer häufiger,
am 16. ganz spritzend, mit vielem Schleim untermischt. Langsame Gewichtsabnahme. Ganz benommen, Gewicht 960 g bei Exitus, der nach langdauernder
Agonie am 22. X. eintrat.

2. X. 4ʰ nachm. Sinuspunktion unmittelbar vor dem Exitus.

Blut, aktuelle Reaktion 6,45
„ CO_2-freies 6,58
Gleich nach dem Exitus Sektion.

Acidität der Organe.

Gehirnsubstanz, ungekocht 6,01
             gekocht 6,07
Muskel, Oberschenkel, ungekocht 5,95
                gekocht 6,4
Leber, ungekocht 6,12
       gekocht 6,21
Milz,   ungekocht 6,00
       gekocht 6,23
Niere,   ungekocht 5,67
       gekocht 5,83

Acidität des Magen- und Darminhaltes.

Magen, leer, Schleimhaut mit destill. Wasser gewaschen,
     Waschwasser 5,53
Duodenum, Abschnitt von 30—60 cm unterhalb Pylorus
     gelblichbraune Brühe 4,26
Ileum, Abschnitt vor dem Coecum, Inhalt wie vor . 5,65
Colon transversum, gelblichbraune Schleimflocken   . 5,95
Rectum, gelblichbraun, zähe Schleimpartikel 5,95

Sektion ergab: starke hämorrhagische Injektion der Magen- und Darm-schleimhaut.

Die vorstehenden Zahlen sind auf Kurve 11, I S. 46 graphisch dargestellt.

Fall Nr. 55.

Maudt, Else, Frühgeburt, am 2. XII. 1914 im Alter von 24 Tagen mit einem Gewicht von 1900 g an kongenitalem Herzfehler gestorben. Über das weitere Klinische und über die Versuche mit Säuremilch siehe S. 116.

2. XII. 1^h mittags Exitus.

Sektion und Herzpunktion gleich danach.

Blut,   aktuelle Reaktion 7,01
Muskel, ungekocht 6,04
        gekocht 6,28
Gehirn, ungekocht 6,71
        gekocht 6,71
Leber,   ungekocht 6,42
        gekocht 6,59
Milz,   ungekocht 6,38
        gekocht 6,37
Niere,   ungekocht 6,52
        gekocht 6,51

Magen- und Darminhalt:

Magen, milchige Flüssigkeit 5,88

Duodenum, Abschnitt 60—80 cm unterhalb Pylorus,
  gelber Brei 5,85
Coecum, gelber Brei 5,93
Rectum, gelblichgrüner Brei 5,58

Aus diesen Zahlen wurden mittels der Gleichgewichtsformel

$$n = 2,4$$
$$K = 0,00016$$

gefunden und mit Hilfe dieser Werte zwei weitere Punkte auf der Kurve berechnet, und zwar:

Punkt III: $\%$ Sättigung $= 75,0\%$ O_2 bei
  O_2-Druck $= 60,3$ mm Hg
Punkt IV: $\%$ Sättigung $= 85,0\%$ O_2 bei
  O_2-Druck $= 78,3$ mm Hg

Bemerkung: Aus diesen Zahlen gebaute Dissoziationskurve hat einen auffallend niedrigen Verlauf, wie auch bei anderen Frühgeburten.

Fall Nr. 56.

Bail, Helmut, am 24. IX. 14 mit ca. 2650 g einen Monat zu früh geboren. Wegen mangelhaften Gedeihens im Alter von 1 Mon. am 20. X. zur Aufnahme gebracht. Status: deutlich abgemagertes, schlaffes Kind, dem Aussehen nach eine Frühgeburt, Gewicht 2115 g. Haut trocken, bläschenförmig abschilfernd an den Plantae und Palmae. Schnieft stark. Wassermann positiv. Trotz Frauenmilch ständige Abnahme; Stühle etwas zerfahren. Vom 28. X. anfangend rapider Verfall und am 30. X. nach langandauernder Agonie Exitus.

30. X. Herzpunktion und Sektion gleich danach.

Blut, aktuelle Reaktion 6,29
  CO_2-freies 6,60

Die Sauerstoff-Dissoziationskurve ergibt sich aus dem nachfolgenden

Punkt I.

3,0 ccm Herzblut im Tonometer, daselbst ununterbrochen 25 Min. bei 38° geschüttelt.

Temp.: 18° Gasanalysen $I = 2,6$
Druck: 750 mm Hg aus dem Tonometer $II = 2,5$ $\Big\} = 2,6\%$ O_2

Differentialmanometer I im Wasserbade bei 17°.

	In die linke Birne die gesättigte Blutlösg.	In die rechte Birne die zu untersuch. Blutlösg.	Differenz
Gleichgewicht bei	7,65	7,60	
Nach dem Schütteln	6,80	8,36	1,61
Kaliumferricyanid rechts,			
Hähne vorher nicht geöffnet	7,82	7,42	0,35

Differentialmanometer II im Wasserbade bei 17°.

	In die linke Birne die gesättigte Blutlösg.	In die rechte Birne die zu untersuch. Blutlösg.	Differenz
Gleichgewicht bei	7,44	7,42	
Nach dem Schütteln	6,82	8,38	1,58

Kaliumferricyanid rechts,

| Hähne vorher nicht geöffnet | 7,45 | 7,08 | 0,35 |

$$\% \text{ Sättigung } \left.\begin{array}{l} I = 18{,}0 \\ II = 18{,}1 \end{array}\right\} = 18{,}1\% \ O_2$$

$$O_2\text{-Druck} \ \ldots \ldots = 19{,}5 \text{ mm Hg}$$

$$P_H \ldots \ldots \ldots = 6{,}51$$

Punkt II.

3,0 ccm Herzblut im Tonometer, daselbst ununterbrochen 25 Min. bei 38° geschüttelt.

Temp.: 18°   Gasanalysen $\left.\begin{array}{l} I = 4{,}4 \\ II = 4{,}1 \end{array}\right\} = 4{,}3\% \ O_2$
Druck: 750 mm Hg   aus dem Tonometer

Differentialmanometer I bei 17° im Wasserbade.

	In die linke Birne die gesättigte Blutlösg.	In die rechte Birne die zu untersuch. Blutlösg.	Differenz
Gleichgewicht bei	7,65	7,60	
Nach dem Schütteln	6,97	8,21	1,39
Kaliumferricyanid rechts,			
Hähne vorher nicht geöffnet	7,91	7,28	0,58

Differentialmanometer II im Wasserbade bei 17°.

	In die linke Birne die gesättigte Blutlösg.	In die rechte Birne die zu untersuch. Blutlösg.	Differenz
Gleichgewicht bei	7,40	7,40	
Nach dem Schütteln	6,70	7,98	1,28
Kaliumferricyanid rechts,			
Hähne vorher nicht geöffnet	7,70	6,94	0,76

$$\% \text{ Sättigung } \left.\begin{array}{l} I = 29{,}4 \\ II = 37{,}0 \end{array}\right\} = 33{,}2\% \ O_2$$

$$O_2\text{-Druck} \ \ldots \ldots = 32{,}3 \text{ mm Hg}$$

$$P_H \ldots \ldots \ldots = 6{,}51$$

Punkt III.

3,0 ccm Herzblut im Tonometer, Schütteln wie bei Punkt II.

Temp.: 18°   Gasanalysen $\left.\begin{array}{l} I = 7{,}4 \\ II = 7{,}5 \end{array}\right\} = 7{,}5\% \ O_2$
Druck: 749 mm Hg   aus dem Tonometer

Differentialmanometer I im Wasserbade bei 16°.

	In die linke Birne die zu untersuch. Blutlösg.	In die rechte Birne die gesättigte Blutlösg.	Differenz
Gleichgewicht bei	7,59	7,55	
Nach dem Schütteln	8,00	7,15	0,81
Kaliumferricyanid links,			
Hähne vorher nicht geöffnet	7,08	8,08	1,04

Differentialmanometer II im Wasserbade bei 16°.

	In die linke Birne das gesättigte Blut	In die rechte Birne das zu untersuch. Blut	Differenz
Gleichgewicht bei	7,35	7,35	
Nach dem Schütteln	6,92	7,68	0,76
Kaliumferricyanid rechts,			
Hähne vorher nicht geöffnet	7,88	6,75	1,13

$$\% \text{ Sättigung } \left. \begin{array}{l} I = 56{,}2 \\ II = 60{,}0 \end{array} \right\} = 58{,}1\% \ O_2$$

$$O_2\text{-Druck} \ldots \ldots = 56{,}3 \text{ mm Hg}$$

$$P_H \ldots \ldots \ldots = 6{,}53$$

Mit Hilfe der obigen Zahlen wurden in der Gleichgewichtsformel

$$\frac{y}{100} = \frac{K \times x^n}{1 + K \times x^n} \text{ die Werte für } n \text{ und } K \text{ berechnet:}$$

$$K = 0{,}000125$$
$$n = 1{,}82$$

und danach durch dieselbe Formel zwei weitere Punkte auf der Dissoziationskurve rechnerisch bestimmt. Und zwar wurden gefunden:

4. Punkt: % Sättigung = 70,0% O_2 bei
O_2-Druck = 23,5 mm Hg

5. Punkt: % Sättigung = 80,0% O_2 bei
O_2-Druck = 31,7 mm Hg

Alle diese 5 Punkte sind in Fig. 8 in einer Dissoziationskurve graphisch dargestellt.

Acidität der Organe.

Gehirnflüssigkeit, trübe mit Gehirnpartikeln vermischt   6,31
Leber, ungekocht   6,27
       gekocht   6,32
Milz,   ungekocht   6,62
       gekocht   6,62

Acidität des Magen- und Darmkanals.

Magen, ca. 60 ccm milchige Flüssigkeit   6,27
Duodenum, Abschnitt 70—100 cm unterhalb Pylorus,
     gelbliche, schleimige, flockige Flüssigkeit   5,64
Ileum, oberer Abschnitt, gelbe breiige Massen . . .   6,74
Ileum, kurz vor Coecum, Inhalt wie vor   6,48
Rectum, gelbe breiig-salbige Massen   6,55

Die Sektion ergab Hypertrophia lienis, Osteochondritis luetica.

Die Werte für die Organacidität sind auf Fig. 11, III S. 46 graphisch dargestellt.

Fall Nr. 57.

Modersitzky, Marie, 16. IX. 14 mit 1500 g ca. 2 Mon. zu früh geboren. Kommt im Alter von 10 Std. zur Aufnahme. Status: stark abgekühlte Frühgeburt. Temp. 28°. Ödeme, blau, bekommt in der Wärmewanne allmählich Temperatur bis 38°, die Atmung will aber nicht in Gang kommen, und das Kind stirbt 12 Std. nach der Aufnahme im Alter von 22 Std.

17. IX. Herzpunktion und Sektion gleich nach dem Exitus.
     Blut, aktuelle Reaktion   6,65
     Gehirnpunktat, trübe Flüssigkeit mit Gehirnmassen
       vermischt   6,65
     Muskulatur, Oberschenkel, frisch   6,41

Leber	6,41
Niere, ungekocht	4,81
gekocht	5,77
Mageninhalt, spärlicher, zäher Schleim	4,62
Colon descendens, dunkles Meconium	5,59

Sektionsdiagnose: Frühgeburt, Atelektase (?) der beiderseitigeń Lungenunter-lappen.

Außerdem wurden noch zwei Punkte auf der O_2-Dissoziationskurve des Blutes bestimmt.

Punkt I.

3,0 ccm Herzblut im Tonometer, daselbst ununterbrochen 25 Min. geschüttelt.

	Gasgemisch	$= 5,2\%$ O_2
Temp.: 19°	Gasanalyse	$I = 5,0\%$ O_2
Druck: 750 mm Hg	aus dem Tonometer	II —

A. Differentialmanometer I bei 17° im Wasserbade.

In die Birne ca. 0,1 ccm Blut.

	In die linke Birne das gesättigte Blut	In die rechte Birne das zu untersuch. Blut	Differenz
Gleichgewicht bei	7,65	7,60	
Nach dem Schütteln	7,39	7,90	0,46
Kaliumferricyanid rechts,			
Hähne vorher nicht geöffnet	9,20	6,10	3,05

$$\% \text{ Sättigung} = 86,6\%\ O_2$$
$$O_2\text{-Druck} = 37,5\ \text{mm Hg}$$
$$P_H \ . \ . \ . \ . \ . = 7,53$$

Punkt II.

Gasanalysen aus dem Tonometer 2,7% O_2.

B. Differentialmanometer II bei 17° im Wasserbade.

In die Birne ca. 0,1 ccm Blut.

	In die linke Birne das gesättigte Blut	In die rechte Birne das zu untersuch. Blut	Differenz
Gleichgewicht bei	7,40	7,40	
Nach dem Schütteln	6,32	8,40	2,08
Kaliumferricyanid rechts,			
Hähne vorher nicht geöffnet	8,40	6,30	2,10

$$\% \text{ Sättigung} = 50,0\ \%\ O_2$$
$$O_2\text{-Druck} = 20,25\ \text{mm Hg}$$
$$P_H \ \text{wie Punkt I.}$$

Fall Nr. 58.

Frank, Käte, am 16. XII. 14 im 7. Schwangerschaftsmonat mit 1100 g geboren, kam im Alter von 24 Std. zur Aufnahme. Stark abgekühlt, Ödeme. Hatte bisher nur etwas Fencheltee bekommen, Versuche mit Sonde 5 g Frauenmilch zu geben mißlangen, die Milch mit blutigem Schleim vermischt wird gleich wieder herausgebrochen. Atmung schlecht, stirbt nach 16 Std. im Alter von $1^1/_2$ Tagen.

18. XII. Herzpunktion und Sektion gleich nach dem Exitus.

Blut, aktuelle Reaktion 6,52
„ CO_2-freies 7,35
Muskel, ungekocht 6,67
      gekocht 7,19
Leber, ungekocht 7,15
      gekocht 7,17
Milz,   ungekocht 7,33
      gekocht 7,33
Niere, ungekocht 7,19
      gekocht 7,59
Mageninhalt: 1—2 ccm gelblich-schleimige Flüssigkeit 6,39
Dünndarm, zur Hälfte Meconium, zur Hälfte schlei-
miges Milchgerinsel 6,10
Dickdarm, dunkelgrünes Meconium 5,70

Sektion ergab kleine atelektatische Partien und multiple Embolien.

Bemerkung: Mit Ausnahme der Werte von P_H für das Blut sind die Werte in diesem Falle unerwartet hoch, im Gegensatz zu allen anderen Frühgeburten.

Fall Nr. 59.

Luste, Paul, Zwillingskind, im 7. Schwangerschaftsmonat mit 1650 g geboren, kam 2 Std. alt zur Aufnahme. Status: Frühgeburt mit bläulich-rosa verfärbter Haut, Temperatur 37°. In die Wärmewanne, atmet schlecht und stirbt in einem asphyktischen Anfall im Alter von 12 Std.

30. VIII. 14 Herz- und Gehirnpunktion gleich nach dem Exitus.

Blut, aktuelle Reaktion 6,34
„ CO_2-freies 6,80
Gehirnpunktat, hauptsächlich Gehirnmassen 6,33

Die Dissoziationskurve des O_2-Hämoglobins ergibt sich aus den folgenden Bestimmungen, die gleich im Herzblut vorgenommen wurden.

I. Punkt.

2,0 ccm Herzblut im Tonometer, daselbst ununterbrochen 25 Min. bei 38° geschüttelt.

Temp.: 24°   Gasanalysen $\left. \begin{array}{l} I = 3,07 \\ II = 3,00 \end{array} \right\} = 3,0\% \ O_2$
Druck: 753 mm Hg   aus dem Tonometer

In die Birne ca. 0,1 ccm Blut.

Differentialmanometer bei 21° im Wasserbade.

	In die linke Birne das gesättigte Blut	In die rechte Birne das zu untersuch. Blut	Differenz
Gleichgewicht bei	7,70	7,65	
Nach dem Schütteln	6,65	8,68	2,08
Kaliumferricyanid rechts,			
Hähne vorher nicht geöffnet	8,64	6,73	1,86

$\%$ Sättigung $= 47,2\% \ O_2$
O_2-Druck $= 22,5$ mm Hg
P_H . . . . . $= 6,80$

II. Punkt.

2,0 ccm Herzblut im Tonometer, geschüttelt wie bei Punkt I.

Temp.: 24° Gasanalysen $I = 5,45$
Druck: 753 mm Hg aus dem Tonometer $II = 5,30$ $\Big\} = 5,4\%\ O_2$

Differentialmanometer II bei 21° im Wasserbade.

	In die linke Birne das gesättigte Blut	In die rechte Birne das zu untersuch. Blut	Differenz
Gleichgewicht bei	7,40	7,40	
Nach dem Schütteln	6,73	8,12	1,39
Kaliumferricyanid rechts,			
Hähne vorher geöffnet . .	8,66	6,15	2,51

$$\% \text{Sättigung} = 64,4\%\ O_2$$
$$O_2\text{-Druck} = 40,5\ \text{mm Hg}$$
$$P_H \ . \ . \ . \ . = 6,80$$

Aus der Formel $\dfrac{Y}{100} = \dfrac{K \cdot x^n}{1 + K \cdot x^n}$ wurden die Werte für n und K berechnet:

$$n = 1,2$$
$$K = 0,0208.$$

Die aus den obigen Zahlen aufgebaute O_2-Dissoziationskurve des Blutes ist auf Fig. 24, II S. 66 dargestellt.

V. Hunger- u. a. Versuche.

Einfluß des Hungers auf die Acidität des Urins und des Stuhls und auf die Regulationsbreite der CO_2 im Blute.

Fall Nr. 60.

Jacoby, Hubert, gesundes Ammenkind, geb. 16. IX. 14. Gewicht 2700 g. Zartes, etwas mageres Kind, physiologische Abnahme 150 g. Regelmäßige Zunahme vom 3. Lebenstage an. Bekommt in den ersten Tagen nur kleinere Mengen von 90—400 g Frauenmilch, später 700—800 g bis zum 18. XI., von da an bis zum 1. XII. neben Frauenmilch $^1/_2$ Milch, vom 2. XII. (vom ca. $2^1/_2$. Lebensmonat an) anfangend nur künstliche Ernährung, zuerst $^1/_2$ Milch, später $^2/_3$ Milch mit Beikost. Wird, 10 Mon. alt, am 21. VII. 1915 mit 6760 g entlassen.

Bei dem Kinde wurde die Dissoziationskurve des Nabelschnurblutes, des Blutes im Alter von 5 Tagen und 2 Monaten bestimmt. Siehe Näheres S. 120.

Außerdem wurden bei dem Kinde Hungerversuche vorgenommen, wie aus dem Folgenden hervorgeht:

I. Hungerversuch (mit $^1/_2$ Ringerlösung $+ ^1/_2$ Tee):

Dauer des Hungers vom 11. I. 15 6^h vorm. bis 13. I. 15 1^h mittags $= 2$ Tage 7 Stunden.

Während dieser Zeit trank das Kind von einer Lösung, die zur Hälfte aus Ringerlösung und zur Hälfte aus Tee bestand; am 11. I. im ganzen 720 g. Am 12. I. 980 g derselben Mischung, am 13. I. vorm. 80 g. Die Nahrung bestand vor und nach dem Versuch aus $^1/_2$ Milch mit 4% Rohrzucker und 2% Malzextrakt. Das Gewicht des Kindes stieg bei Beginn des Versuches (11. I.) von 4740 g bis zum Ende des Versuches (13. I.) auf 4900 g. Nachdem das Kind wieder Nahrung bekam, fing es an abzunehmen, niedrigstes Gewicht am 15. I. = 4640 g. Am 1. Tage des Versuches schrie das Kind viel, am 2. und 3. Tage war es schon ruhiger und trank die Ringer + Tee-Lösung sehr gut. Die Temperatur bewegte sich in der ganzen Zeit zwischen 36,8—37°. Die Veränderungen in der Acidität des Stuhls, Urins und des Blutes gehen aus folgenden Zahlen hervor:

I. Stuhl und Urin.

Vor dem Hunger:

10. I.	8^h vorm.	Urin	6,69
		Stuhl, weißliche Salbe	7,86
	2^h nachm.	Stuhl, wie vor	8,32
		Urin	6,68
11. I.	8^h vorm.	Urin	6,41
		Stuhl, weißliche Paste	7,97

Während des Hungers:

11. I.	1^h mitt.	Urin	5,17
	5^h nachm.	Urin	5,15
12. I.	9^h vorm.	Urin	5,39
	1^h mitt.	Urin	5,09
	5^h nachm.	Urin	5,01
	5^h nachm.	Stuhl, zum erstenmal, wässerig, in die Windel gegangen	0,00
13. I.	9^h vorm.	Urin	4,88

Von 1^h ab wieder Nahrung:

	3^h nachm.	Urin	5,37
	5^h nachm.	Urin	5,71
14. I.	9^h vorm.	Urin	6,97
	3^h nachm.	Urin	6,89
	6^h nachm.	Urin	7,44
15. I.	9^h vorm.	Urin	7,39
	11^h vorm.	Stuhl, weißliche harte Paste	7,51
17. I.	9^h vorm.	Stuhl, wie vor	8,29
20. I.	9^h vorm.	Stuhl, wie vor	7,51
23. I.	9^h vorm.	Stuhl, wie vor	8,44
		Urin	6,30

II. Blut.

11. I.	8^h vorm.	(2 Std. nach der letzten Flasche) aktuelle Reaktion	7,53
13. I.	1^h mitt.	(am Ende des Hungers) aktuelle Reaktion	7,51

II. Hungerversuch (40stündiger absoluter Hunger):

Beginn des Hungers 19. II. 15 4^h nachm. bis 21. II. 15 8^h vorm. = 40 Stunden. (Nahrung 900 g: $^1/_2$ Milch mit 5% Rohrzucker vor und nach dem Hunger.)

Das Kind war anfangs etwas unruhig, gegen Ende des Hungers beruhigte es sich aber und schlief die letzte Nacht ganz ruhig. Temperatur am 19. II. 5^h nachm. bei Beginn des Hungers 37,5°, am 20. II. 5^h nachm., die höchste Temperatur während des Hungers, 37,8°. Am 21. II. abends 37,3°. Das Gewicht sank während des Versuches von 4900 g auf 4550 g herab. Die Veränderungen in der Acidität des Stuhls und des Urins gehen aus folgenden Zahlen hervor:

I. Stuhl und Urin.

Vor dem Hunger:

19. II.	9^h vorm.	Stuhl, weißlichbraun, bröcklig .	7,72
		Urin.	6,13
	5^h nachm.	Stuhl, wie vor , ...	7,92
		Urin.	6,03

Während des Hungers:

21. II.	6^h vorm.	Urin.	5,45

Von 8^h früh ab wieder Nahrung:

21. II.	5^h nachm.	Urin.	5,81
		Stuhl, braun, zäh knollig . . .	6,79
22. II.	8^h vorm.	Urin.	5,89
	5^h nachm.	Stuhl, gelbliche, weißliche Salbe	7,02
		Urin.	6,72
23. II.	5^h nachm.	Stuhl, bräunliche, knollige Paste	7,76
24. II.	5^h nachm.	Stuhl, wie vor	7,75
25. II.	5^h nachm.	Urin.	7,14
26. II.	8^h vorm.	Urin.	7,29
27. II.	9^h vorm.	Urin.	6,79
		Stuhl, braune, brüchige Massen	8,52
28. II.	9^h vorm.	Urin.	6,41
1. III.	5^h nachm.	Urin.	6,06
2. III.	5^h nachm.	Stuhl, bräunliche, brüchige Massen	8,25

II. Blut.

				CO$_2$-Regul.-Breite
19. II.	6^h nachm.	(kurz nach Beginn des Hungers)		
		aktuelle Reaktion	7,57	} = 70%
		CO$_2$-freies	8,27	
21. II.	8^h vorm	(am Ende des Hungers)		
		aktuelle Reaktion	7,59	} = 50%
		CO$_2$-freies	8,09	

Die Veränderungen in der Acidität des Stuhles und des Urins in beiden Versuchen sind auf Fig. 14 S. 50 graphisch dargestellt. Die Veränderungen des Blutes während des II. Hungerversuches auf der Fig. 15, I S. 51 und auf Fig. 16 S. 52.

Fall Nr. 61.

Lux, Hansi, gesunde Frühgeburt, ziemlich ausschließlich 6 Mon. lang mit Brustmilch ernährt. Geb. 12. IX. 14 etwa im 7. Schwangerschaftsmonat. Im Alter von 10 Tagen aus einer Entbindungsanstalt zu uns gebracht.

23. IX. 14. Status: Kleine, zierliche Frühgeburt von 1400 g Gewicht, wird mit Temperatur von 31° eingeliefert. Kommt in die Wärmewanne; in den ersten 10 Tagen starke Neigung zur Untertemperatur, später Monothermie um ca. 37°.

Das Kind entwickelt sich gut und wird im Alter von 11 Mon. mit einem Gewicht von 5800 g bei $^2/_3$ Milch mit 5% Rohrzucker nebst Beikost gesund entlassen.

Bei dem Kinde wurden folgende Hungerversuche vorgenommen:

I. Hungerversuch (mit $^1/_2$ Ringerlösung + $^1/_2$ Tee):

Dauer des Hungers 2 Tage 7 Stunden, und zwar vom 11. I. 15 6^h vorm. bis 13. I. 15 1^h mittags. Die Nahrung bestand vor und nach dem Hunger aus 600 g Frauenmilch täglich. Während des Versuches trank das Kind von einem Gemisch $^1/_2$ Ringerlösung + $^1/_2$ Tee am 11. I. 450 g, am 12. I. 530 g und am 13. I. 100 g. Das Gewicht nahm zu, während der Versuchszeit von 3000 g bis 3180 g, sank dann aber in den nächsten 5 Tagen auf 2900 g herab. Die Temperatur betrug ca. 36,6° die ganze Zeit hindurch. Am ersten Tage unruhig, am zweiten ruhiger; trank die Mischung gern.

I. Stuhl und Urin.

Vor dem Hunger:

8. I.	8^h vorm.	Urin	7,51
		Stuhl, grün, leicht schleimig . .	4,48
	5^h nachm.	Urin	6,90
11. I.	8^h vorm.	Urin	6,78

Während des Hungers:

	12^h mitt.	Urin	7,04
	4^h nachm.	Stuhl, grün, schleimig	5,38
		Urin, wasserklar	6,81
12. I.	8^h vorm.	Urin	5,04
	1^h mitt.	Urin	4,95
	5^h nachm.	Urin	4,80
13. I.	8^h vorm.	Urin	5,49

Von 1^h ab wieder Nahrung:

	3^h nachm.	Urin	5,36
	6^h nachm.	Urin	5,18
14. I.	8^h vorm.	Urin	6,42
	3^h nachm.	Urin	7,09
14. I.	3^h nachm.	Stuhl (der erste seit 2 Tagen), bräunlich, etwas schleimig, dünn .	4,50
	7^h nachm.	Urin	6,86
15. I.	9^h vorm.	Urin	8,56
		Stuhl, gelb, salbig, schleimig . .	4,88
17. I.	8^h vorm.	Stuhl, grüngelb, schleimig . . .	5,40
18. I.	8^h vorm.	Stuhl, wie vor	5,09
		Urin	6,60

II. Blut.

11. I.		(2 Std. nach der letzten Flasche) aktuelle Reaktion	7,48
13. I.	1^h mitt.	(am Ende des Hungers) aktuelle Reaktion	7,53

II. **Hungerversuch** (40stündiger absoluter Hunger):

Beginn des Hungers 19. II. 15 4^h nachm. bis 21. II. 15 8^h vorm. = 40 Stunden. Nahrung vor und nach dem Hunger 600 g Frauenmilch täglich.

Anfangs war das Kind sehr unruhig, beruhigte sich aber gegen Ende des Versuches; machte vor dem Ende des Hungers etwas müden Eindruck. Das Kind zeigte vorher eine auffallende Monothermie, morgens 36,8° und abends 37,1°. Am 20. II. nach 24stündigem Hunger stieg die Temperatur allmählich bis 37,9°, hielt sich in dieser Höhe bis zum 21. II. 6^h vorm. und fiel danach im Verlaufe des 21. II. langsam bis zur Norm 37° zurück. In den dem Hunger folgenden nächsten Tagen bestand die Monothermie wie vor dem Versuch. Das Gewicht sank während des Hungers von 3600 g auf 3360 g herab. Die Veränderungen in der Acidität des Stuhles und des Urins gehen aus folgenden Zahlen hervor:

I. Stuhl und Urin.

Vor dem Hunger:

19. II.	9^h vorm.	Urin	. . . .	7,01
		Stuhl, dünn, grünlich-schleimig .		4,82
	4^h nachm.	Urin	. . . .	7,41

Während des Hungers:

20. II.	9^h vorm.	Urin	. . . .	5,51
	4^h nachm.	Urin	. . . .	5,51
21. II.	7^h vorm.	Urin	. . . .	5,44

Von 8^h vorm. ab wieder Nahrung:

	=10^h vorm.	Urin	. . . .	5,44
	2^h nachm.	Urin	. . . .	5,45
	4^h nachm.	Stuhl, salbig, mit Schleim überzogen (2 Tage verstopft gewesen)		6,62
22. II.	7^h vorm.	Urin	. . . .	5,42
	2^h nachm.	Urin	. . . .	6,90
		Stuhl, wie vor, nur mehr pastig .		6,72
23. II.	5^h nachm.	Stuhl, leicht schleimig, gelblichgrün		5,13
24. II.	12^h mitt.	Urin	. . . .	8,06
		Stuhl, wie vor	. . . .	5,04
26. II.	8^h vorm.	Urin	. . . .	7,90
	5^h nachm.	Stuhl, wie vor	. . . .	4,98
27. II.	8^h vorm.	Urin	. . . .	7,85
		Stuhl, wie vor	. . . .	4,94
28. II.	8^h vorm.	Urin	. . . .	7,61
1. III.	8^h vorm.	Urin	. . . .	7,69
		Stuhl, grünlichgelbe Salbe	. . .	6,64
2. III.	5^h nachm.	Urin	. . . .	7,60
		Stuhl, schleimig, etwas dünn . .		5,01
3. III.	5^h nachm.	Stuhl, wie vor	. . . .	5,49
		Urin	. . . .	7,34
4. III.	8^h vorm.	Stuhl, wie vor	. . . .	4,91

II. Blut.

CO$_2$-Regul.-
Breite

19. II. 6^h nachm.   (kurz nach Beginn des Hungers)

Blut, aktuelle Reaktion . . . 7,58 ⎱
" CO$_2$-freies . . . . 8,30 ⎰ = 72%

21. II. 8^h vorm.   (am Ende des Hungers)

Blut, aktuelle Reaktion . . . 7,62 ⎱
" CO$_2$-freies . . . . 8,23 ⎰ = 61%

Die Veränderungen in der Acidität des Stuhles und Urins in beiden Versuchen sind auf Fig. 13, I und II S. 49, die Veränderungen des Blutes während des II. Versuches auf Fig. 15, II S. 51 und Fig. 16 S. 52 graphisch dargestellt.

Fall Nr. 62.

Koehler, Erika, Frühgeburt von 960 g Geburtsgewicht. Frauenmilchernährung 6 Mon. lang. Geb. 12. IX. 14, im 7. Schwangerschaftsmonat, Ursache zur Frühgeburt unbekannt. Wird aus einer Entbindungsanstalt im Alter von 7 Tagen zu uns überwiesen. Kleine Frühgeburt, Gewicht ca. 1000 g, Länge 37,5 cm. Das Kind kommt in die Wärmewanne, nimmt regelmäßig gut zu. Im Alter von 2 Mon. Gewicht 1600 g, wird dann aber allmählich sehr blaß, der Hinterkopf wird sehr weich, das Gewicht nimmt trotzdem ununterbrochen zu, das Kind bleibt aber sehr schlaff. Kann im Alter von 5$^1/_2$ Mon. nur kürzere Zeit den Kopf halten, mit dem Fortschreiten der Anämie starke Appetitlosigkeit. Im Alter von 6 Mon. Pyelitis und Bronchitis, aus welcher sich dann später eine Pneumonie entwickelt, an der das Kind nach langem Kranksein im Alter von 8 Mon. mit einem Gewicht von 3000 g am 7. V. 15 starb.

Bei dem Kinde wurden Untersuchungen bezüglich der Acidität in den verschiedensten Richtungen vorgenommen.

Acidität des Urins und des Stuhles in den ersten Lebensmonaten.

Versuch I.

a. Der Urin von 24 Stunden wurde in einem mit etwas Toluol versetzten Gefäß, das auf Eis gehalten wurde, gesammelt. Die Bestimmung der Acidität wurde 8^h vorm. vorgenommen.

19. IX. 5,97		1. XII. 6,11
26. IX. 5,18		3. XII. 5,98
5. X. 5,55		7. XII. 6,38
12. X. 5,98		14. XII. 6,11
19. X. 5,87		1. I. 7,02
26. X. 5,62		2. I. 7,06
2. XI. 5,40		3. I. 6,98
9. XI. 5,43		15. I. 7,12
16. XI. 5,54		16. I. 7,15
23. XI. 5,75		
30. XI. 5,94		Spätere Werte siehe im Versuch II.

b. Der Stuhl wurde jedesmal frisch untersucht. Er war immer leicht schleimig, gelblich-grünlich.

<table>
<tr><td>19. IX.</td><td>. . . . .</td><td>4,65</td><td>7. XII.</td><td>. . . . .</td><td>4,58</td></tr>
<tr><td>5. X.</td><td>. . . . . . .</td><td>4,90</td><td>14. XII.</td><td>. . . . . . .</td><td>4,76</td></tr>
<tr><td>12. X.</td><td>. . . . . . .</td><td>4,95</td><td>5. I.</td><td>. . . . .</td><td>4,80</td></tr>
<tr><td>26. X.</td><td>. . . . . . .</td><td>4,81</td><td>8. I.</td><td>. . . . . . .</td><td>4,82</td></tr>
<tr><td>2. XI.</td><td>. . . . . . .</td><td>4,62</td><td>10. I.</td><td>. . . . . . .</td><td>4,78</td></tr>
<tr><td>23. XI.</td><td>. . . . . . .</td><td>4,60</td><td></td><td></td><td></td></tr>
</table>

Diese P_H-Werte, sowohl die für den Urin als die für den Stuhl, sind auf Fig. 1 S. 29 graphisch dargestellt.

Versuch II.

1. Hungerversuch von $2^1/_2$ Tagen Dauer (mit $^1/_2$ Ringerlösung $+ ^1/_2$ Tee) vom 18. I. 15 11^h abends bis zum 21. I. 9^h vorm. Das Kind hat am 19. und 20 I. je 420 g, am 21 I. bis zum Ende des Versuches nur 160 g obiger Mischung zum Trinken bekommen. Vor und nach dem Hunger täglich 420 g Frauenmilch. Das Gewicht blieb während des Versuches unverändert 2300 g. Alter des Kindes bei Beginn des Versuches 4 Mon. Sehr blaß, Temperatur vor und während des Versuches unverändert 36,8 bis 37°. Trank mit Wohlbehagen die Mischung. Am Ende des Versuches sehr matt.

Acidität des Stuhls und des Urins.

Vor dem Hunger:

15. I.	9^h vorm.	Urin.	7,12
16. I.	9^h vorm.	Urin.	7,15
18. I.	9^h vorm.	Urin.	6,96
	3^h nachm.	Stuhl, grünlich, schleimig . . .	5,11

Während des Hungers:

19. I.	6^h vorm.	Urin.	6,69
	8^h vorm.	Stuhl, wie vor	5,37
	5^h nachm.	Urin.	6,60
		Stuhl, wie vor	5,18
20. I.	9^h vorm.	Urin.	6,11
	5^h nachm.	Urin.	5,66
21. I.	8^h vorm.	Stuhl, grünbraun, zäh, spärlich .	7,53
	9^h vorm.	wieder die Nahrung:	
	9^h vorm.	Urin.	5,80
	5^h nachm.	Urin.	5,77
		Stuhl, grün, schleimig	4,90
22. I.	9^h vorm.	Urin.	7,58
		Stuhl, grünlich, schleimig . . .	4,66
	7^h nachm.	Urin.	7,50
		Stuhl, wie vor	4,54
23. I.	9^h vorm.	Urin.	7,72
		Stuhl, wie vor	4,96
	5^h nachm.	Stuhl, wie vor	5,01

24. I.	9ʰ vorm.	Urin	8,26
		Stuhl, gelblichgrüne Paste . . .	4,60
25. I.	9ʰ vorm.	Urin	8,40
		Stuhl, wie vor	4,89
	5ʰ nachm.	Urin	7,98
		Stuhl, wie vor	4,82

Acidität des Blutes.

19. I.	9ʰ vorm.	(am Anfang des Hungers)	
		Blut, aktuelle Reaktion . . .	7,57
21. I.	9ʰ vorm.	(am Ende des Hungers)	
		Blut, aktuelle Reaktion . . .	7,33

Versuch III.

Hungerversuch von $2^{1}/_{2}$ Tagen Dauer (mit $^{1}/_{2}$ Ringerlösung $+ ^{1}/_{2}$ Tee). Vom 27. I. 15 11ʰ nachm. bis 30. I. 15 9ʰ vorm. bekam das Kind nur obige Mischung zum Trinken, und zwar am 28. und 29. je 480 g, am 30. bis zum Ende des Versuches 150 g. Nahrung vor und nach dem Versuch 480 g Frauenmilch. In der Gewichtskurve trat während oder nach dem Versuche keine besondere Veränderung auf. Am 27. I. Gewicht 2340 g, am 30. I. 2360 g. Die Temperatur blieb unverändert um 36,6 bis 37°. Das Kind trank die Mischung wieder sehr gut, war matt gegen Ende des Versuches.

Acidität des Stuhls und des Urins.

Vor dem Hunger (diese Bestimmungen schließen sich den obigen, unmittelbar vorangehenden, an):

26. I.	9ʰ vorm.	Urin	7,20
		Stuhl, grünlich, schleimig . . .	4,56
	5ʰ nachm.	Urin	7,84
27. I.	5ʰ nachm.	Urin	7,53
		Stuhl, gelbgrün, schleimig . . .	4,93

Während des Hungers:

28. I.	6ʰ vorm.	Urin	7,19
		Stuhl, gelbe, wenig grüne Paste .	4,82
	4ʰ nachm.	Urin	6,85
29. I.	6ʰ vorm.	Urin, Polyurie	5,63
		Stuhl, bräunlichgelbe Salbe . .	6,31
	4ʰ nachm.	Urin, Polyurie	5,68
30. I.	6ʰ vorm.	Urin, Polyurie	5,67

Von 9ʰ vorm. ab wieder Nahrung:

30. I.	4ʰ nachm.	Urin	5,95
		Stuhl, dunkelbraun, zäh	6,51
31. I.	6ʰ vorm.	Urin, keine Polyurie mehr . . .	7,47
		Stuhl, gelblichgrünliche Salbe .	4,84
1. II.	6ʰ vorm.	Urin	7,69
		Stuhl, wie vor	4,78

3. II. 8ʰ vorm.	Urin	8,11	
	Stuhl, gelbe, zähe Salbe	4,85	
4. II. 8ʰ vorm.	Urin	7,06	
	Stuhl, wie vor	4,63	
5. II. 8ʰ vorm.	Urin	6,78	
	Stuhl, gelb, wässerig, flockig . .	4,91	
6. II. 8ʰ vorm.	Urin	7,10	
	Stuhl, wie vor	5,04	
7. II. 8ʰ vorm.	Urin	6,67	
	Stuhl, wie vor	4,96	
8. II. 8ʰ vorm.	Urin	7,01	
9. II. 9ʰ vorm.	Urin	6,58	
	Stuhl, grünlichgelb, zäh	4,93	
10. II. 9ʰ vorm.	Urin	7,49	
	Stuhl, wie vor	4,94	
11. II. 9ʰ vorm.	Urin	7,37	

Acidität des Blutes.

CO₂-Regul.-Breite

28. I. 8ʰ vorm.	(am Anfang des Hungers)		
	Blut, aktuelle Reaktion	7,50	
	„ CO₂-freies	8,45	$\Big\} = 95\%$
30. I. 9ʰ vorm.	(am Ende des Hungers)		
	Blut, aktuelle Reaktion	7,41	
	„ CO₂-freies	8,04	$\Big\} = 63\%$
2. II. 12ʰ mitt.	(3 Tage nach dem Versuch)		
	Blut, aktuelle Reaktion	7,50	

Versuch IV.

Hungerversuch: Absoluter Hunger von 20 Stunden, vom 14. II. 15 11ʰ abends bis 15. II. 7ʰ abends. Die Nahrung bestand vor- und nachher aus 480 g Frauenmilch. Das Gewicht sank während des Versuches von 2520 g auf 2440 g herab. Das Kind war anfangs sehr unruhig, gegen Ende des Versuches matt. Temperatur unverändert um 36,8 bis 37,1°.

I. Stuhl und Urin.

Vor dem Hunger (diese Bestimmungen schließen sich den obigen unmittelbar vorangehenden an):

12. II. 9ʰ vorm.	Urin	6,78	
	Stuhl, gelb, grobflockig, leicht schlei-		
	mig	4,91	
13. II. 9ʰ vorm.	Urin	6,99	
14. II. 9ʰ vorm.	Urin	6,69	
	Stuhl	4,91	

Während des Hungers:

15. II. 6ʰ vorm.	Urin	7,08	
12ʰ mitt.	Urin	6,58	
6ʰ nachm.	Urin	5,94	

Vom 15. II. 7^h nachm. wieder Nahrung:

16. II. 6^h vorm.	Urin	5,90
	Stuhl, dicke, gelbliche Paste . . .	5,50
5^h nachm.	Urin	6,29
	Stuhl, wie vor	5,14
17. II. 9^h vorm.	Urin	7,33
	Stuhl, wie vor, nur mehr Schleim	4,85

II. Blut.

		CO$_2$-Regul.-Breite
15. II. 8^h vorm.	(am Anfang des Hungers)	
	Blut, aktuelle Reaktion 7,55	} = 90%
	„ CO$_2$-freies 8,45	
7^h nachm.	(am Ende des Hungers)	
	Blut, aktuelle Reaktion 7,41	} = 64%
	„ CO$_2$-freies 8,05	

Die Veränderungen des Stuhls und des Urins in den vorangehenden drei
Hungerversuchen sind auf Fig. 17 S. 53 und 19 S. 54 graphisch dargestellt.
Die Veränderungen des Blutes während des 2. und 3. Hungerversuches (Versuch III und IV) sind auf Fig. 20, II graphisch dargestellt.

Bei demselben Kinde wurde direkt anschließend an die obigen Versuche
eine Nahrungsveränderung von Frauenmilch auf $^1/_2$-Milch (Larosan) vorgenommen,
am 23. II. 10^h morgens anfangend.

Versuch V, Stuhl- und Urinacidität bei Übergang von Frauenmilch auf $^1/_2$-Milch
(Larosan):

18. II.	(siehe die Werte an den vorhergehenden Tagen		
	im Versuch IV bei diesem Kinde).		
18. II.	9^h vorm.	Urin	7,47
		Stuhl, gelb, grobflockig, salbig .	4,97
21. II.	8^h vorm.	Urin	7,72
22. II.	8^h vorm.	Urin	7,53
23. II.	8^h vorm.	Urin	7,51

Von 10^h vorm. an $^1/_2$-Milch (Larosan) mit 5% Rohrzucker:

5^h nachm.	Urin	7,85
	Stuhl, schleimig, gelblich, porös .	4,91
24. II. 8^h vorm.	Urin	6,52
	Stuhl, gelbliche Salbe, kein Schleim	6,97
5^h nachm.	Urin	6,18
	Stuhl, braune knollige Salbe . .	7,47
25. II. 8^h vorm.	Urin	6,36
	Stuhl	8,13

26. II. von 10^h vorm. ab nur $^1/_2$-Milch mit 5% Rohrzucker ohne Larosanzusatz:

10^h vorm.	Urin	6,22
	Stuhl, wie vor	8,13
5^h nachm.	Urin	7,19

27. II.	8ʰ vorm.	Urin	. . . .	6,55
		Stuhl, weißliche Paste	. . . . .	7,79
	5ʰ nachm.	Urin	. . . .	7,10
28. II.	8ʰ vorm.	Urin	. . . .	6,25
		Stuhl, wie vor	. . . .	7,81
1. III.	8ʰ vorm.	Urin	. . . .	6,41
	5ʰ nachm.	Urin	. . . .	7,63
		Stuhl, gelbbraun, brüchig	. . .	7,85
2. III.	8ʰ vorm.	Urin	. . . .	6,11
		Stuhl, wie vor	. . . .	7,53
	5ʰ nachm.	Urin	. . . .	6,43
3. III.	8ʰ vorm.	Urin	. . . .	6,12
4. III.	8ʰ vorm.	Stuhl, wie vor	. . . .	7,39

Diese großen Veränderungen in der Acidität des Stuhls und Urins beim Nahrungswechsel sind auf Fig. 2 S. 33 graphisch dargestellt.

Fall Nr. 63.

Förster, Karl, Frühgeburt, hauptsächlich mit Kuhmilch ernährt. Geb. 4. IX. 14 im ca. 7. Schwangerschaftsmonate, angeblich im Anschluß an die Reposition eines Bauchbruches bei der Mutter. Gewicht ca. 1500 g. Wird mit Kuhmilchmischungen von Anfang an ernähert. Gedeiht dabei schlecht, nimmt langsam ab und wird deswegen im Alter von ca. 2 Mon. am 28. X. 14 in die Anstalt eingeliefert.

28. X. 14. Status: Stark abgemagerte, wasserverarmte Frühgeburt, Gewicht 1330 g, Länge 41 cm. Trotz der starken Atrophie macht das Kind einen verhältnismäßig lebhaften und lebenskräftigen Eindruck. Bekommt bei uns ziemlich ausschließlich Frauenmilch, von 300 g bis 400 g langsam steigend bis zum 9. XII., dann versuchshalber ¹/₂-Milch (Larosan) mit 4% Soxhletzucker, später ¹/₂-Milch mit etwas Beikost. Das Kind entwickelt sich dabei recht gut, nimmt regelmäßig zu, bleibt von allen Infektionen verschont und wird erst im Alter von 8 Mon. am 4. V. 15 mit einem Gewicht von 4200 g gesund entlassen.

Bei dem Kinde wurden verschiedene Untersuchungen vorgenommen.

Die Protokolle der Hungerversuche bringe ich zunächst:

I. Hungerversuch (mit ¹/₂ Ringerlösung + ¹/₂ Tee):

Dauer des Hungers ca. 2¹/₂ Tage, vom 18. I. 15 11ʰ nachm. bis 21. I. 15 9ʰ vorm. Die Nahrung bestand vor dem Hunger aus 540 g ¹/₂-Milch (Larosan) mit 4% Soxhletzucker, nach dem Hunger einen Tag lang aus derselben Menge Frauenmilch, später wieder aus derselben Menge ¹/₂-Milch (Larosan) wie vordem. Das Kind bekam am 1. und 2. Tage des Versuches je 250 g obigen Gemisches, am 3. Tage bis zum Ende des Versuches 200 g. Das Gewicht sank während des Versuches von 2740 g auf 2640 g herab. Die Temperatur blieb unbeeinflußt 36,8° bis 37°. Am 1. Tage war das Kind unruhig, am 2. Tage wieder ruhiger, machte etwas matten Eindruck gegen Ende des Versuches.

I. Stuhl und Urin.

Vor dem Hunger:

16. I.	8ʰ vorm.	Urin	. . . .	6,62
18. I.	8ʰ vorm.	Urin	. . . .	6,59

3ʰ nachm.	Stuhl, graue, weiche Knollen . .	7,17
5ʰ nachm.	Urin.	6,42
10ʰ nachm.	Stuhl, wie vor	7,72

Während des Hungers:

19. I.	6ʰ vorm.	Urin.	6,48
	5ʰ nachm.	Urin.	5,64
		Stuhl, wie vor	7,28
20. I.	9ʰ vorm.	Urin.	5,49
	5ʰ nachm.	Urin.	5,37
21. I.	9ʰ vorm.	Urin.	5,52

Von 9ʰ ab wieder Nahrung:

21. I.	5ʰ nachm.	Urin.	6,02
22. I.	9ʰ vorm.	Urin.	7,59
	5ʰ nachm.	Urin.	7,91
23. I.	9ʰ vorm.	Urin.	7,79
	9ʰ vorm.	Stuhl, bräunlich, brüchig (seit dem Hunger verstopft gewesen) . .	7,43
	5ʰ nachm.	Urin.	7,27
24. I.	9ʰ vorm.	Urin.	6,88
25. I.	9ʰ vorm.	Urin.	5,67
		Stuhl, weißlich, brüchig	7,32
	5ʰ nachm.	Urin.	6,25

II. Blut.

19. I.	9ʰ vorm.	(am Anfang des Hungers)		CO₂-Regul. Breite
		Blut, aktuelle Reaktion . . .	7,53	$\Big\} = 87\%$
		„ CO₂-freies.	8,40	
21. I.	9ʰ vorm.	(am Ende des Hungers)		
		Blut, aktuelle Reaktion . . .	7,53	$\Big\} = 45\%$
		„ CO₂-freies.	7,98	

II. **Hungerversuch** (mit ½ Ringerlösung + ½ Tee):

Dauer des Hungers ca. 2½ Tage, vom 27. I. 15 11ʰ nachm. bis 30. I. 15 9ʰ vorm. Die Nahrung bestand vor und nach dem Hunger aus 540 g ½-Milch (Larosan) mit 4% Soxhletzucker. Das Kind bekam am 1. und 2. Tage des Versuches je 250 g obigen Gemisches, am 3. Tage bis zum Ende des Versuches 185 g. Während des Versuches sank das Gewicht von 2820 g bis 2680 g. Die Temperatur hielt sich während des Versuches konstant bei 37°, dagegen war sie am 30. I. abends plötzlich bis auf 38,2° erhöht, am folgenden Morgen aber wieder 36,8°. Vor der Temperatursteigerung hatte das Kind schon 3 Flaschen zu je 90 g obiger Nahrung bekommen. Es trank die Mischung ganz gut, war am Anfang des Versuches unruhig, wurde gegen Ende des Versuches etwas ruhiger.

I. Stuhl und Urin.

Vor dem Hunger (diese Periode schließt sich unmittelbar an die vorher angegebenen Untersuchungen an):

26. I.	9ʰ vorm.	Urin.	5,60
		Stuhl, gelblichweiß, salbig . . .	6,49

	5^h nachm.	Urin	6,45
27. I.	9^h vorm.	Urin	5,76
		Stuhl, wie vor	6,41

Während des Hungers:

28. I.	6^h vorm.	Urin	7,03
		Stuhl, gelblichweiß, pastig	7,23
	4^h nachm.	Urin	5,86
		Stuhl, wie vor	7,48
29. I.	6^h vorm.	Urin	5,47
	4^h nachm.	Urin	5,80
30. I.	6^h vorm.	Urin, gelblich (keine Polyurie) . .	5,76

Von 9^h vorm. an wieder Nahrung:

30. I.	4^h nachm.	Urin	6,17
31. I.	6^h vorm.	Urin	7,61
	4^h nachm.	Urin	6,96
		Stuhl, gelblichweiß, brüchig (seit Anfang des Hungers verstopft)	7,72
1. II.	6^h vorm.	Urin	6,44
		Stuhl, wie vor	7,98
2. II.	6^h vorm.	Urin	6,90
		Stuhl	7,88
3. II.	6^h vorm.	Urin	5,96
		Stuhl, weißlich, brüchig	7,73
4. II.	6^h vorm.	Urin	5,99
		Stuhl, wie vor	8,09
5. II.	6^h vorm.	Urin	5,52
		Stuhl, wie vor	8,01
6. II.	6^h vorm.	Urin	6,28
		Stuhl, bräunlich, brüchig	7,82
7. II.	6^h vorm.	Urin	6,52
		Stuhl, wie vor	7,72
8. II.	6^h vorm.	Urin	6,28
		Stuhl, wie vor	8,00

II. Blut.

CO_2-Regul.-Breite

28. I.	8^h vorm.	(am Anfange des Hungers)		
		Blut, aktuelle Reaktion	7,46	$\left.\right\}$ =104%
		„ CO_2-freies	8,50	
30. I.	9^h vorm.	(am Ende des Hungers)		
		Blut, aktuelle Reaktion	7,47	$\left.\right\}$ = 66%
		„ CO_2-freies	8,13	

III. Hungerversuch (20 stündiger absoluter Hunger):

Am 14. II. um 9^h abends die letzte Mahlzeit, 90 g $^1/_2$-Milch (Larosan) mit 5% Rohrzucker. Dann nichts zum Trinken bis 15. II. 11^h nachm. Von obiger Nahrung wurden vor und nach dem Hunger 540 g täglich gereicht. Die Temperatur in den Tagen vor und nach dem Hungerversuch war vollkommen mono-

·therm 37°; nach 18stündigem Hunger stieg die Temperatur langsam bis 37,8°, hielt sich in dieser Höhe ca. 12 Stunden lang (trotz schon eingereichter Nahrung) und fiel dann im Verlaufe der 4 nächsten Stunden wieder auf 37° zurück. Das Kind machte gegen Ende des Hungers etwas müden Eindruck. Das Gewicht sank vom 14. II. bis 15. II. von 3000 g auf 2900 g zurück.

I. Stuhl und Urin.

Vor dem Hunger (diese Periode schließt sich mit ihren Bestimmungen direkt
    an die vorhergehenden an):

9. II. 8^h vorm.	Urin	5,96
	Stuhl, weißlichgelb, brüchig . . .	7,94
10. II. 8^h vorm.	Urin	6,29
11. II. 8^h vorm.	Stuhl, wie vor	8,40
12. II. 8^h vorm.	Urin	5,92
	Stuhl, wie vor	7,98
13. II. 8^h vorm.	Urin	6,30
	Stuhl, wie vor	7,57
14. II. 8^h vorm.	Urin	6,03
	Stuhl, gelbliche Salbe	6,98

Während des Hungers:

15. II. 6^h vorm.	Urin	6,06
12^h mitt.	Urin	5,49
6^h nachm.	Urin	5,58
4^h nachm.	Stuhl, gelblichweiß, hart	8,31

Von 7^h nachm. ab wieder Nahrung $^1/_2$-Milch (Larosan) mit 5% Rohrzucker:

16. II. 6^h vorm.	Urin	5,69
	Stuhl, wie vor	8,31
5^h nachm.	Urin	5,89
17. II. 9^h vorm.	Urin	6,55
18. II. 9^h vorm.	Urin	7,11
5^h nachm.	Urin	6,57

II. Blut.

			CO$_2$-Regul.-Breite
15. II. 8^h vorm.	(am Anfang des Hungers)		
	Blut, aktuelle Reaktion	7,53 ⎫	
	„ CO$_2$-freies	8,38 ⎭	= 85%
7^h nachm.	(am Ende des Hungers)		
	Blut, aktuelle Reaktion	7,46 ⎫	
	„ CO$_2$-freies	7,92 ⎭	= 46%

Bei demselben Kinde wurde anschließend an die obigen Versuche eine Nahrungsveränderung von $^1/_2$ Milch (Larosan) auf Frauenmilch, 540 g täglich, vorgenommen, und zwar am 19. II. 6^h früh Übergang.

IV. Versuch: Stuhl und Urin bei Übergang in die Frauenmilchernährung.
    19. II. (siehe die Werte an den vorhergehenden Tagen
        im III. Hungerversuch).

9^h vorm.	Urin	6,99
	Stuhl, gelbliche Paste	7,85

10*

	4ʰ nachm.	Urin	6,98
		Stuhl, weißliche Salbe	7,09
20. II.	9ʰ vorm.	Urin	6,49
		Stuhl, weiche, gelbe Salbe . . .	4,68
	5ʰ nachm.	Urin	6,75
21. II.	8ʰ vorm.	Urin	7,35
		Stuhl, gelbliche, poröse, leicht grün-	
		liche Masse	4,82
	5ʰ nachm.	Urin	7,31
22. II.	8ʰ vorm.	Urin	7,53
		Stuhl, wie vor	4,90
	5ʰ nachm.	Urin	7,58
23. II.	9ʰ vorm.	Urin	7,79
		Stuhl, wie vor	4,54
	5ʰ nachm.	Urin	7,46
24. II.	9ʰ vorm.	Urin	7,86
	5ʰ nachm.	Stuhl, grün, schleimig	5,15
25. II.	8ʰ vorm.	Urin	7,40
		Stuhl, schleimig, grün	4,68
26. II.	8ʰ vorm.	Urin	7,92
		Stuhl, wie vor	4,42
27. II.	7ʰ vorm.	Urin	7,85
		Stuhl, grün, schleimig, zäh . . .	4,80
28. II.	8ʰ vorm.	Urin	7,21
		Stuhl, wie vor	4,67

V. Versuch (Übergang am 28. II. 1ʰ mittags von Frauenmilch auf ½-Milch mit 5% Rohrzucker):

1. III.	8ʰ vorm.	Urin	6,49
	5ʰ nachm.	Urin	6,65
		Stuhl, gelbliche Salbe	5,89
2. III.	8ʰ vorm.	Urin	6,56
		Stuhl, gelbliche, dicke Paste . .	7,69
	5ʰ nachm.	Urin	6,85
		Stuhl, wie vor	7,27
3. III.	5ʰ nachm.	Urin	6,46
4. III.	8ʰ vorm.	Stuhl, gelbliche Paste	7,48

Die Veränderungen in der Acidität des Stuhls und des Urins während des I. und II. Hungerversuches sind auf Fig. 18 S. 53, die Veränderungen während des III. Hungerversuches und während der Nahrungsveränderungen (Versuch IV und V) sind auf Fig. 4 S. 34, das Verhalten des Blutes im II. und III. Hungerversuch ist auf Fig. 20, I S. 54 graphisch dargestellt.

Außerdem wurden bei diesem Kinde Versuche über den

Einfluß der Acidität der Nahrung auf die Acidität des Urins,

angestellt.

I. Versuch: $\dfrac{\text{Essigsäure}}{\text{Na-Acetat}}$ + Frauenmilch.

Vom 28. XI. 9^h nachm. bis 2. XII. 6^h vorm. bekam das Kind täglich 400 g von folgendem saurem Nahrungsgemisch:

$$\text{von } \frac{\text{n-Essigsäure} \quad 1 \text{ Teil}}{\text{n-Na-Acetat} \quad 1 \text{ Teil}} = 10{,}0 \text{ ccm}$$

$$\text{und Frauenmilch} = 100{,}0 \text{ ccm}$$

P_H dieses Gemisches war 4,42 (die der reinen Frauenmilch ist ca. 6,80).

Das Kind trank die Mischung gern, nahm während des Versuches von 1800 g bis 1920 g zu. Diese Zunahme bewegte sich in normalen Grenzen.

P_H des Urins.

28. XI.	8^h vorm.	vor der Säuremilch	6,49
29. XI.	8^h vorm.	während der Säuremilch	7,52
	8^h nachm.	„ „ „	7,25
30. XI.	8^h vorm.	„ „ „	8,55
	8^h nachm.	„ „ „	8,40
1. XII.	8^h vorm.	„ „ „	8,25
	8^h nachm.	„ „ „	7,55
2. XII.	6^h vorm.	wieder nur Frauenmilch:	
	8^h vorm.	. . . .	8,07
3. XII.	8^h vorm.	. . . .	7,97
	8^h nachm.	. . . .	8,42
4. XII.	8^h vorm.	. . . .	7,43
	5^h nachm.	. . . .	7,90
5. XII.	8^h vorm.	. . . .	7,40
6. XII.	8^h vorm.	. . . .	7,66
7. XII.	8^h vorm.	. . . .	7,06
	7^h nachm.	. . . .	6,94
8. XII.	10^h vorm.	. . . .	6,70
9. XII.	9^h vorm.	. . . .	6,38
	8^h nachm.	. . . .	7,03
10. XII.	9^h vorm.	. . . .	6,85
	8^h nachm.	. . . .	6,65
11. XII.	8^h vorm.	. . . .	6,35

II. Versuch: $\dfrac{\text{Milchsäure}}{\text{Na-Lactat}}$ + Frauenmilch.

Vom 12. XII. 6^h früh bis 14. XII. 6^h früh bekam das Kind täglich ca. 400 g von folgendem saurem Nahrungsgemisch:

$$\text{von } \frac{\text{n-Milchsäure} \quad 1 \text{ Teil}}{\text{n/}_2\text{-Na-Lactat} \quad 4 \text{ Teile}} = 10{,}0 \text{ ccm}$$

$$\text{und Frauenmilch} = 100{,}0 \text{ ccm}$$

P_H dieses Gemisches war 4,58. Das Casein fiel hier wie in der obigen Mischung in feinen Flocken aus. Das Kind trank die Mischung ganz gern. Die Gewichtskurve zeigte während des Versuches den normalen Verlauf. Gewicht am 12. XII. 2080 g, am 14. XII. 2140 g.

P_H des Urins.

12. XII.	7h vorm.	. . . .	6,68
	4h nachm.	. . . .	7,13
13. XII.	9h vorm.	Polyurie	8,25
	7h nachm.	Polyurie	8,88
14. XII.	7h vorm.	Polyurie	8,87
	6h vorm. ab wieder Frauenmilch		
	5h nachm.	Polyurie	8,12
15. XII.	9h vorm.	Polyurie	8,44
	5h nachm.	Polyurie	7,53
16. XII.	9h vorm.	Polyurie	7,52
	8h nachm.	Polyurie	7,49
17. XII.	9h vorm.	Polyurie	7,63
	5h nachm.	Polyurie	7,34

Vom 17. XII. bis 20. XII. neben Frauenmilch ca. 200 g Buttermilch täglich.

18. XII.	9h vorm.	. . . .	6,83
	6h nachm.	. . . .	7,05
19. XII.	10h vorm.	. . . .	6,49
20. XII.	8h vorm.	. . . .	5,89
21. XII.	8h vorm.	. . . .	6,39
	8h nachm.	. . . .	6,22
22. XII.	8h vorm.	. . . .	5,97

Diese beiden Versuche mit sauren Nahrungsgemischen sind auf der Fig. 6 S. 38 graphisch dargestellt.

Außerdem wurde bei dem Kinde am 10. I. 15 ein weiterer Nahrungswechsel vorgenommen und die Verschiebungen der P_H des Urins wie folgt bestimmt:

6. I.	8h vorm.	nur Frauenmilch täglich 420 g . . .	6,82
8. I.	8h vorm.	„ „	6,79
9. I.	8h vorm.	Frauenmilch + 1/2-Milch āā 210 g .	6,85
10. I.	8h vorm.	nur 1/2-Milch (Larosan) mit 4% S.-Z.	6,31
11. I.	8h vorm.	do.	6,51
12. I.	8h vorm.	do.	6,17
13. I.	8h vorm.	do.	5,62
15. I.	8h vorm.	do.	5,99
16. I.	8h vorm.	do.	6,62
18. I.	8h vorm.	do.	6,59

Aus dem Versuch ist klar ersichtlich, wie die Acidität des Urins bei Zufuhr von Kuhmilch rapid zu steigen anfängt, um die größte Acidität nach Übergang in die volle Kuhmilchernährung zu erreichen. Nachher findet wieder ein langsames Sinken der Acidität trotz Kuhmilchernährung statt. Die Werte erreichen aber nicht die bei Frauenmilch gefundene Höhe.

VI. Reaktion des Blutes und der Gewebe beim hungernden und normalen Tier.

Acidität des Blutes und der Gewebe beim hungernden und normalen Tier.

Fall Nr. 64

Siebentägiger Hungerversuch bei einem kräftigen, ausgewachsenen Kaninchen. Gewicht 2880 g.

28. VI. 15 1^h nachm. Beginn des Hungers, Blutentnahme aus der Ohrvene.

CO_2-Regul.-
Breite

Blut, aktuelle Reaktion . . . . 7,53 ⎱ $= 63\%$
  ,, CO_2-freies . . . . 8,16 ⎰

29. VI. Liegt meistens ruhig im Käfig, ruhig bei Blutentnahme.

1^h Blut, aktuelle Reaktion . . . . 7,42 ⎱ $= 69\%$
  ,, CO_2-freies . . . . 8,11 ⎰

2. VII. Ruhig wie vor, links eiterige Conjunctivitis, sonst o. B.

1^h Blut, aktuelle Reaktion . . . . 7,23 ⎱ $= 59\%$
  ,, CO_2-freies . . . . 7,82 ⎰

5. VII. Sitzt immer in ein und derselben Ecke des Käfigs, wenn man es stört, macht es nur ein paar Sprünge und bleibt wieder sitzen.

3^h nachm. Aus der Carotis verblutet, Sektion gleich danach.

Blut, aktuelle Reaktion . . . . 7,28 ⎱ $= 36\%$
  ,, CO_2-freies . . . . 7,64 ⎰
Gehirnsubstanz, ungekocht 6,63
             gekocht 6,84
1. Muskel, Pectoralis, ungekocht 6,67
             gekocht 6,79
2. Muskel, Ileopsoas, 1 Std. später herausgenommen, ungekocht 6,36
Herz, schlug noch beim Spalten, ungekocht 6,63
gekocht 6,65
Leber, ungekocht 6,54
       gekocht 6,82
Galle, 4 ccm, grünlich, verhältnismäßig dünnflüssig 5,87
Milz, ungekocht 6,55
Niere, ungekocht 6,52
       gekocht 6,84
Urin 5,15

Beim Töten wog das Kaninchen 2300 g. Sektion: Organe anscheinend alle gesund, Dünndarm leer, im Dickdarm noch dicke breiige Fäkalmassen.

Die vorstehenden Werte sind in der **Fig. 21,** I graphisch dargestellt.

Fall Nr. 65.

Acidität der Organe und des Blutes bei einem gesunden Kaninchen, ca. 2700 g.

6. VII. Aus der Carotis verblutet, Sektion gleich danach.

CO_2-Regul.-
Breite

Blut, aktuelle Reaktion . . . . 7,47 ⎱ $= 56\%$
  ,, CO_2-freies . . . . 8,03 ⎰

1. Muskel, Pectoralis, ungekocht 6,31
                    gekocht 6,74
2. Muskel, Ileopsoas, ca. 1 Std. später heraus-
genommen, ungekocht 6,33
Herz,   ungekocht 6,47
        gekocht 6,47
Leber,   ungekocht 6,66
        gekocht 6,66
Milz,   ungekocht 6,52
Niere,   ungekocht 6,64
        gekocht 6,74
Gehirn, ungekocht 6,74
        gekocht 6,71

Die vorstehenden Werte sind auf Fig. 21, II S. 57 graphisch dargestellt.

Fall Nr. 66.

Zehntägiger Hungerversuch bei einem jüngeren Kaninchen, Gewicht 2080 g. 6. VII. 2^h mitt. Beginn des Hungers, Blutentnahme aus der Ohrvene.

Blut, aktuelle Reaktion . . . . 7,38 $\Big\}$ CO_2-Regul.-Breite $= 80\%$
  ,, CO_2-freies 8,18

10. VII. 2^h mitt.

Blut, aktuelle Reaktion . . . . 7,28 $\Big\}$ $= 62\%$
  ,, CO_2-freies 7,90

12. VII. 2^h mitt. deutlich abgemagert, macht aber noch kräftige Sprünge beim Versuch es abzufangen, sonst ruhig im Käfig.

Blut, aktuelle Reaktion . . . . 7,07 $\Big\}$ $= 68\%$
  ,, CO_2-freies 7,75

16. VIII. 2^h mitt. Äthernarkose, aus der Carotis verblutet, Sektion gleich danach.

Blut, aktuelle Reaktion . . . . 7,14 $\Big\}$ $= 43\%$
  ,, CO_2-freies 7,57

1. Muskel, vor dem Exitus das ganze Vorderbein in der Narkose mit Schere abgeschnitten, Extrakt gleich gemessen, ungekocht 6,82
das Hinterbein wie vor, dann gleich in kochendes Wasser geworfen, gekocht 6,90
2. Muskel, ca. 20 Min. nach dem Tode das andere Hinterbein abgeschnitten, ein Teil der Muskulatur, ungekocht 6,67
der andere Teil gekocht 6,77
Herz, schlug noch beim Spalten,
ungekocht 6,67
gekocht 6,69
Leber,   ungekocht 6,81
        gekocht 6,95
Galle, dunkelgrün und zäh 6,14

```
Milz,     ungekocht . . . . . . . . . . . . .  7,23
Niere,    frisch . . . . . . . . . . . . . . .  6,81
          gekocht . . . . . . . . . . . . . .   6,81
Urin  . . . . . . . . . . . . . . . . . . . .   5,22
Gehirn,   ungekocht . . . . . . . . . . . . .   6,85
          gekocht . . . . . . . . . . . . . .   6,92
```

Die vorstehenden Werte sind auf Fig. 21, III S. 57 graphisch dargestellt.

Fall Nr. 67.

Gesundes ausgewachsenes Meerschweinchen, Gewicht 300 g.

10. VII. 12^h mitt. Äthernarkose, Blut aus der Carotis.

```
Blut, aktuelle Reaktion . . . . . . . . . . .  7,30
 „    CO₂-freies  . . . . . . . . . . . . . .   7,89
```

1. Muskel, linkes Hinterbein in der Narkose amputiert, enthäutet, Extrakt gleich gemessen, ungekocht 6,45
rechtes Hinterbein wie vor, dann in kochendes Wasser geworfen, gekocht 6,73
2. Muskel, ca. 20 Min. später das linke Vorderbein amputiert, ein Teil **wurde** zerrieben, der Extrakt stand 1 Std. lang, ungekocht 6,51
ein anderer Teil desselben Beines gekocht . . . 6,78

```
Leber, ungekocht . . . . . . . . . . . . . .    6,84
       gekocht . . . . . . . . . . . . . . .     7,11
```

Die vorstehenden Werte sind auf Fig. 10, II S. 45 graphisch dargestellt.

Fall Nr. 68.

Gesundes Meerschweinchen, altes Tier, 320 g.

9. VIII. Äthernarkose, Sektion während derselben, Blut aus der Carotis.

```
Blut, aktuelle Reaktion . . . . . . . . . . .  7,19
 „    CO₂-freies  . . . . . . . . . . . . . .   7,75
```

1. Muskel, Pectoralis, in der Narkose herausgenommen, ungekocht 6,36
                       gekocht 6,66

```
Herz, schlug noch beim Spalten,
      ungekocht . . . . . . . . . . . . . . .   6,44
      gekocht . . . . . . . . . . . . . . . .    6,65
Leber, ungekocht . . . . . . . . . . . . . .    6,66
       gekocht . . . . . . . . . . . . . . .      6,65
Galle, ockergelb, dünnflüssig . . . . . . . .   8,35
Milz,  ungekocht . . . . . . . . . . . . . .     6,48
Niere, ungekocht . . . . . . . . . . . . . .     6,53
       gekocht . . . . . . . . . . . . . . .      6,72
```

Die vorstehenden Werte sind auf Fig. 10, I S. 45 graphisch dargestellt.

VII. Reaktion des Blutes einschließlich der CO_2-Regulationsbreite und der O_2-Dissoziationskurve bei Intoxikation.

(Phosphatkinder darunter!)

Fall Nr. 69.

Fischer, Rolf, 6 Wochen, schwere chronische Ernährungsstörung, Intoxikation, geb. 9. IV. 16, Geburtsgewicht 3750 g, 10 Tage Brust, dann $^1/_3$ Milch ohne Zucker, dabei starke Abnahme und schlechtes Gedeihen. Am 14. V. plötzlich dünne Stühle und Erbrechen, seit 17. bis 19. Eiweißmilch $6 \times 6'$. Weil allmählich verfallen und bewußtlos geworden, am 19. V. zur Aufnahme gebracht. Gewicht 2980 g, stark atrophisch, tief benommen, Blut und Eiter aus dem rechten Ohr, eiterige, stinkende Stühle. Frauenmilch und Tee in kleinen Dosen mit Sonde. Am 20. V. noch schwer benommen, Untertemperatur, andauernd eiterige Stühle, subcutane Phosphatgemischinjektion um 1 Uhr, um 2 Uhr Exitus. Sektion gleich danach. Diagnose: Enteritis haemorrh. mit diphtheritischen Darmgeschwüren, Otitis media dextra.

Bei den am Leben und nach dem Tode vorgenommenen Untersuchungen wurden folgende P_H-Werte gefunden:

20. V. 12^h 40′ Blutentnahme durch Sinuspunktion, Hirudin.

CO_2-Regul.-Breite

Blut, aktuelle Reaktion	7,17	$= 64\%$
„ CO_2-freies	7,81	
Lumbalpunktion: Liquor, klar	7,81	
Urin, frisch katheter., leicht trübe, Eiweiß, Zucker $+$	5,58	
Stuhl, dünn wässerig, eiterig, flockig	8,10	

20. V. 1^h subcutane Einspritzung 120 ccm Phosphatgemisch.

Resorption langsam, doch bis zum Exitus vollständig.

2^h Exitus.

Herzpunktion und Sektion ca. 10 Min. später.

Blut, aktuelle Reaktion	6,80	$= 42\%$
„ CO_2-freies	7,22	
Gehirn, teils Substanz, teils trübe Flüssigkeit, filtriert	6,80	
Muskulatur, Ileopsoas, ungekocht	7,06	
gekocht	7,20	
Leber, ungekocht	6,66	
gekocht	6,71	
Galle, dunkelgrün, zäh 1—2 ccm	6,49	
Milz, ungekocht	6,73	
gekocht	6,73	
Niere, ungekocht	6,14	
gekocht	6,37	

Inhalt des Magendarmkanals:

In der Magenschleimhaut kleine Blutungen, die Darmschleimhaut durch und durch hämorrhagisch verfärbt. Im untersten Ileum größere diphtheritische Darmgeschwüre, im Dickdarm ähnliche kleinere Geschwüre.

Magen ziemlich leer, enthält nur einige Kubik-
zentimeter schleimige, mit eiterigen (?) Flocken
vermischte Flüssigkeit

    ungekocht 5,48

    gekocht 5,98

Duodenum, ca. 50 cm unterhalb Pylorus, braune
flockige wässerige Massen

    ungekocht 7,17

    gekocht 7,86

Jejunum, eiterig, bräunlich, dünnbreiig

    ungekocht 7,48

    gekocht 8,04

Ileum, dicht oberhalb Valvula Bauhinii, Inhalt
wie Jejunum

    ungekocht 7,29

    gekocht 8,28

Rectum, Inhalt wie vor

    ungekocht 7,85

    gekocht . . . . 7,03?

Die vorstehenden Werte sind auf Fig. 30 S. 80 graphisch dargestellt.

Fall Nr. 70.

Lutkat, Frieda, 2¹/₂ Mon., Intoxikation bei grippaler Infektion mit Bronchopneumonie. Geb. 8. IV. 15, Geburtsgewicht ca. 4000 g, 4 Wochen nur Brust, später Brust + Halbmilch bis 23. VI. 15. In den letzten 3 Tagen nur Halbmilch. Seit dieser Zeit Erbrechen und Durchfall, stark abgemagert. Am 26. V. aufgenommen, Gewicht 3300 g, schwer benommen, Temp. 41,3, Schnupfen, Lungen anfangs o. B., dünne Stühle, kein Erbrechen. Bekommt mit Sonde kleine Mengen Frauenmilch und große Mengen bis 700 g Tee mit etwas Ringerlösung. Urin enthält viel Eiweiß und Zylinder, Zucker +, vom 27. bis zum Tode komplette Anurie, starke Gewichtszunahme bis 3900 g, die ganze Zeit bewußtlos, am 29. Krämpfe, am 30. Exitus unter Erscheinungen der Atemlähmung. Sektion gleich danach, Diagnose: Bronchopneumonie, trübe Schwellung der Nieren und hochgradige Leberverfettung. Über das klinische Verhalten siehe Näheres in der beigefügten Gewichts- und Temperaturkurve Fig. 34.

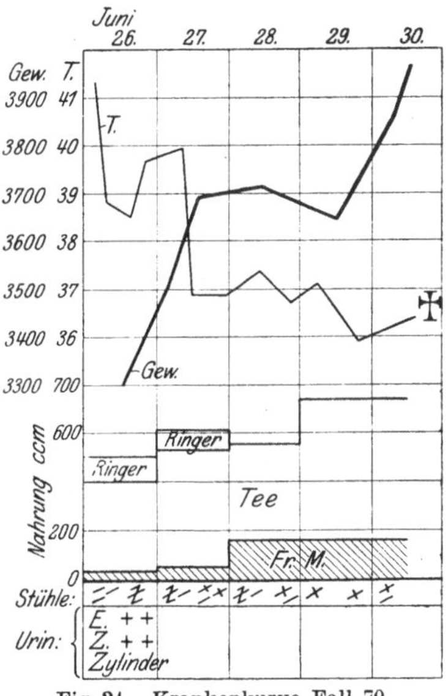

Fig. 34. Krankenkurve Fall 70.
Frieda Lutkat.

28. VI. ca. 5^h vorm.

Stuhl, spärlich, grünlich, schleimig 5,88

derselbe Extrakt bei 28° im Tonometer evakuiert 5,86

5^h nachm. Stuhl, Beschaffenheit, wie vor 5,37

6^h vorm. Urin, katheterisiert 5,61

4^h nachm. Urin, katheterisiert 5,37

10^h 45′ Sinuspunktion, keine nennenswerte Reaktion dabei.

Blut, aktuelle Reaktion . . . . 7,01 ⎱
„ CO_2-freies . . . . 7,16 ⎰ $= 15\%$ CO_2-Regul.-Breite

29. VI. 8^h 30′ vorm. nochmals Sinuspunktion, ohne Reaktion, tief bewußtlos.

Blut, aktuelle Reaktion . . . . 7,09 ⎱
„ CO_2-freies . . . . 7,18 ⎰ $=\ 9\%$

Stuhl, gelblich, salbig 6,74

Urin, katheterisiert, trübe 5,62

30. VI. 8^h 30′ vorm. nochmalige Sinuspunktion, das Kind war moribund und starb 10 Min. später.

Blut, aktuelle Reaktion . . . . 7,03 ⎱
„ CO_2-freies . . . . 7,11 ⎰ $=\ 8\%$

8^h 40′ Exitus.

Herzpunktion und Sektion gleich danach.

Blut, aktuelle Reaktion . . . . 7,00 ⎱
„ CO_2-freies . . . . 7,11 ⎰ $= 11\%$

1. Muskulatur, beide Pectorales majores

ungekocht 6,60

gekocht 7,04

2. Muskulatur, beide Ileopsoas und Quadr. lumb.

ungekocht 6,52

gekocht 6,96

Herz, gespalten, mit Wasser gespült,

die eine Hälfte ungekocht 5,28

die andere Hälfte gekocht 6,28

Leber, ungekocht 6,21

gekocht 6,50

Galle, dunkelgrün zäh, 4 ccm 6,21

Milz, in der Mitte gespalten,

ungekocht 6,39

gekocht 6,69

Niere, in der Mitte gespalten,

ungekocht 6,00

gekocht 6,14

Gehirn, mittels Punktion durch Orbita, trübe Flüssigkeit, mit Gehirnmassen vermischt,

ungekocht 6,03

gekocht 6,38

Inhalt des Magendarmkanals:

Magen enthält ca. 80 ccm dicke, rahmige, homogene Flüssigkeit 4,46

Duodenum, Abschnitt von ca. 30—70 cm unterhalb Pylorus, leicht gelbliche zähe Flüssigkeit 5,06

Ileum, kurz oberhalb des Coecums, dickflüssige, gelbliche, homogene Flüssigkeit 5,11

Coecum + Colon ascendens, gelbliche breiige Masse 5,52

Rectum + Sigmoideum, gelblichgrüner dicker Brei 5,87

Die Schleimhaut des Magen- und Darmkanals zeigte nur eine geringgradige Rötung, sonst o. B.

Sektionsdiagnose: siehe oben.

Die vorstehenden Werte für die Organacidität sind auf Fig. 28, II a. S. 71 und die für den Magendarminhalt auf Fig. 28, II b dargestellt. Das Verhalten des Blutes zeigt Fig. 22, II S. 61.

Fall Nr. 71.

Baartz, Werner, 8 Mon., Intoxikation, geb. 10. XII. 14, Geburtsgewicht 3250 g, 3 Wochen Brust, später Milchmischungen, zuletzt Vollmilch 5—6 mal 12 Strich, Zwieback 1 mal. Bisher angeblich immer gesund gewesen und regelmäßig zugenommen. Am 26. VI. 15 plötzlich wässerige Stühle, bis zur Aufnahme am 30. VI. 10—15 täglich. Kein Erbrechen, kein Husten, seit 29. schlaff und müde, sehr gierig getrunken. Aufnahmegewicht 6370 g, gut ernährtes Kind, stark wasserverarmt, deutlich benommen. Temp. 40,6° bis 41° bis kurz vor dem Tode. Stühle anfangs dünn und wässerig, am 2. VII. gar keinen. Urin: Eiweiß und Zucker +. Bekam in den zwei ersten Tagen nur Tee mit Sonde, am letzten Tage im ganzen 190 g Eiweißmilch mit 410 g Tee insgesamt. Tod unter Krämpfen am 3. VII. Sektionsbefund: Infektion der Magen- und Darmschleimhaut, Emphysema pulmonis, Hyperaemia cerebri.

1. VII. 7^h 40′ nachm. Blutentnahme durch Sinuspunktion, Hirudin.

CO_2-Regul.-Breite

Blut, aktuelle Reaktion . . . . 7,44 ⎫
  „ CO_2-freies . . . . 7,82 ⎬ = 38%

Lumbalpunktion:

Liquor klar, Eiweiß vermehrt 7,75

11^h vorm. Urin, gelb, klar 5,79

5^h nachm. Urin, gelb, klar 5,69

2. VII. Sinuspunktion, leichte Reaktion dabei.

Blut, aktuelle Reaktion . . . . 7,48 ⎫
1. „ CO_2-freies (15 Min. im Tonometer) . . . 7,72 ⎬ = 24%
2. „   „ (30 „ „ „) . . . 7,73

3. VII. 7^h 10′ vorm. Exitus.

Herzpunktion und Sektion gleich danach.

Blut, aktuelle Reaktion . . . . 6,61 ⎫
  „ CO_2-freies . . . . 7,28 ⎬ = 67%

Gehirnpunktion, leicht trübe Flüssigkeit . . . 6,79
Gehirnsubstanz, Stück von der Konvexität,
 ungekocht 6,14
 gekocht 6,22
Muskel, Pectoralis + Bauchmuskel,
 ungekocht 7,21
 gekocht 7,28
Herz, gespalten, mit Wasser gespült,
 ungekocht 5,55
 gekocht 6,36
Leber, stark verfettet,
 ungekocht 6,36
 gekocht 6,45
Galle, zäh und dunkelgrün, 3 ccm 6,14
Milz, kaum vergrößert,
 ungekocht 6,19
 gekocht . . . . : 6,18
Niere, gespalten, gespült,
 ungekocht 6,10
 gekocht 6,29
Inhalt des Magendarmkanals:
 Magen, ca. 50 ccm bräunliche, flockige Flüssig-
 keit, mit vielem zähem Schleim vermischt . 3,99
 Duodenum, Abschnitt von 60—100 cm unter-
 halb Pylorus, gelbliche, schleimige, flockige
 Flüssigkeit 6,14
 Ileum, Abschnitt kurz vor Coecum, dunkel-
 braune, dünne, flockige Flüssigkeit 6,24
 Coecum und Colon ascendens, dunkelbraune,
 salbige Massen 5,90
 Rectum, ein salbiger dunkelbrauner Knollen . 6,77

Die Sektion ergab nur Injektion der Magen- und Dünndarmschleimhaut, Schwellung der Gehirnhäute, besonders auf der linken Hemisphäre, außerdem trübe Schwellung der Nieren und mäßige Verfettung der Leber. Die Tage vor der Erkrankung waren auffallend heiß, dies und der klinische Verlauf veranlaßten uns, den Fall als Hitzschlag-Intoxikation zu betrachten.

Die vorstehenden Werte sind auf Fig. 26 S. 69 graphisch dargestellt.

<h3 style="text-align:center">Fall Nr. 72.</h3>

Schwitallik, Heinz, 3 Mon. 10 Tage, Intoxikation beim Brustkinde. Geb. am 8. IV. 1915, Geburtsgewicht 3500 g. Bisher ausschließlich Brustmilchernährung. Im Alter von 5 Wochen croupöse Pneumonie, die septisch pyämischen Verlauf nahm. Aufnahme im K.-A.-V.-H. am 12. V. Rechtsseitiges Empyem, Orchitis suppurativa und Pneumokokkenabscesse in den Bauchdecken, Thoracotomia. Danach langsame Besserung, wurde am 4. VII. im Alter von 3 Mon. geheilt entlassen. Dann 2 Wochen zu Hause munter und ganz gesund gewesen, am 18. VII. um 10h nachm. noch gut an der Brust getrunken und ca. 11h eingeschlafen. Um 2^h nachts (19. VII.) erwachte die Mutter und merkte, daß das Kind ganz blaß war, es stöhnte stark, Schaum trat aus dem Munde, kleine Zuckungen im Gesicht und in den Extremitäten. Vorher immer guten Stuhl gehabt, nur ist der Mutter aufgefallen, daß der Junge in den letzten 3 Tagen eine etwas heisere Stimme hatte. Um 3^h 30′ nachts brachte die Mutter ·das Kind wieder in das K.-A.-V.-Haus. Es war schwer kollabiert, tief benommen, stark spastisch, zeitweise klonische Zuckungen, keine Reaktion beim stärksten Kneifen. Über den Unterlappen der rechten Lunge spärliches kleinblasiges feuchtes Rasseln, deutliche Rötung des Rachens, sonst Herz und Lunge o. B. Hatte bei der Aufnahme in der Windel reichliche Mengen von gutem, gelblich-salbigem Stuhl. Temp. 39,8°. Der nächste Stuhl aber, der um 5^h entleert wurde, war schleimig und eiterig und mit Blutstreifen vermischt. Exitus um 6^h 30′.

Sektion ca. 3 Stunden später.

Herzpunktion zur gleichen Zeit.

Blut, aktuelle Reaktion	6,59
„ CO_2-freies	6,97
Muskulatur beiderseits Pectoralis majoris,	
ungekocht	6,10
gekocht	6,19
Herz, gespalten, mit Wasser gespült,	
ungekocht	5,75
gekocht	6,16
Leber, ungekocht	6,50
gekocht	6,55
Milz, stark vergrößert, pulpös, blutreich,	
ungekocht	6,73
gekocht	6,61
Niere, ungekocht	6,47
gekocht	6,54
Gehirnsubstanz von der Konvexität	
ungekocht	7,09
gekocht	7,19

Die vorstehenden Werte sind auf Fig. 28, I S. 71 graphisch dargestellt.

Die Sektion ergab neben älteren Verwachsungen der linken Lunge nur Gehirnödem und Injektion der Darmschleimhaut.

Fall Nr. 73.

Totgeburt, Kind N., ausgetragen, 4000 g, Schwangerschaft ca. 9 Mon. lang normal, dann Wehen, in deren Verlauf am 30. VII 10^h vorm. die Herztöne des Foetus aufhörten. Geburt um 4^h nachm. Das Kind tot, Nabelschnur um den Hals.

Sektion gleich danach.

Blutentnahme durch Herzpunktion.

Blut, aktuelle Reaktion	6,17
„ CO_2-freies	6,68

1. Muskulatur, Oberschenkel,

    ungekocht 6,36

    gekocht 6,52

2. Muskulatur, ca. 1 Std. später entnommen,

    ungekocht 6,28

Leber,   ungekocht 6,54

    gekocht 6,70

Milz,   ungekocht 6,43

    gekocht 6,50

Niere,   ungekocht 6,36

    gekocht 6,64

Gehirn,   ungekocht 6,68

    gekocht 7,72

Die Sektion ergab eine starke Blutüberfüllung verschiedener Organe, sonst nichts Besonderes.

Die vorstehenden Werte sind auf Fig. 12 graphisch dargestellt.

Fall Nr. 74.

Wieland, Georg, $3^1/_2$ Mon. Intoxikationszustand leicht und vorübergehend während chronischer schwerer Ernährungsstörung. Geb. am 16. III. 15. Geburtsgewicht unbekannt, ausgetragenes Kind. 14 Tage Brust, später bis zur Erkrankung $^1/_2$ Milch, dabei gute Zunahme bis zum 20. VI.; dann plötzlich dünne Stühle, die bis zur Aufnahme im K.-A.-V.-H. am 3. VII. unverändert geblieben sind, trotzdem das Kind 2 Wochen lang nur Haferschleim mit etwas Zucker bekommen hat. Stark abgenommen, kein Erbrechen. In der Familie Polymortalität, von 7 Kindern starben 4 in den ersten Monaten an Ernährungsstörung.

3. VII. Status: bei der Sinuspunktion:

Blasses, stark abgemagertes Kind von 3500 g mit eingesunkenem Leib, macht sehr müden, leicht apathischen Eindruck, fixiert aber und reagiert deutlich bei der Sinuspunktion. Stühle spärlich, dunkelbraun (Hungerstuhl), schleimig. Untertemperatur.

Blut, aktuelle Reaktion 7,41
  ,, CO_2-freies 7,96
$\left.\right\}$ = 55% (CO_2-Regul.-Breite)

Am 5. VII. deutlich benommen, trinkt schlecht, bekommt Phosphatgemisch und Eiweißmilch mit 3% Soxhletzucker 6 mal 40 g. Am 7. VII. fixiert es wieder etwas, doch noch sehr apathisch, müde und schlaff.

7. VII. Sinuspunktion 1^h mittags:

Blut, aktuelle Reaktion 7,57
  ,, CO_2-freies 8,48
$\left.\right\}$ = 91%

9. VII. trinkt etwas besser, noch müde, seit vorgestern keinen Stuhl. Sinuspunktion 1^h nachm.

Blut, aktuelle Reaktion. 7,37
  ,, CO_2-freies (25 Min. im Tonometer) 1. 8,54
  ,,   ,,   (35 ,, ,,   ,,) 2. 8,45
$\left.\right\}$ Mittel 8,50 $\left.\right\}$ = 113%

20. VII. hat sich ausgezeichnet erholt, Gewicht 3780 g, täglich
720 g Eiweißmilch mit 3% Soxhletzucker. Lebhafter,
trinkt gut.

Sinuspunktion:

Blut, aktuelle Reaktion . . . . 7,42 } $= 94\%$
„ CO_2-freies 8,36

26. VII. 3800 g, blaß, lacht aber schon. Tee +, Eiweißmilch.

Sinuspunktion 1ʰ nachm.:

Blut, aktuelle Reaktion . . . . 7,61 } $= 89\%$
„ CO_2-freies 8,50

Am 30. IX. im Alter von 6 Mon. mit 4540 g geheilt entlassen. Die vorerwähnten Zahlen für die Blutreaktion sind auf Fig. 22, III S. 61 graphisch dargestellt.

Fall Nr. 75.

S., Hermann, 4 Mon. Intoxikation im Verlaufe von akuter Ernährungsstörung. Geb. 17. III. 15, Geburtsgewicht 3500 g. Nur 8 Tage Brust, später bis zur Aufnahme 5 mal 150—200 g Vollmilch mit nur wenig Wasser verdünnt. Am 10. VII. dünne Stühle und Erbrechen, 2 Tage lang Haferschleim, dann geringe Mengen Eiweißmilch, dann Nestlesches Kindermehl, zuletzt Eiweißmilch 220 g pro Tag. Stühle zahlreich, bis 8 täglich, müde, schlaff geworden. Am 20. VII. im K.-A.-V.-H. aufgenommen.

Status: Gut entwickeltes Kind mit schlaffem reduziertem Fettgewebe, macht müden, wasserverarmten Eindruck, etwas Starres im Wesen, folgt wohl auf starke Reize: Licht und Klatschen, reagiert aber wenig z. B. bei der Untersuchung des Rachens. Lungen und Herz o. B., Stühle spritzend und dünn. Bekommt in den ersten Tagen neben Tee geringe Mengen Eiweißmilch, später neben Phosphatgemisch nur Frauenmilch. Genaueres über die Nahrungs- und Fieberverhältnisse (kontinuierliches Fieber!) siehe in der Kurve Fig. 29. Im Urin Eiweiß +, Zucker +, im Sediment Cylinder.

22. VII. deutlich apathisch, liegt ruhig mit weit geöffneten Augen im Bett, hat aber leidlich gut getrunken. Leichte Reaktion bei der Sinuspunktion um 12ʰ mittags

CO_2-Regul.-
Breite

Blut, aktuelle Reaktion . . . . 7,44 } $= 46\%$
„ CO_2-freies 7,90

23. VII. leicht benommen, am Nachmittag Krämpfe, seitdem deutlich toxisch. Seit 8ʰ vorm. Phosphatgemisch, dessen $P_H = 7,41$, neben Frauenmilch mittels Sonde. Siehe genauer die Kurve

Urin 5,61
Stuhl, dünn, breiig, schaumig 6,77

24. VII. dem Aussehen nach deutlich toxisch, hat aber heute selbst etwas getrunken und reagierte mit deutlichem Schreien bei der Sinuspunktion 10ʰ 50′ vorm.

10ʰ 50′ vorm.

CO_2-Regul.-
Breite

Blut, aktuelle Reaktion . . . . 7,44 } $= 85\%$
„ CO_2-freies 8,29

<pre>
             Stuhl, grau, salbig (Eiweißmilchstuhl) 6,74
             Urin, Zucker — 6,46
2^h nachm. Urin 7,15
</pre>

26. VII. noch ganz leicht benommen, liegt mit halboffenen
    Augen ruhig im Bett, beim Anfassen Zeichen von Un-
    willen.

<pre>
             Urin 7,05
             Stuhl, gelbliche, bröcklige, salbige Masse mit ein-
             zelnen grünlich schimmernden Schleimflocken 5,54
</pre>

27. VII. noch müde, leicht apathisch, reagiert aber mit Schreien
    bei der Sinuspunktion um 10^h 50′ vorm.

<pre>
             Blut, aktuelle Reaktion . . . . 7,36 ⎫
             „   CO₂-freies . . . . 8,26 ⎬ = 90%
</pre>

$$\left.\begin{array}{l}\text{Blut, aktuelle Reaktion} \dots 7{,}36\\ \text{„ } CO_2\text{-freies} \dots 8{,}26\end{array}\right\} = 90\%$$

1^h mitt. Stuhl gelb, porös, leicht salbig, Spur grünlicher
    Schleim 5,67

<pre>
             Urin 7,30
</pre>

28. VII. 11^h vorm.

<pre>
             Urin 6,99
1^h mitt. Stuhl, gelbliche, flockige Salbe 5,55
</pre>

Die Werte für die Blutreaktion sind auf Fig. 22, I S. 61 graphisch dargestellt.

Fall Nr. 76.

Suckrow, Alfred, 19 Tage alt, **Intoxikation beim Brustkinde**. Geb.
24. VIII. 14, ausgetragen, bisher nach vollkommen zuverlässigen Angaben **nur
Brust** bekommen. Am 9. IX. plötzlich dünne Stühle und heiß, trank aber noch
gut an der Brust, am 10. IX. schlecht getrunken, vom 11. bis 13. die Brust verweigert, nur etwas Tee geschluckt, am 12. auffallend apathisch geworden, Stühle
noch dünn, kein Erbrechen, am 13. zur Aufnahme gebracht.

13. IX. Status: Leidlich ernährtes tief toxisches, schwer kollabiertes Kind, Ge-
    wicht 3300 g. Lungen und Herz o. B. Bekommt im Verlaufe des Tages
    mit Sonde im ganzen 50 g Frauenmilch und 150 g Tee, außerdem subcutan
    120 g Ringerlösung. Temp. 38°, Stühle 8 mal dünn, gelblich. Trotz Camphers
    und Senfbades am 14. IX. um 8^h früh, 20 Stunden nach Aufnahme, Exitus.

14. IX. 8^h vorm. Herzpunktion und Sektion gleich danach.

<pre>
             Blut, aktuelle Reaktion 6,85
             „   CO₂-freies 6,92
             (Die Dissoziationskurve siehe später.)
             Blutkörperchen, 3 mal mit NaCl 0,85% gewaschen,
             mit destill. H₂O hämolysiert 6,61
             Gehirnpunktat leicht rosa verfärbt, mit Gehirn-
             massen vermischt 6,41
             Leber, ungekocht 6,31
                    gekocht 6,53
             Galle ca. 5 ccm, grünlich, zäh 6,87
             Muskel, Pectoralis
                    ungekocht 6,71
                    gekocht 6,88
</pre>

Niere, ungekocht 5,86

      gekocht 5,93

Inhalt des Magen- und Darmkanals:

Magen, ca. 10 ccm dunkelbraune, zähe, schleimige
Flüssigkeit 6,83

Duodenum, Abschnitt von 60—100 cm gelblichbraune, flockige Flüssigkeit 7,57

Ileum, Abschnitt kurz vor Coecum, schokoladen-
braune, flockige Flüssigkeit 7,38

Rectum, weißlichgelbe, dünnflüssige Brühe . . 6,93

Die Sektion ergab starke hämorrhagische Verfärbung der Magen- und Dünndarmschleimhaut mit mehreren Blutaustritten. Colon und Rectumschleimhaut
zeigten nur geringe Injektion. Diagnose: Gastritis und Enteritis acuta haemor-
rhagica.

Die vorstehenden Werte sind auf Fig. 27 graphisch dargestellt. Weiterhin
wurde noch die O_2-Dissoziationskurve des Blutes bestimmt:

I. Punkt.

3,0 ccm Herzblut im Tonometer, daselbst ununterbrochen 25 Min. geschüttelt
bei 38°.

Temp.: 19°   Gasanalysen   I = 2,6 ⎫
Druck: 750 mm Hg   aus dem Tonometer II = 2,6 ⎭ = 2,6% O_2

Differentialmanometer I bei 17° im Wasserbade.

	In die linke Birne das gesättigte Blut	In die rechte Birne das zu untersuch. Blut	Differenz
Gleichgewicht bei	7,65	7,60	
Nach dem Schütteln	6,64	8,60	2,01
Kaliumferricyanid rechts, Hähne vorher nicht geöffnet	8,22	7,05	1,13

%Sättigung = 36,0 % O_2

O_2-Druck = 19,5 mm Hg

P_H = 6,92

II. Punkt.

Tonometer wie vor.

Temp.: 19°   Gasanalysen   I = 5,2 ⎫
Druck: 750 mm Hg   aus dem Tonometer II = 5,4 ⎭ = 5,3% O_2

Differentialmanometer II bei 17° im Wasserbade.

	In die linke Birne das gesättigte Blut	In die rechte Birne das zu untersuch. Blut	Differenz
Gleichgewicht bei	7,40	7,40	
Nach dem Schütteln	6,70	8,04	1,34
Kaliumferricyanid rechts, Hähne vorher nicht geöffnet	8,47	6,24	2,23

%Sättigung = 62,5 % O_2

O_2-Druck = 39,75 mm Hg

P_H wie vor.

Aus der Gleichgewichtsformel wurden die Werte für n und K berechnet:

n = 2,0

K = 0,0014;

mit Hilfe dieser Zahlen wurde dann Punkt III bestimmt:

$$\% \text{ Sättigung} = 85{,}0\%$$
$$O_2\text{-Druck} = 63{,}8 \text{ mm Hg.}$$

Die Dissoziationskurve ist auf Fig. 24, III S. 66 graphisch gezeichnet.

Fall Nr. 77.

Cornet, Frieda, 3 Mon., Intoxikation im Verlaufe von grippaler Erkrankung bei chronisch ernährungsgestörtem Kinde. Geb. 10. IX. 14. Geburtsgewicht 3450 g. 4 Wochen ausschließlich Brust, später Zwiemilchernährung, im letzten Monat nur $^1/_2$ Milch. Dabei gut zugenommen, wog am 21. XI. schon 4000 g, hatte aber immer röchelndes Atmen; in der Fürsorgestelle Bronchitis und Nasopharyngitis chronica konstatiert. Anfang Dez. wieder starken Schnupfen und Husten, dünne Stühle, starke Abnahme, wird am 7. XII. deswegen zur Aufnahme gebracht.

7. XII. Status: Stark atrophisches Kind, 3140 g, deutlich benommen, Stühle dünn, und heftiges Erbrechen. Bekommt täglich 120—200 g Ringerlösung subcutan, außerdem mit Sonde langsam steigend 100—400 g Tee und 50—350 g Frauenmilch, die letzten Mengen am Tage vor dem Exitus. Temperatur von 37° bis 40° schwankend. Am 8. XII. kaum mehr toxisch, nur sehr schlaff, fixiert etwas, Urin trübe, Eiweiß +, Zucker +, viel Leukocyten.

Blut, aktuelle Reaktion 7,64
Lumbalflüssigkeit, klar 7,98

14. XII. wieder toxisch, hustet, Verdacht auf Bronchopneunonie.

Exitus heute 7ʰ früh.

Sektion und Herzpunktion ca. 4 Stunden später.

Blut, aktuelle Reaktion 6,87
„ CO_2-freies 7,86
(Die Dissoziationskurve des Hämoglobins siehe unten.)
Gehirnflüssigkeit, rosa, trübe 6,42
Muskel, Pectoralis
ungekocht 6,78
gekocht 6,78
Leber,   ungekocht 6,15
gekocht 6,24
Galle, zäh, grün 6,04
Milz,   ungekocht 6,15
gekocht 6,27

Dissoziationskurve des Hämoglobins.

Bestimmung I.

2,0 ccm Herzblut im Tonometer.

Im Tonometer 25 Min. geschüttelt, nach dem Schütteln: klar.

Gasgemisch $= 2{,}8\%$ O_2

Temp.: 20°   Gasanalysen   I $= 2{,}9$
Druck: 748,5 mm Hg   aus dem Tonometer   II $= 2{,}9$ $\Big\} = 2{,}9\%$ O_2

Differentialmanometer im Wasserbade bei 38°.

In die Birne ca. 0,1 ccm Blut.

	In die linke Birne die gesättigte Blutlös.	In die rechte Birne die zu untersuch. Blutlös.	Differenz
Gleichgewicht bei	7,39	7,34	
Nach dem Schütteln	8,69	9,99	1,35
Kaliumferricyanid rechts,			
Hähne vorher nicht geöffnet	10,12	8,54	1,53

$$\% \text{ Sättigung} = 53{,}1\% \; O_2$$
$$O_2\text{-Druck} = 21{,}7 \text{ mm Hg}$$
$$\text{E.M.K. nach dem Schütteln} = 703{,}0 \text{ Millivolt bei } 17°$$
$$P_H = 7{,}86$$

Bestimmung II.

A. Manometer I bei 38°, in die Birne 0,1 ccm Blut.

Temp.: 20°; Druck: 748,5 mm Hg.

	In die linke Birne die gesättigte Blutlös.	In die rechte Birne die zu untersuch. Blutlös.	Differenz
Gleichgewicht bei	9,25	9,25	
Nach dem Schütteln	8,96	9,96	1,00
Kaliumferricyanid rechts,			
Hähne vorher nicht geöffnet	10,38	8,30	2,08

B. Manometer II bei 38°, in die Birne etwas weniger als 0,1 ccm Blut.

Gleichgewicht bei	7,39	7,30	
Nach dem Schütteln	7,89	8,70	0,90
Kaliumferricyanid rechts,			
Hähne vorher nicht geöffnet	9,24	7,40	1,75

$$\% \text{ Sättigung} \quad \left. \begin{array}{l} A = 67{,}5 \\ B = 66{,}0 \end{array} \right\} = 66{,}8\% \; O_2$$
$$O_2\text{-Druck} = 31{,}43 \text{ mm Hg}$$
$$P_H = \text{Bestimmung I.}$$

Die Sektion ergab: Bronchitis chronica, Bronchopneumonie, Nephritis parenchymatosa, geringfügige Injektion der Darmschleimhaut.

Die vorstehenden Zahlen außer den für die Dissoziationskurve sind auf Fig. 31, I S. 81 graphisch dargestellt.

Fall Nr. 78.

Kreutzer, Erwin, 6 Mon. alt, Intoxikation im Anschluß an akute Ernährungsstörung, Bronchopneumonie. Geb. 20. II. 14, ausgetragen, von Anfang an bis zur Erkrankung nur $^1/_3$ Milch mit 1 Teelöffel Rohrzucker 8 mal täglich 3—4'. War sehr mager, Stühle waren gut, und soll das Kind sonst bis zum 13. VIII. gesund gewesen sein. Dann heftiges Erbrechen und dünne, schleimige Stühle, sehr unruhig, vom 16. angefangen nur Haferschleim. In der Nacht zum 17. VIII. schläfrig, heute früh gar nichts mehr getrunken, deswegen zur Aufnahme gebracht. 17. VIII. Status: Stark wasserverarmtes, atrophisches Kind, tief toxisch, Temp. 40°, Stühle blutig-eiterig, dünn. Dämpfung über dem rechten Oberlappen. Bekam im Verlaufe des Tages mit Sonde 280 g Tee und 20 g Frauenmilch, die teilweise wieder erbrochen wurden. Außerdem subcutan 2 mal 150 g Phosphatgemisch, das langsam resorbiert wurde.

Stuhl, schleimig, blutig 6,68

Urin, trübe (Eiweiß +, Zucker +) 5,37

18. VIII. Exitus 7^h nachm.

Herzpunktion und Sektion gleich danach.

Blut, aktuelle Reaktion 7,09
„ CO_2-freies 7,73

Ein Punkt der Dissoziationskurve des Hämoglobins wurde wie folgt bestimmt
2,0 ccm Herzblut im Tonometer, daselbst 25 Min. geschüttelt.

Temp.: 19° Gasanalyse $\left. \begin{array}{l} \text{I} = 3,5 \\ \text{II} = 3,4 \end{array} \right\} = 3,5\%\ O_2$
Druck: 753 mm Hg aus dem Tonometer

Differentialmanometer im Wasserbade bei 18°.
In die Birne ca. 0,1 ccm Blut.

	In die linke Birne die gesättigte Blutlös.	In die rechte Birne die zu untersuch. Blutlös.	Differenz
Gleichgewicht bei	7,50	7,50	
Nach dem Schütteln	6,95	7,93	0,98
Kaliumferricyanid rechts,			
Hähne vorher geöffnet . .	8,60	6,25	2,35

% Sättigung $= 58,3$ % O_2
O_2-Druck $= 26,36$ mm Hg
CO_2-freies Blut aus dem Tonometer $P_H = 7,73$

Acidität der Organe in frischem wässerigem Extrakt:

Muskel, Pectoralis und Intercostalis 7,35
Gehirn-Ventrikelpunktat, fleischrosa, trübe . . 7,11
Leber 6,54
Galle, dunkelgrün und zäh 7,31
Pankreas, fettfreie Drüse 6,45
Milz 6,83
Niere 6,49

Acidität des Magen- und Darminhalts:

Magen, schleimig, flockige Flüssigkeit 4,41
Duodenum, Abschnitt 60—75 cm unterhalb Py-
lorus, gelblich bräunliche, flockige Flüssigkeit 6,44
Dünndarm, Abschnitt kurz vor Coecum, braune
schleimige dünne Flüssigkeit 6,94
Rectum, gelblichbrauner, dünnflüssiger Brei . . 7,13

Die Sektion ergab: Bronchopneumonie und starke Injektion der Magen-
und Darmschleimhaut.

Die vorstehenden Werte sind auf Fig. 31, II S. 81 graphisch dargestellt.

Fall Nr. 79.

Hueckstedt, Frieda, 6 Wochen alt. Intoxikation im Anschluß an akute
Ernährungsstörung. Ausgetragen, am 30. VII. 14 geb. 4 Wochen Brust, dabei
leidliche Zunahme, dann 3′ Milch und 3′ Wasser 6mal täglich. Bekam aber bald
(am 8. IX.) dünne Stühle und hat seit dieser Zeit 6 Tage lang nur Tee und Reisschleim getrunken. Stühle trotzdem dünn, auch ab und zu gebrochen. Wurde
am 13. IX. schläfrig, trank nichts mehr, und deswegen am 14. IX. zur Aufnahme
gebracht. Status: mageres Kind, deutlich benommen, mehrere Furunkel am
Kopfe, Urin: Eiweiß +, Zucker —, im Sediment viel Leukocyten und einzelne
Cylinder. Bekommt geringe Mengen Frauenmilch, von 50 bis 300 g, etwas Tee
und außerdem an den zwei ersten Tagen subcutan 100 g Ringerlösung. Temp.

37° bis 39°. Blieb ununterbrochen toxisch, nahm langsam ab, von 3100 bis 2900 g, es entstanden neue Furunkel, Urin unverändert, nach langsamer Agonie Exitus am 22. IX. 7ʰ 50′ vorm. Herzpunktion und Sektion gleich danach.

Blut, aktuelle Reaktion	6,36
Gehirnpunktat	6,27
Muskel, ungekocht	6,14
gekocht	6,35
Galle	5,90
Leber, verunglückt	—
Niere, ungekocht	5,87
gekocht	5,76

Inhalt des Magen- und Darmkanals:

Magen, weißflockige, schleimige Flüssigkeit	5,92
Duodenum, Abschnitt 60—90 cm unterhalb Pylorus, gelbe flockige Brühe	5,70
Coecum, gelbliche, dickflüssige Brühe	6,43
Rectum, gelbliche schleimige Salbe	7,10

Sektion ergab: Schwellung und Rötung der Dickdarmschleimhaut, Furunkulosis, Atrophia universalis.

Fall Nr. 80.

Dokter, Herbert, 1½ Mon. alt, schwere chronische Ernährungsstörung. Bekam von Geburt an ½ Milch mit etwas Zucker, dabei Stühle immer dünn, ständige Abnahme, Geburtsgewicht 4000 g, Aufnahmegewicht am 21. IX. 14 3350 g. Status: mageres, schlaffes Kind, sieht schwach, aber nicht toxisch aus. Bekommt zuerst ⅓ Milch (Larosan), die Stühle bleiben aber dünn, dabei weitere Abnahme, deswegen vom 26. an 400 g täglich gereicht. Trotzdem Fieber, weitere Abnahme und ständiger Verfall und ohne besonderen vorhergehenden Intoxikationszustand am 29. IX. tot. Gewicht dann 2900 g.
29. IX. 10ʰ nachm. Herzpunktion und Sektion gleich nach dem Exitus.

Blut, aktuelle Reaktion	6,77
Gehirnsubstanz und -flüssigkeit	6,79

Fall Nr. 81.

Wilhelmi, Leonor, 3 Mon. Intoxikation im Verlaufe von chronischer schwerer Ernährungsstörung (Mehlnährschaden). Geb. 20. VI. 14 mit 3250 g, verkrüppelte Beine, wird von Anfang an mit ⅓ Milch und Rademanns Kindermehl ernährt, gedeiht schlecht, hat andauernd Durchfälle. Am 28. IX. deswegen aufgenommen. Status: mageres, elend aussehendes, verkrüppeltes Kind, Gewicht 3130 g, tief benommen, Untertemperatur, bekommt am ersten Tage Tee, ca. 200 g mit Sonde, außerdem 100 g Ringerlösung, am folgenden Tage außerdem noch 50 g Frauenmilch, hat in den 2 Tagen nur 3 mal ganz spärlichen schleimigen Stuhl gehabt. Unter zunehmendem Verfall und nach tiefem Koma Exitus am 30. IX.
30. IX. 6ʰ früh Herzpunktion und Gehirnpunktion gleich nach dem Exitus.

Blut, aktuelle Reaktion	6,87
Gehirnpunktat, fleischsaftartige Flüssigkeit mit Gehirnmassen vermischt	6,72

Fall Nr. 82.

Weger, Gustav, 5 Wochen alt, Intoxikation beim Brustkinde. Geb. 31. VII. 14, ausgetragenes Kind, Geburtsgewicht unbekannt. Bis zur Aufnahme nur Brust bekommen, regelmäßig und gut zugenommen, wog am 3. IX. schon 3900 g. An demselben Tage wurde das bisher ganz gesunde Kind unruhig, faßte die Brust schlecht an, die Stühle wurden dünn, waren am 4. IX. wässerig, 10 bis 15 im Verlaufe des Tages. Am 5. IX. sehr schläfrig, trank nicht mehr an der Brust, schluckte nur etwas Tee. Die Schläfrigkeit und die dünnen Stühle dauerten bis zum 7. IX. an, an welchem Tage das Kind zur Aufnahme gebracht wurde. Status: Stark abgemagertes, wasserverarmtes Kind, benommen, Atemfrequenz nur 14 pro Min., Lunge und Rachen o. B. Stühle dünn, schleimig, nur 2 täglich. Gewicht 3000 g, also im ganzen ca. 900 g in 4 Tagen abgenommen. Das Kind bekommt gleich Ringerinfusion 150 g, außerdem am ersten Tage nur Tee, an den folgenden Tagen neben Tee Frauenmilch von 150 g bis 500 g täglich steigend. Das Sensorium wird allmählich klar, am 11. fixiert das Kind bereits und guckt lebhaft um sich. Die Stühle waren schon am 8. IX. gut geformt, am 9. und 10. gar kein Stuhl, später war derselbe immer gut. Kein Erbrechen während der ganzen Erkrankung. Am 7. IX. Untertemperatur, vom 8. bis 11. IX. von 37,3° bis 37,6°, dann monothermisch 36,8°. Später bekam das Kind in der Klinik leichte Bronchitis mit Fiebersteigerungen, entwickelte sich aber trotzdem gut und wurde am 14. XII. mit $^{1}/_{2}$ Milch-Ernährung bei 4600 g Gewicht entlassen. 8. IX. 8^h vorm. Sinuspunktion, deutlich benommen, doch leichte Reaktion bei der Punktion.

Blut, aktuelle Reaktion 7,09

Bemerkung: Deutliche Steigerung der Acidität des Blutes bei einer nicht tödlich verlaufenden Intoxikation.

VIII. O_2-Dissoziationskurve und die CO_2-Regulationsbreite des Blutes bei Intoxikation.

Fall Nr. 83.

Müller, Werner, $2^{1}/_{4}$ Mon., Intoxikation im Anschluß an akute Ernährungsstörung, am 12. VI. 14 geb. mit 4000 g Gewicht. 8 Tage Brust, später $^{1}/_{3}$—$^{1}/_{2}$ Milch, gedieh damit leidlich bis zum 9. VIII. Dann dünne Stühle und Abnahme. Vom 14. VIII. Eiweißmilch mit ca. 3% Soxhletzucker 6 mal 3'. Damit wurden die Stühle zunächst gelb, am 17. wieder etwas dünner, das Kind fing an heftig zu erbrechen, verfiel stark, wurde allmählich ganz apathisch und so am 18. VIII. zur Aufnahme gebracht. Status: Schwer toxisches Kind in leidlichem Ernährungszustande, stark wasserverarmt. Gewicht 3800 g. Starker Soor. Stühle zerfahren, schleimig; Urin: Eiweiß +, Zucker —, im Sediment granulierte Cylinder. Bekommt täglich 100—125 ccm Ringerlösung, außerdem am ersten Tage Tee, im ganzen 120 ccm, am folgenden Tage etwa die gleiche Menge und außerdem von 50—180 g Frauenmilch, die wegen sehr schlechten Trinkens per Sonde gegeben werden mußten. Der toxische Zustand blieb unverändert bis 21. VIII., dann verfiel das Kind in tiefkomatösen Zustand und lebte die letzten 24 Stunden in voller Agonie. Die Temperatur schwankte zwischen 38 und 37°.

Gewicht am 23. VIII. 3600 g. Exitus an demselben Tage um 9^h früh. Sektion verweigert.

Bei dem Kinde wurden zwei Blutuntersuchungen gemacht und zwar:
22. VIII. 4^h nachm. Sinuspunktion, keine Reaktion dabei, moribund.

$$\begin{array}{lr}
\text{Blut, aktuelle Reaktion} & 6,96 \\
\text{,, } CO_2\text{-freies} & 7,10
\end{array} \bigg\} = 14\% \quad \substack{CO_2\text{-Regul.-}\\ \text{Breite}}$$

23. VIII. 9^h vorm. Herzpunktion.

$$\begin{array}{lr}
\text{Blut, aktuelle Reaktion} & 6,58 \\
\text{,, } CO_2\text{-freies} & 6,65
\end{array} \bigg\} = 7\%$$

Ein Teil von dem Blute sowohl vom 22. als auch vom 23. wurde zur Bestimmung der O_2-Dissoziationskurve des Hämoglobins verwendet. Diese Untersuchungen schließen hier an.

1. O_2-Dissoziationskurve des Hämoglobins.

22. VIII. 14 Sinuspunktion.

Punkt I.

2,0 ccm Blut im Tonometer, daselbst ununterbrochen 25 Min. bei 37,8° geschüttelt.

$$\begin{array}{ll}
\text{Temp.: } 23° & \text{Gasanalysen} \qquad I = 3,24 \\
\text{Druck: } 752 \text{ mm Hg} & \text{aus dem Tonometer} \quad II = 3,37
\end{array} \bigg\} = 3,3\% \ O_2$$

Differentialmanometer bei 20° im Wasserbade.

In die Birne ca. 0,1 ccm Blut.

	In die linke Birne das gesättigte Blut	In die rechte Birne das zu untersuch. Blut	Differenz
Gleichgewicht bei	7,65	7,60	
Nach dem Schütteln	6,80	8,50	1,75
Kaliumferricyanid rechts,			
Hähne vorher nicht geöffnet	8,30	7,05	1,20

$$\begin{array}{ll}
\% \text{ Sättigung} & = 40,7 \ \% \ O_2 \\
O_2\text{-Druck} & = 24,8 \text{ mm Hg} \\
P_H & = 7,10
\end{array}$$

Punkt II.

2,0 ccm Blut im Tonometer im Wasserbade 25 Min. bei 37,8° geschüttelt.

$$\begin{array}{ll}
\text{Temp.: } 23° & \text{Gasanalysen} \qquad I = 4,3 \\
\text{Druck: } 752 \text{ mm Hg} & \text{aus dem Tonometer} \quad II = 4,7
\end{array} \bigg\} = 4,5\% \ O_2$$

Differentialmanometer bei 20° im Wasserbade.

In die Birne ca. 0,1 ccm Blut.

	In die linke Birne das gesättigte Blut	In die rechte Birne das zu untersuch. Blut	Differenz
Gleichgewicht bei	7,40	7,40	
Nach dem Schütteln	6,60	8,22	1,62
Kaliumferricyanid rechts,			
Hähne vorher nicht geöffnet	8,15	6,65	1,50

$$\begin{array}{ll}
\% \text{ Sättigung} & = 48,1 \ \% \ O_2 \\
O_2\text{-Druck} & = 33,84 \text{ mm Hg}
\end{array}$$

P_H wie Punkt I.

Diese Punkte sind zu einer Dissoziationskurve auf Fig. 23, I vereinigt.

Das Kind starb am nächsten Tage (23. VIII. 14). Die folgenden Bestimmungen zeigen die Verhältnisse der Sauerstoffbindung im Herzblute, das gleich nach dem Exitus entnommen wurde.

2. O_2-Dissoziationskurve des Hämoglobins.

23. VIII. 14.

Punkt I.

3,0 ccm Herzblut im Tonometer, daselbst ununterbrochen 25 Min. bei 38° geschüttelt.

$$\text{Temp.: } 20° \qquad \text{Gasanalysen} \qquad \left. \begin{array}{l} I = 1,22 \\ II = 1,30 \end{array} \right\} = 1,3\%\ O_2$$
$$\text{Druck: 753 mm Hg} \qquad \text{aus dem Tonometer}$$

A. Differentialmanometer I bei 17,5° im Wasserbade.

In die Birne ca. 0,1 ccm Blut.

	In die linke Birne das gesättigte Blut	In die rechte Birne das zu untersuch. Blut	Differenz
Gleichgewicht bei	7,68	7,64	
Nach dem Schütteln	6,88	8,41	1,57
Kaliumferricyanid rechts,			
Hähne vorher nicht geöffnet	7,66	7,70	— 0,08

B. Differentialmanometer II bei 17,5° im Wasserbade.

In die Birne ca. 0,1 ccm Blut.

	In die linke Birne das gesättigte Blut	In die rechte Birne das zu untersuch. Blut	Differenz
Gleichgewicht bei	7,68	7,64	
Nach dem Schütteln	6,93	8,38	1,49
Kaliumferricyanid rechts,			
Hähne vorher geöffnet . .	8,44	6,97	1,43

$$\%\ \text{Sättigung} \quad \left. \begin{array}{l} A = <0\% \\ B = <0\% \end{array} \right\} = 0\%\ O_2$$

$$O_2\text{-Druck} \ldots \ldots \ldots = 9,75 \text{ mm Hg}$$
$$P_H \ldots \ldots \ldots \ldots = 6,65$$

Punkt II.

3,0 ccm Herzblut, im Tonometer daselbst ununterbrochen 25 Min. bei 38° geschüttelt.

$$\text{Temp.: } 20° \qquad \text{Gasanalysen} \qquad \left. \begin{array}{l} I = 2,80 \\ II = 3,00 \end{array} \right\} = 2,9\%\ O_2$$
$$\text{Druck: 753 mm Hg} \qquad \text{aus dem Tonometer}$$

A. Differentialmanometer I bei 17° im Wasserbade.

In die Birne ca. 0,1 ccm Blut.

	In die linke Birne das gesättigte Blut	In die rechte Birne das zu untersuch. Blut	Differenz
Gleichgewicht bei	7,66	7,61	
Nach dem Schütteln	8,30	7,00	1,25
Kaliumferricyanid rechts,			
Hähne vorher geöffnet . .	6,88	8,40	1,57

$\%$ Sättigung $= 20,4 \% \ O_2$

O_2-Druck $\quad = 21,75$ mm Hg

P_H siehe Punkt I.

Punkt III.

3,0 ccm Herzblut im Tonometer, daselbst ununterbrochen 25 Min. bei 38° geschüttelt.

Temp.: 20°	Gasanalysen	$I = 5,7$
Druck: 753 mm Hg	aus dem Tonometer	$II = 5,4$

$\left. \begin{array}{c} I = 5,7 \\ II = 5,4 \end{array} \right\} = 5,6\% \ O_2$

Differentialmanometer bei 18° im Wasserbade.

In die Birne ca. 0,1 ccm Blut.

	In die linke Birne das gesättigte Blut	In die rechte Birne das zu untersuch. Blut	Differenz
Gleichgewicht bei	7,66	7,61	
Nach dem Schütteln	7,25	8,07	0,87
Kaliumferricyanid rechts,			
Hähne vorher geöffnet . .	8,40	6,93	1,42

$\%$ Sättigung $= 38,0 \% \ O_2$

O_2-Druck $\quad = 42,16$ mm Hg

$P_H \quad\quad\ = 6,66$

Aus der Gleichgewichtsformel wurden n und K berechnet:

$$n = 1,5$$
$$K = 0,00279.$$

Mit Hilfe dieser Werte wurde durch die Gleichgewichtsformel Punkt IV bestimmt.

Punkt IV. $\quad\quad \%$ Sättigung $= \ 75,0\% \ O_2$

$\quad\quad\quad\quad\quad\quad\ O_2$-Druck $\quad = 100,0$ mm Hg.

Diese Werte sind auf Fig. 23, II zu einer Dissoziationskurve vereinigt. Der IV. berechnete Punkt ist mit ✱ bezeichnet.

Fall Nr. 84.

Piskol, Wilhelm, 5 Mon., Intoxikation im Verlaufe von akuter schwerer Ernährungsstörung. Am 7. VII. 14 im K.-A.-V.-Haus geboren, Geburtsgewicht 3030 g, 4 Mon. Brust, dabei gutes Gedeihen, kommt in die Außenpflege, wo es $^1/_2$ Milch mit 5% Rohrzucker 5 mal 7—8′ bekam. Am 4. X. wird das Kind unruhig, will nicht mehr trinken. Stühle anfangs unverändert, seit dem 6. VII. aber dünn. An demselben Tage wurde es schläfrig, verweigerte die Nahrung ganz und gar und wurde am 7. X. in die Anstalt zurückgebracht. Status: Deutlich abgemagertes Kind, 3500 g. schwer benommen. Stühle dünn, teils spritzend, Temperatur schwankt zwischen 38 und 37°, bekommt zuerst einen Tag Tee, dann kleine Mengen Frauenmilch, 180—300 g täglich und Tee 200—300 g dazu. Trank in den ersten Tagen sehr schlecht, vom 10. X. ab aber etwas besser. Das Kind erhält außerdem täglich 125—150 g Ringerlösung subcutan. Kein nennenswertes Erbrechen, Stühle schleimig, zahlreich. Die Benommenheit verschwand allmählich, am 11. X. war das Sensorium ganz klar, das Kind fixierte, war nur auffallend schlaff. Lungen und Herz o. B., die Fiebererscheinungen verschwanden erst nach 2 Wochen und die Stühle wurden allmählich gut. Das Kind blieb längere

Zeit im Hause, entwickelte sich nachher leidlich und wurde im Alter von 11 Mon. mit einem Gewicht von 6300 g entlassen.

Folgende Bestimmungen wurden vorgenommen:

9. X. 1. Blutentnahme, leicht benommen, doch lebhafte Reaktion dabei, die Aciditätswerte und die Dissoziationskurve später.

Lumbalpunktion, Druck niedrig.

Liquor klar 7,99
Urin 6,68

12. X. 2. Blutentnahme, nicht mehr benommen, die Werte siehe unten.

9. X. 1. Blutentnahme, leicht benommen.

$$\text{Blut, aktuelle Reaktion} \dots \dots \dots 7,66 \atop \text{„ } CO_2\text{-freies} \dots \dots \dots 7,98 \left.\right\} = 32\% \ \substack{CO_2\text{-Regul.-}\\\text{Breite}}$$

1. O_2-Dissoziationskurve des Hämoglobins.

Punkt I.

2,0 ccm Herzblut im Tonometer, daselbst ununterbrochen 25 Min. bei 38° geschüttelt.

Temp.: 19° Gasanalysen $I = 3,5 \atop II = 3,1 \left.\right\} = 3,3\% \ O_2$
Druck: 760 mm Hg aus dem Tonometer

A. Differentialmanometer I bei 17° im Wasserbade.

In die Birne ca. 0,1 ccm Blut.

	In die linke Birne das gesättigte Blut	In die rechte Birne das zu untersuch. Blut	Differenz
Gleichgewicht bei	7,65	7,60	
Nach dem Schütteln	7,27	8,00	0,78
Kaliumferricyanid rechts, Hähne vorher nicht geöffnet	8,60	6,65	1,90

B. Differentialmanometer II bei 17° im Wasserbade.

In die Birne ca. 0,1 ccm Blut.

	In die linke Birne das gesättigte Blut	In die rechte Birne das zu untersuch. Blut	Differenz
Gleichgewicht bei	7,40	7,40	
Nach dem Schütteln	7,07	7,88	0,81
Kaliumferricyanid rechts, Hähne vorher nicht geöffnet	8,40	6,28	2,12

$$\% \text{ Sättigung} \quad A = 70,9 \atop B = 72,3 \left.\right\} = 71,6\% \ O_2$$

$$O_2\text{-Druck} \ \dots \dots \dots = 25,0 \text{ mm Hg}$$

$$P_H \ \dots \dots \dots \dots = 7,98$$

Punkt II.

2,0 ccm Herzblut im Tonometer, daselbst ununterbrochen 25 Min. bei 38° geschüttelt.

Temp.: 19° Gasanalysen $I = 2,4 \atop II = 2,2 \left.\right\} = 2,3\% \ O_2$
Druck : 760 mm Hg aus dem Tonometer

Differentialmanometer I bei 17° im Wasserbade.

In die Birne ca. 0,1 ccm Blut.

	In die linke Birne das gesättigte Blut	In die rechte Birne das zu untersuch. Blut	Differenz
Gleichgewicht bei	7,65	7,60	
Nach dem Schütteln	6,60	8,63	2,08
Kaliumferricyanid rechts, Hähne vorher nicht geöffnet	8,50	6,80	1,65

$$\% \text{ Sättigung} = 44,2 \% \text{ } O_2$$
$$O_2\text{-Druck} = 17,48 \text{ mm Hg}$$
$$P_H = 7,98.$$

12. X. 14. 2. Blutentnahme, sehr schlaff, nicht mehr benommen.

Blut, aktuelle Reaktion . . . . 7,45 $\left.\right\}$ CO_2-Regul.-Breite = 57%

„ CO_2-freies 8,02

2. O_2-Dissoziationskurve des Hämoglobins.

Punkt I.

2,0 ccm Herzblut im Tonometer, daselbst ununterbrochen 25 Min. bei 38° geschüttelt.

Temp.: 20° Gasanalysen I = 2,0 $\left.\right\}$ = 2,0% O_2
Druck: 754 mm Hg aus dem Tonometer II = 1,9

A. Differentialmanometer I bei 17° im Wasserbade.

In die Birne ca. 0,1 ccm Blut.

	In die linke Birne das gesättigte Blut	In die rechte Birne das zu untersuch. Blut	Differenz
Gleichgewicht bei	7,62	7,58	
Nach dem Schütteln	7,20	8,00	0,84
Kaliumferricyanid rechts, Hähne vorher nicht geöffnet	8,50	6,75	1,71

B. Differentialmanometer II bei 17° im Wasserbade.

In die Birne ca. 0,1 ccm Blut.

	In die linke Birne das gesättigte Blut	In die rechte Birne das zu untersuch. Blut	Differenz
Gleichgewicht bei	7,40	7,44	
Nach dem Schütteln	6,84	7,87	0,99
Kaliumferricyanid rechts, Hähne vorher nicht geöffnet	8,30	6,42	1,92

$$\% \text{ Sättigung} \quad A = 67,0 \atop B = 66,0 \Big\} = 66,5\% \text{ } O_2$$

$$O_2\text{-Druck} \dots \dots = 15,08 \text{ mm Hg}$$
$$P_H \dots \dots \dots = 8,02$$

Punkt II.

2,0 ccm Herzblut im Tonometer, daselbst ununterbrochen 25 Min. bei 38° geschüttelt.

Temp.: 20°   Gasanalysen $I = 3,3$ \
Druck: 754 mm Hg   aus dem Tonometer $II = 3,5$ } $= 3,4\%\ O_2$

A. Differentialmanometer I bei 17° im Wasserbade.

In die Birne ca. 0,1 ccm Blut.

	In die linke Birne das gesättigte Blut	In die rechte Birne das zu untersuch. Blut	Differenz
Gleichgewicht bei	7,59	7,55	
Nach dem Schütteln	7,46	7,80	0,38
Kaliumferricyanid rechts,			
Hähne vorher nicht geöffnet	8,94	6,36	2,54

B. Differentialmanometer II bei 17° im Wasserbade.

In die Birne ca. 0,1 ccm Blut.

	In die linke Birne das gesättigte Blut	In die rechte Birne das zu untersuch. Blut	Differenz
Gleichgewicht bei	7,42	7,44	
Nach dem Schütteln	7,20	7,52	0,30
Kaliumferricyanid rechts,			
Hähne vorher nicht geöffnet	8,40	6,33	2,09

% Sättigung $\begin{matrix} A = 87,0 \\ B = 87,5 \end{matrix}$ } $= 87,25\%\ O_2$

O_2-Druck . . . . $= 25,64$ mm Hg

P_H . . . . $= 8,02$

Mit Hilfe der obigen Zahlen wurden die Werte n und K in der Gleichgewichtsformel berechnet:

$$K = 0,00304$$
$$n = 2,4$$

und danach durch dieselbe Formel ein 3. Punkt auf der Dissoziationskurve rechnerisch bestimmt, und zwar

Punkt III { % Sättigung $= 96,7\%\ O_2$ bei \
{ O_2-Druck $= 50,0$ mm Hg

Aus den obigen Zahlen gebaute Dissoziationskurven vom 9. X. und 12. X.
sind auf der Fig. 23, I und II S. 64 graphisch dargestellt.

Fall Nr. 85.

Bueter, Kurt, $10^1/_2$ Mon., Intoxikation im Verlaufe von akutem Brechdurchfall. Am 20. X. 13 geb., Geburtsgewicht unbekannt, stammt aus Familie,
wo Polymortalität, von 13 Kindern 9 in den ersten Monaten an Brechdurchfall
zugrunde gegangen. Das Kind bereits zweimal im K.-A.-V.-Haus gewesen, das
erste Mal 2 Tage alt wegen Krämpfen, das zweite Mal im Alter von 3 Mon. wegen
Atrophie und Bronchopneumonie; nachher bis zu dieser Erkrankung auffallend

gut zugenommen. Ernährung zuletzt $^1/_2$ Milch 4 mal 12′ und daneben 2 mal Grießbrei und Gemüse. **Am 7. IX.** plötzlich unruhig, heftiges Erbrechen und dünne Stühle, am 8. IX. gegen Abend etwas schläfrig, wollte nicht mehr trinken, in der Nacht zum 9. IX. Krämpfe, deswegen und auch wegen der bestehenden dünnen Stühle und des Erbrechens 9. IX. 14 zur Aufnahme gebracht. Status: Sehr kräftiges, dickes, wasserverarmtes Kind. Schwer toxisch. Pulslos. Cornea leicht trübe. Ringerlösung subcutan, Campher, trank noch allein etwas Tee; Lungen o. B. Um 5^h nachm. plötzlich Exitus.

Herzpunktion und Sektion gleich danach. Sektion ergab: Oedema pulmonis dextra, Bronchitis lat. ambor, Degeneratio adiposa hepatis, Hyperplasie des ganzen Lymphdrüsensystems; Magen- und Darmkanal zeigten keine besonderen Veränderungen, Injektion oder dergleichen.

Blut, aktuelle Reaktion 6,81
„ CO_2-freies 7,03
Gehirnpunktat, rosa Flüssigkeit mit Gehirnmassen
vermischt 6,61
Galle 5,41

Ein Teil vom Herzblut wurde zur Bestimmung der Dissoziationskurve verwendet. Ich lasse die Bestimmungen folgen:

O_2-Dissoziationskurve des Hämoglobins.

Punkt I.

3,0 ccm Herzblut im Tonometer, daselbst ununterbrochen 25 Min. bei 37,8°
geschüttelt.

Temp.: 23°   Gasanalysen   I = 3,24 ⎫
Druck: 752 mm Hg   aus dem Tonometer II = 3,37 ⎭ = 3,3% O_2

Differentialmanometer bei 20° im Wasserbade.

In die Birne ca. 0,1 ccm Blut.

	In die linke Birne das gesättigte Blut	In die rechte Birne das zu untersuch. Blut	Differenz
Gleichgewicht bei	7,65	7,60	
Nach dem Schütteln	6,80	8,50	1,75
Kaliumferricyanid rechts,			
Hähne vorher nicht geöffnet	8,30	7,05	1,20

% Sättigung = 40,7% O_2
O_2-Druck = 24,8 mm Hg
P_H = 7,03

Punkt II.

3,0 ccm Herzblut im Tonometer, daselbst ununterbrochen 25 Min. bei 37,8°
geschüttelt.

Temp.: 23°   Gasanalysen   I = 4,3 ⎫
Druck: 752 mm Hg   aus dem Tonometer II = 4,7 ⎭ = 4,5% O_2

Differentialmanometer bei 20° im Wasserbade.

In die Birne ca. 0,1 ccm Blut.

	In die linke Birne das gesättigte Blut	In die rechte Birne das zu untersuch. Blut	Differenz
Gleichgewicht bei	7,40	7,40	
Nach dem Schütteln	6,60	8,22	1,62
Kaliumferricyanid rechts,			
Hähne vorher nicht geöffnet	8,15	6,65	1,50

$$\% \ \text{Sättigung} = 48,1\% \ O_2$$
$$O_2\text{-Druck} = 33,8 \ \text{mm Hg}$$
$$P_H = 7,01$$

Vereinigt man die obigen Punkte zu einer Dissoziationskurve, so bekommt man eine Linie, die einen auffallend niedrigen Verlauf hat, aber doch etwas höheren als beim Fall 83 (Kind Müller).

Fall Nr. 86.

Behrendt, Charlotte, 3 Mon. alt, Intoxikation im Verlaufe von chronischer Ernährungsstörung. Am 9. V. 14 geb., ausgetragenes Kind, von Anfang an künstlich ernährt. Oft etwas dünne Stühle, deswegen nur $^1/_2$ Milch-Nahrung in den letzten Zeiten mit Plasmonzusatz. Trotz der dünnen Stühle bis vor 8 Tagen regelmäßig zugenommen. Am 5. VIII. fing das Kind an zu stöhnen, die Stühle wurden noch dünner, jede Windel voll, hustete stark, hatte am folgenden Tage Erbrechen und schlechten Appetit, nahm stark ab. Am 12. VIII. sehr schläfrig, nur ganz wenig getrunken, heute am 13. VIII. gar nichts mehr getrunken, bewußtlos, deswegen zur Aufnahme gebracht. Status: Stark abgemagertes Kind, 3400 g Gewicht, stark wasserverarmt, Soor, reichliches Knisterrasseln über beiden Unterlappen, links hinten unten leichtes Bronchialatmen und leichte Dämpfung. Bekommt am ersten Tage nur Tee und Ringerlösung 100 ccm subcutan, am folgenden Tage neben Tee 50 g Frauenmilch. In den nächsten Tagen steigt die Frauenmilchmenge täglich um 50 g bis 450 g. Späterhin wurde neben Frauenmilch $^1/_2$ Milch (Larosan) gegeben. Das Kind war deutlich benommen vom 13. bis 15. VIII., am 16. fing das Sensorium an allmählich klar zu werden und am 17. VIII. merkte man nichts mehr von Benommenheit, fixierte auch schon. Die Dämpfung links hinten unten verschwand allmählich, die Temperatur blieb vom 13. bis 22. dauernd hoch remittierend, von 37,4° bis 39°, seitdem Monothermie um ca. 37°. Das Kind wurde am 18. IX. mit 4120 g geheilt entlassen.

Folgende Untersuchungen wurden vorgenommen:

15. VIII. 12^h mittags Sinuspunktion, benommen, reagiert doch mit Schreien.

    Blut, aktuelle Reaktion 7,46

17. VIII. 12^h mittags Sensorium klar, fixiert schon, aber noch sehr müde.

                                          CO_2-Regul.-Breite

    Blut, aktuelle Reaktion . . . . 7,30 } = 62%
    „ CO_2-freies . . . . 7,92 }

Aus demselben Blute wurde ein Teil zur Bestimmung der Dissoziationskurve benutzt, deren Werte folgen:

O$_2$-Dissoziationskurve des Hämoglobins.

17. VIII. 14, 12^h mittags Sinuspunktion.

Punkt I.

2,0 ccm Blut im Tonometer, daselbst ununterbrochen 25 Min. bei 37,4° geschüttelt.

Temp.: 19° Gasanalysen $I = 3,3$
Druck: 760 mm Hg aus dem Tonometer $II = 3,4$ $\Big\} = 3,35\%\ O_2$

A. Differentialmanometer I bei 18° im Wasserbade.

In die Birne ca. 0,1 ccm Blut.

	In die linke Birne das gesättigte Blut	In die rechte Birne das zu untersuch. Blut	Differenz
Gleichgewicht bei	7,71	7,66	
Nach dem Schütteln	7,05	8,32	1,32
Kaliumferricyanid rechts,			
Hähne vorher geöffnet . .	9,97	5,47	4,45

B. Differentialmanometer II bei 18° im Wasserbade.

In die Birne ca. 0,1 ccm Blut.

	In die linke Birne das gesättigte Blut	In die rechte Birne das zu untersuch. Blut	Differenz
Gleichgewicht bei	7,50	7,46	
Nach dem Schütteln	7,05	7,90	0,89
Kaliumferricyanid rechts,			
Hähne vorher geöffnet . .	9,25	5,65	3,56

% Sättigung $A = 70,3$
„ $B = 74,3$ $\Big\} = 72,3\%\ O_2$

O_2-Druck . . . . $= 25,5$ mm Hg

P_H . . . . $= 7,92$

Dieser Doppelpunkt ist auf der Dissoziationskurve Fig. 23 mit $\times$ bezeichnet. Ihm entsprechende Dissoziationskurve würde einen verhältnismäßig hohen Verlauf annehmen, annähernd denselben wie die Kurve des Falles Nr. 84 (Piskol, Fig. 23, I) während des toxischen Stadiums.

Fall Nr. 87.

Otto, Erich, 4 Mon. alt, schwere Atrophie bei chronisch ernährungsgestörtem, exsudativem Kinde. Geb. 28. III. 14, Geburtsgewicht 3270 g. 4 Wochen lang Muttermilch, dann 6 Wochen Mehlsuppe mit etwas Milch; bekam Durchfall, deswegen 1 Mon. Amme, dann Backhausmilch. Andauernd langsam abgenommen, Stühle zeitweise hart, zeitweise dünner, nie Erbrechen. Seit dem ersten Lebensmonate Schorf und Ekzem am ganzen Körper. Aufnahme am 4. VIII. 14. Status: Blasses, leicht spastisches, stark atrophisches Kind, macht elenden und schwachen Eindruck. Gewicht 3100 g, Alter 4 Mon. Die ganze Haut stark gerötet, an manchen Stellen wund, stark abschilfernd. Starke Untertemperatur. Herz, Lungen o. B. Sensorium frei. Stühle weißlich, salbig. Bekommt 450—600 g täglich $^1/_2$-Milch (Larosan) mit 5% Rohrzucker, trinkt leidlich, Gewebsturgor und Allgemeinbefinden schienen schon etwas besser. Am 10. VIII. 8^h morgens plötzlich Exitus. 10. VIII. Herzpunktion gleich nach dem Exitus.

Blut, aktuelle Reaktion 7,21

Außerdem wurde ein Teil dieses Blutes zur Bestimmung der Dissoziationskurve benutzt, wie aus dem Folgenden ersichtlich:

O_2-Dissoziationskurve des Blutes.

Punkt I.

2,0 ccm Herzblut im Tonometer, daselbst ununterbrochen 25 Min. bei 38° geschüttelt.

Temp.: 22° Druck: 753 mm Hg Gasanalysen aus dem Tonometer $\left.\begin{array}{l} I = 3,55 \\ II = 3,55 \end{array}\right\} = 3{,}55\%\ O_2$

A. Differentialmanometer I bei 21° im Wasserbade.

In die Birne ca. 0,1 ccm Blut.

	In die linke Birne das gesättigte Blut	In die rechte Birne das zu untersuch. Blut	Differenz
Gleichgewicht bei	7,72	7,67	
Nach dem Schütteln	7,38	8,00	0,67
Kaliumferricyanid rechts, Hähne vorher geöffnet . .	9,00	6,44	2,51

B. Differentialmanometer II bei 21° im Wasserbade.

In die Birne ca. 0,1 ccm Blut.

	In die linke Birne das gesättigte Blut	In die rechte Birne das zu untersuch. Blut	Differenz
Gleichgewicht bei	7,50	7,50	
Nach dem Schütteln	7,18	7,80	0,62
Kaliumferricyanid rechts, Hähne vorher geöffnet . .	8,72	6,22	2,50

$$\% \text{ Sättigung } \left.\begin{array}{l} A = 73{,}3 \\ „ \qquad B = 75{,}2 \end{array}\right\} = 74{,}3\%\ O_2$$

O_2-Druck . . . . $= 26{,}7$ mm Hg

Punkt II.

2,0 ccm Herzblut im Tonometer, daselbst ununterbrochen 25 Min. bei 38° geschüttelt.

Temp.: 23° Druck: 753 mm Hg Gasanalysen aus dem Tonometer $\left.\begin{array}{l} I = 3,5 \\ II = 3,1 \end{array}\right\} = 3{,}3\%\ O_2$

A. Differentialmanometer I bei 21° im Wasserbade.

In die Birne ca. 0,1 ccm Blut.

	In die linke Birne das gesättigte Blut	In die rechte Birne das zu untersuch. Blut	Differenz
Gleichgewicht bei	7,73	7,68	
Nach dem Schütteln	7,28	8,15	0,92
Kaliumferricyanid rechts, Hähne vorher geöffnet . .	9,18	6,25	2,88

B. Differentialmanometer II bei 21° im Wasserbade.

In die Birne ca. 0,1 ccm Blut.

	In die linke Birne das gesättigte Blut	In die rechte Birne das zu untersuch. Blut	Differenz
Gleichgewicht bei	7,50	7,48	
Nach dem Schütteln	7,08	7,91	0,85

	In die linke Birne das gesättigte Blut	In die rechte Birne das zu untersuch. Blut	Differenz
Kaliumferricyanid rechts, Hähne vorher geöffnet . .	8,95	6,00	2,93

$$\% \text{ Sättigung } \begin{array}{l} A = 68,1 \\ \text{ ,, } \quad B = 70,9 \end{array} \Big\} = 69,5\% \ O_2$$

$$O_2\text{-Druck} \ \ldots \ldots \ldots = 24,8 \text{ mm Hg.}$$

Vereinigt man diese Punkte zu einer Dissoziationskurve, so bekommt man eine Linie, die einen auffallend hohen Verlauf hat, annähernd gleich hoch wie im Falle 90 (Kind Maier, Helene). Siehe Fig. 24, I S. 66.

Fall Nr. 88.

Werda, Wally, $10^1/_4$ Mon. alt, Lues congenita, chronische Ernährungsstörung. Am 10. X. 13 geb., Geburtsgewicht 1500 g, aus einer Familie, wo von 7 Kindern 3 in den ersten Monaten gestorben sind. Von Anfang an künstlich ernährt, hat wegen mehrmaligen Auftretens von dünnen Stühlen aus der Fürsorgestelle längere Zeit Eiweißmilch bekommen, in der übrigen Zeit $^1/_2$- bis $^2/_3$-Milch mit 5% Rohrzucker. Hat trotz der dünnen Stühle leidlich zugenommen, schnieft seit der Geburt, in der Fürsorge mit Sublimatinjektionen wegen Lues congenita behandelt und wird von dort zu weiterer Behandlung überwiesen. 17. VIII. 14 Status: Leidlich ernährtes Kind, Gewicht 5500 g, mit deutlichem Caput natiforme und Sattelnase, starkem Schniefen, Milztumor; Lunge: links hinten unten leichte Schallabschwächungen mit zahlreichem Rasseln. Stühle leicht breiig, Urin: Eiweiß +, Zucker —, im Sediment granulierte Cylinder. Bekommt bei uns $^1/_2$-Milch (Larosan) und 3% Zucker; macht schwachen Eindruck, Sensorium ist frei, Temperatur um 38°. Unerwarteter Exitus am 20. VIII. 6^h 30′ morgens.

20. VIII. Herzpunktion und Gehirnpunktion gleich danach.

Blut, aktuelle Reaktion 6,91

,, CO$_2$-freies 7,33

Gehirnpunktat mit Gehirnmassen vermischt . . 6,78

Cerebrospinalflüssigkeit aus Lumbalkanal mit

Spritze entnommen 7,27

Außerdem wurde ein Teil des Herzblutes zur Bestimmung der Dissoziationskurve benutzt. Ich lasse die Werte folgen:

O$_2$-Dissoziationskurve des Hämoglobins.

20. VIII. 1914.

Punkt I.

3,0 ccm Herzblut im Tonometer, daselbst ununterbrochen 25 Min. bei 38° geschüttelt.

$$\text{Temp.: } 20° \qquad \text{Gasanalysen} \qquad \begin{array}{l} I = 2,38 \\ II = 2,50 \end{array} \Big\} = 2,4\% \ O_2$$
$$\text{Druck: } 752 \text{ mm Hg} \qquad \text{aus dem Tonometer}$$

Differentialmanometer bei 18° im Wasserbade.

In die Birne ca. 0,1 ccm Blut.

	In die linke Birne das gesättigte Blut	In die rechte Birne das zu untersuch. Blut	Differenz
Gleichgewicht bei	7,66	7,60	
Nach dem Schütteln	7,36	7,93	0,63

	In die linke Birne das gesättigte Blut	In die rechte Birne das zu untersuch. Blut	Differenz
Kaliumferricyanid rechts,			
Hähne vorher nicht geöffnet	8,24	7,08	1,10

$$\% \text{ Sättigung} = 42,7 \% \ O_2$$
$$O_2\text{-Druck} = 18,04 \text{ mm Hg}$$
$$P_H = 7,41.$$

Punkt II.

3,0 ccm Herzblut im Tonometer, daselbst ununterbrochen 25 Min. bei 37,6°
geschüttelt.

Temp.: 20°	Gasanalysen	$I = 4,20$	
Druck: 752 mm Hg	aus dem Tonometer	$II = 4,27$	$\Big\} = 4,2\% \ O_2$

Differentialmanometer bei 18° im Wasserbade.

In die Birne ca. 0,1 ccm Blut.

	In die linke Birne das gesättigte Blut	In die rechte Birne das zu untersuch. Blut	Differenz
Gleichgewicht bei	7,66	7,61	
Nach dem Schütteln	7,63	7,91	0,33
Kaliumferricyanid rechts,			
Hähne vorher nicht geöffnet	8,60	7,70	0,85

$$\% \text{ Sättigung} = 61,1 \% \ O_2$$
$$O_2\text{-Druck} = 31,6 \text{ mm Hg}$$
$$P_H = 7,33.$$

Vereinigt man diese Punkte zu einer Dissoziationskurve, so nimmt sie einen
deutlich niedrigen Verlauf, aber lange nicht so niedrigen wie bei Intoxikationen,
z. B. Fall Nr. 83 (Kind Müller).

Fall Nr. 89.

Goerke, Johann, 5 Mon., Chronische Bronchopneumonie, Kopf-
phlegmone mit anschließendem Intoxikationszustand. Am 25. III. 14. geb., Geburtsgewicht unbekannt. 3 Mon. lang Brust, dabei verhältnismäßig gutes Gedeihen, dann Ziegenmilch mit etwas Wasser verdünnt, 6 mal 8'. — Hustete vom
3. Lebensmonate an und hatte röchelndes Atmen. Am 14. VIII. wurden die
Stühle sehr dünn, der Husten schlimmer, anfangs kein Erbrechen, am 18. heftiges Erbrechen, am 19. verweigerte das Kind die Nahrung, am 20. in die
Klinik gebracht. Status: Dem Alter entsprechend langes, mageres, leidlich
ernährtes Kind mit sehr trockener Haut. Rechts unten über dem ganzen
Unterlappen deutliche Dämpfung mit bronchialem Atemgeräusch. Aus dem
rechten Ohr eiterige Sekretion, am Hinterkopf große phlegmonöse Furunkel.
Stühle zerfahren, Urin: Eiweiß +, Zucker —, im Sediment einzelne Zylinder,
Sensorium leicht apathisch. Bekommt kleine Mengen Frauenmilch von
50—260 g, außerdem reichlich Tee, 400—500 g täglich. Kein Erbrechen, trinkt
leidlich und ist am 20. VIII. wieder klar. Untertemperatur nur am 24. VIII.
bis 38°. Die phlegmonöse Infiltration am Hinterkopf breitete sich aus bis tief
in den Nacken hinunter, das Ohr eiterte reichlich und die Dämpfung überzog
die ganze rechte Lunge. Am 25. VIII. wurde das Kind wieder sehr apathisch
und am 26. VIII. erfolgte der Exitus nach langer Agonie.

26. VIII. 10^h vorm. Herzpunktion und Sektion gleich nach dem Tode. Sektionsbefund: Bronchopneumonie bilateralis, Otitis media, Hyperplasia lienis, Phlegmone am Hinterkopf.

$$\left.\begin{array}{l}\text{Blut, aktuelle Reaktion} \ldots\ldots\ldots\ldots 7{,}50 \\ \text{\quad,, \quad} CO_2\text{-freies} \ldots\ldots\ldots\ldots\ldots 7{,}85\end{array}\right\}\begin{array}{c}CO_2\text{-Regul.-}\\ \text{Breite}\\ = 35\%\end{array}$$

Aus dem Herzblute wurde außerdem noch die Dissoziationskurve wie folgt bestimmt:

O_2-Dissoziationskurve des Hämoglobins.

Punkt I.

3,0 ccm Herzblut im Tonometer, daselbst ununterbrochen 25 Min. bei 37,8° geschüttelt.

$$\begin{array}{lll}\text{Temp.: } 21° & \text{Gasanalysen} & \left.\begin{array}{l}\text{I} = 3{,}5\\ \text{II} = 3{,}5\end{array}\right\} = 3{,}5\% \ O_2\\ \text{Druck: } 750 \text{ mm Hg} & \text{aus dem Tonometer}\end{array}$$

A. Differentialmanometer I bei 20° im Wasserbade.

In die Birne ca. 0,1 ccm Blut.

	In die linke Birne das gesättigte Blut	In die rechte Birne das zu untersuch. Blut	Differenz
Gleichgewicht bei	7,65	7,60	
Nach dem Schütteln	7,22	8,10	0,93
Kaliumferricyanid rechts,			
Hähne vorher geöffnet . .	8,60	6,70	1,85

B. Differentialmanometer II bei 20° im Wasserbade.

In die Birne ca. 0,1 ccm Blut.

	In die linke Birne das gesättigte Blut	In die rechte Birne das zu untersuch. Blut	Differenz
Gleichgewicht bei	7,40	7,40	
Nach dem Schütteln	6,93	7,90	0,97
Kaliumferricyanid rechts,			
Hähne vorher geöffnet . .	8,28	6,51	1,77

$$\left.\begin{array}{l}\%\text{ Sättigung } A = 50{,}0\\ B = 45{,}2\end{array}\right\} = 47{,}6 \ \% \ O_2$$

$$O_2\text{-Druck} \ldots\ldots = 26{,}25 \text{ mm Hg}$$

$$P_H \ldots\ldots\ldots = 7{,}85.$$

Punkt II.

2,0 ccm Herzblut im Tonometer, daselbst ununterbrochen 25 Min. bei 38° geschüttelt.

$$\begin{array}{lll}\text{Temp.: } 21° & \text{Gasanalysen} & \left.\begin{array}{l}\text{I} = 5{,}7\\ \text{II} = 5{,}7\end{array}\right\} = 5{,}7\% \ O_2\\ \text{Druck: } 750 \text{ mm Hg} & \text{aus dem Tonometer}\end{array}$$

A. Differentialmanometer I bei 20° im Wasserbade.

In die Birne ca. 0,1 ccm Blut.

	In die linke Birne das gesättigte Blut	In die rechte Birne das zu untersuch. Blut	Differenz
Gleichgewicht bei	7,40	7,40	
Nach dem Schütteln	7,23	7,61	0,38
Kaliumferricyanid rechts,			
Hähne vorher nicht geöffnet	8,49	6,33	2,16

B. Differentialmanometer II bei 20° im Wasserbade.

In die Birne ca. 0,1 ccm Blut.

	In die linke Birne das gesättigte Blut	In die rechte Birne das zu untersuch. Blut	Differenz
Gleichgewicht bei	7,40	7,40	
Nach dem Schütteln	7,20	7,60	0,40
Kaliumferricyanid rechts, Hähne vorher geöffnet . .	8,58	6,25	2,33

$$\% \text{ Sättigung } \left. \begin{array}{l} A = 84,2 \\ B = 84,5 \end{array} \right\} = 84,4\% \ O_2$$

$$O_2\text{-Druck} \ldots \ldots \ldots = 42,75 \text{ mm Hg}$$

$$P_H \ldots \ldots \ldots \ldots = 7,72.$$

Vereinigt man diese Punkte zu einer Dissoziationskurve, so entsteht eine Linie, die einen verhältnismäßig hohen Verlauf zeigt.

Fall Nr. 90.

Maier, Helene, $3\frac{1}{2}$ Mon. Chronische Bronchopneumonie bei atrophischem Kinde. Geb. am 24. IV., ausgetragen, Geburtsgewicht unbekannt, von Anfang an künstlich ernährt, und zwar ca. $2\frac{1}{2}$ Mon. lang mit $\frac{1}{3}$-Milch mit etwas Zucker. Bekam dann etwas dünne Stühle, deswegen wurde die Milch fortgelassen. Zuerst 2 Wochen lang nur Haferschleim, dann die letzten 2 Wochen bis heute (10. VIII. 14) nur Reisschleim. Weil die Stühle immer noch nicht „gut geworden", bringt die Mutter das Kind in die Klinik. Hat in der letzten Zeit viel gehustet. Status: Hochgradig abgemagertes, leicht spastisches Kind mit grauer trockener Haut, über die beiden Lungenunterlappen bronchiales Atmen mit grobem Geräusch und deutlicher Dämpfung. Sensorium frei. Schlaff und schwach. Das Kind bekommt Frauenmilch 250—500 g täglich, die Stühle bleiben dabei etwas zerfahren, das Kind nimmt ständig zu. Ödeme nicht sichtbar. Bei der Aufnahme 2300 g, beim Tode (2. IX.) 2670 g Gewicht. Die Dämpfungen bleiben bestehen, das Kind fiebert ständig von 37,5° bis 39,5°. Am 30. IX. tritt diffuses Rasseln und Atemnot ein, und unter langsam zunehmender Herzschwäche stirbt das Kind am 3. IX.

Es wurden folgende Untersuchungen vorgenommen:

14. VIII. Sinuspunktion, dabei lebhaftes Schreien.

Blut, aktuelle Reaktion 7,39

Blutkörperchen, gewaschen, in dest. H_2O gelöst 6,73

3. IX. 6^h vorm. Herzpunktion, gleich nach dem Exitus.

$$\left. \begin{array}{l} \text{Blut, aktuelle Reaktion} \ldots \ldots \ldots \ldots 6,69 \\ \text{\quad„\quad } CO_2\text{-freies} \ldots \ldots \ldots \ldots \ldots 7,57 \end{array} \right\} \begin{array}{c} CO_2\text{-Regul.-} \\ \text{Breite} \\ = 88\% \end{array}$$

Außerdem wurde die O_2-Dissoziationskurve desselben Herzblutes wie folgt bestimmt:

O_2-Dissoziationskurve des Hämoglobins.
Punkt I.

2,0 ccm Herzblut im Tonometer, daselbst ununterbrochen 25 Min. bei 38° geschüttelt.

$$\left. \begin{array}{ll} \text{Temp.: } 20° & \text{Gasanalysen} \quad\quad I = 4,6 \\ \text{Druck: } 752 \text{ mm Hg} & \text{aus dem Tonometer } II = 4,4 \end{array} \right\} = 4,5\% \ O_2$$

A. Differentialmanometer I bei 18° im Wasserbade.
In die Birne ca. 0,1 ccm Blut.

	In die linke Birne das gesättigte Blut	In die rechte Birne das zu untersuch. Blut	Differenz
Gleichgewicht bei	7,40	7,40	
Nach dem Schütteln	7,32	7,49	0,17
Kaliumferricyanid rechts, Hähne vorher nicht geöffnet	7,85	6,95	0,90

B. Differentialmanometer II bei 18° im Wasserbade.
In die Birne ca. 0,1 ccm Blut.

	In die linke Birne das gesättigte Blut	In die rechte Birne das zu untersuch. Blut	Differenz
Gleichgewicht bei	7,40	7,40	
Nach dem Schütteln	7,31	7,49	0,18
Kaliumferricyanid rechts, Hähne vorher nicht geöffnet	7,83	6,96	0,87

$$\% \text{ Sättigung } \left. \begin{array}{l} A = 84,1 \\ B = 83,0 \end{array} \right\} = 83,6 \ \% \ O_2$$

$$O_2\text{-Druck} \ldots \ldots \ldots = 33,75 \text{ mm Hg}$$

$$P_H \ldots \ldots \ldots \ldots = 7,57.$$

Punkt II.

3,0 ccm Herzblut im Tonometer, daselbst ununterbrochen 25 Min. bei 37,8°
geschüttelt.

$$\begin{array}{ll} \text{Temp.: } 20° & \text{Gasanalysen} \\ \text{Druck: } 752 \text{ mm Hg} & \text{aus dem Tonometer} \end{array} \quad \left. \begin{array}{l} I = 3,0 \\ II = 3,2 \end{array} \right\} = 3,1\% \ O_2$$

Differentialmanometer bei 18° im Wasserbade.
In die Birne ca. 0,1 ccm Blut.

	In die linke Birne das gesättigte Blut	In die rechte Birne das zu untersuch. Blut	Differenz
Gleichgewicht bei	7,63	7,60	
Nach dem Schütteln	7,49	7,82	0,36
Kaliumferricyanid rechts, Hähne vorher nicht geöffnet	8,12	7,20	0,89

$$\% \text{ Sättigung} = 71,2 \ \% \ O_2$$

$$O_2\text{-Druck} \quad = 24,25 \text{ mm Hg}$$

$$P_H \text{ siehe Punkt I.}$$

Punkt III.

2,0 ccm Herzblut im Tonometer, daselbst ununterbrochen 25 Min. bei 38° geschüttelt.

$$\begin{array}{ll} \text{Temp.: } 20° & \text{Gasanalysen} \\ \text{Druck: } 752 \text{ mm Hg} & \text{aus dem Tonometer} \end{array} \quad I = 2,1 = 2,1\% \ O_2$$

A. Differentialmanometer I bei 19° im Wasserbade.
In die Birne ca. 0,1 ccm Blut.

	In die linke Birne das gesättigte Blut	In die rechte Birne das zu untersuch. Blut	Differenz
Gleichgewicht bei	7,65	7,60	

	In die linke Birne das gesättigte Blut	In die rechte Birne das zu untersuch. Blut	Differenz
Nach dem Schütteln	7,50	7,82	0,37
Kaliumferricyanid rechts,			
Hähne vorher nicht geöffnet	7,92	7,46	0,41

B. Differentialmanometer II bei 19° im Wasserbade.

In die Birne ca. 0,1 ccm Blut.

	In die linke Birne das gesättigte Blut	In die rechte Birne das zu untersuch. Blut	Differenz
Gleichgewicht bei	7,40	7,40	
Nach dem Schütteln	7,19	7,60	0,41
Kaliumferricyanid rechts,			
Hähne vorher nicht geöffnet	7,60	7,20	0,40

$$\% \text{ Sättigung } \left. \begin{array}{l} A = 52{,}5 \\ B = 49{,}4 \end{array} \right\} = 51{,}00\% \ O_2$$

$$O_2\text{-Druck} \ . \ . \ . \ . \ . \ . \ . = 15{,}75 \text{ mm Hg}$$

P_H siehe Punkt I.

Die aus den obigen Zahlen gebaute Dissoziationskurve ist auf Fig. 24, I, S. 66, graphisch dargestellt.